AF647991

DR. ALEXA IWAN & PROF. DR. INGO FROBÖSE

Neustart WECHSELJAHRE

Wie Sie jetzt zur Form Ihres Lebens finden

südwest

Inhalt

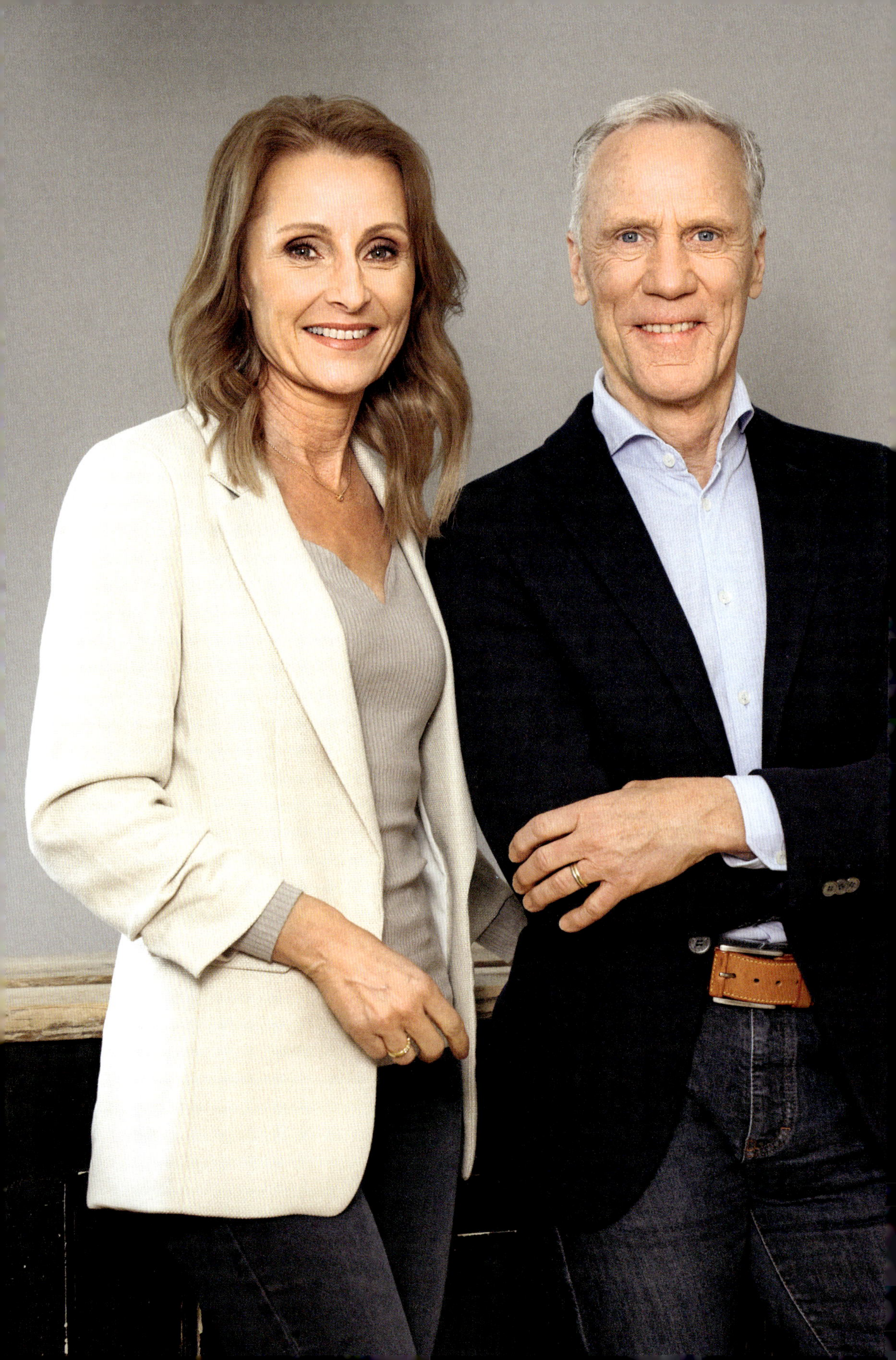

Zeit für einen neuen Lebensstil

50 Jahre – dieser Geburtstag ist bei den meisten Frauen nicht ganz so beliebt. Wird uns doch von klein auf beigebracht, dass Jugend, Schönheit und Fitness das Maß sind, an dem unsere Gesellschaft ihre Frauen misst. Und plötzlich ist frau 50 und stellt – vielleicht beim Blick auf die erwachsenen Kinder – fest: „Ups, die Verhältnisse ändern sich – die Hauptrollen des Lebens übernimmt langsam, aber sicher die nächste Generation und ich rutsche in Richtung Nebenrolle, egal wie fit ich noch bin."

Gleichzeitig spüren die meisten Frauen in den Jahren um die 50 deutliche körperliche Veränderungen. Bei einigen lässt die Kraft nach, vielleicht auch die Motivation. Die Fruchtbarkeit neigt sich spürbar dem Ende entgegen. Haare und Nerven werden dünner. Die Konzentrationsfähigkeit sinkt, man braucht mehr Pausen und kann nachts trotzdem oft nicht richtig schlafen. Aufgrund von Hitzewallungen und Hormonkapriolen muten manche Tage an wie eine Fahrt mit der Achterbahn. Plötzliche Stimmungsschwankungen führen dazu, dass frau sich manchmal selbst nicht leiden kann.

Dann, eines Morgens, zieht man seine Lieblingsbluse an (die schon lange im Schrank hängt und immer gut gepasst hat) und stellt fest: Sie spannt über dem Bauch ... arrrgh! Auch das noch! „Ich esse doch gar nicht mehr als früher!" „Ich habe doch nichts anders gemacht als sonst!" In vielen Fällen ist das völlig korrekt. Denn höchstwahrscheinlich haben Sie tatsächlich gar nichts anderes getan als in all den Jahren zuvor. Sie haben die gleichen Mengen gegessen, die gleiche Lebensmittelauswahl getroffen, sich genauso viel oder wenig bewegt wie in all den Jahren zuvor. Oder: Sie haben sogar Ihre Kalorienaufnahme bereits bewusst reduziert. Trotzdem nehmen Sie plötzlich zu. Warum? Weil Ihr Körper in eine neue Lebensphase eingetreten ist, die mit großen Veränderungen in Ihrem Stoffwechsel einhergeht: Sie sind in den Wechseljahren. Intuitiv haben Sie das wahrscheinlich schon gemerkt.

Wenn eine Frau in die Wechseljahre kommt, macht ihr Körper quasi eine Rolle rückwärts. Sie erleben noch einmal die Pubertät – nur umgekehrt. Das heißt, Sie verlassen die reproduktive Lebensphase. Darüber können und dürfen Sie traurig sein. Ändern können Sie es aber nicht und deshalb ist es hilfreich zu verstehen, was im weiblichen Körper um die 50 vor sich geht, um nicht falsch oder sinnlos dagegen anzuarbeiten.

Eine plötzliche Gewichtszunahme, die sich optisch vorzugsweise in der Bauchregion zeigt, ist den Wechseljahren geschuldet, die – und das möchten wir hier deutlich sagen – ein vollkommen natürlicher Vorgang sind! Keine Krankheit und auch nichts, was einer Frau unangenehm sein oder wofür sie sich schämen müsste.

Im Gegenteil: Sie befinden sich in einer wichtigen und wertvollen Phase Ihres Lebens. Einer Lebensphase, in der Sie innehalten dürfen (und sollten!), um sich etwas mehr um sich selbst zu kümmern. Die vergangenen Jahre waren anstrengend genug. Wandeln Sie einen Teil Ihres weiblichen Fürsorge-Gens jetzt in Selbstfürsorge um. Denn mit einigen bewussten Veränderungen und Anpassungen Ihres Lebensstils können Sie in den Wechseljahren den Grundstein für viele weitere kraftvolle und fitte Lebensjahre legen.

Dass der weibliche Organismus ab einem gewissen Zeitpunkt im Leben aufhört, in die Fruchtbarkeit und die Fähigkeit zur Fortpflanzung zu investieren, hat ja auch gute Seiten: Sie brauchen sich weniger Gedanken um Verhütung zu machen und nicht mehr in jeder Handtasche Tampons herumtragen.

Die ersten kaum merklichen Veränderungen des Stoffwechsels stellen sich übrigens sehr viel früher ein: schon um das 30. Lebensjahr herum. Zwischen dem 40. und 55. Lebensjahr passiert dann aber der große spürbare Hormonumschwung. Übrigens sowohl bei Frauen als auch bei Männern: Bei den Frauen verändern sich der Östrogen- und der Progesteronspiegel, bei den Männern betrifft es besonders den Testosteronspiegel. Dies führt bei vielen Menschen, egal ob weiblich oder männlich, dazu, dass sich verstärkt Wasser im Gewebe ansammelt, der Stoffwechsel langsamer arbeitet und damit nicht selten eine Gewichtszunahme einhergeht (besonders im Bereich von Bauch und Brust). Oft sind die körpereigene Temperaturregulation und der Schlaf gestört, nicht selten verbunden mit einer Antriebsschwäche, Energiearmut und manchmal auch mit depressiven Verstimmungen sowie einer reduzierten sexuellen Lust.

Das ist alles normal und evolutionsbiologisch sinnvoll. Die Natur bewahrt Frauen auf diese Weise vor den Risiken einer späten Schwangerschaft. Nach der „Großmutter-Hypothese" ist die Spezies Mensch auch deshalb so erfolgreich, weil sich erfahrene Großmütter um Enkelkinder kümmern und dadurch deutlich mehr Kinder überleben. Wussten Sie, dass außer den Menschenfrauen nur noch die Weibchen einiger Walarten in die Wechseljahre kommen? Alle anderen Säugetierweibchen sterben recht bald nach dem Ende der Fruchtbarkeit.

Nichtsdestotrotz sind die Begleiterscheinungen der Wechseljahre ein äußerst verzichtbarer Bestandteil des gesamten Geschehens. Werden sie durch einen ungünstigen Lebensstil noch verschärft, können die Symptome heftig und belastend werden. Zunehmender Bewegungsmangel und ein überwiegend sitzender Alltag führen beispielsweise dazu, dass der natürliche altersbedingte Muskelabbau viel zu früh beginnt und schneller abläuft, als es normal wäre. Dies verändert natürlich die gesamte Körperkomposition, was sich dann wie eine Art Rückkopplung negativ auf den Hormonhaushalt auswirkt. Aber nicht nur, dass wir im Schnitt zwischen acht und zehn Stunden täglich sitzen. Auch unausgewogene und schlechte Ernährungsgewohnheiten beeinflussen unseren

Hormonhaushalt und damit den Stoffwechsel negativ. Sie selbst merken dies vielleicht zunächst „nur" an einer unerwünschten Gewichtszunahme. Was sich dabei allerdings im Hintergrund in Ihrem Körper abspielt, ist viel mehr als nur unerwünscht. In letzter Konsequenz kann all dies ins „tödliche Quartett" münden. So nennt man das gefährliche metabolische Syndrom, bestehend aus 1.) einer Entgleisung des Zuckerstoffwechsels, 2.) einer Störung des Fettstoffwechsels, 3.) einer Veränderung der Körperkomposition mit zu viel Fettmasse und 4.) einem erhöhten Blutdruck.

Spätestens an dieser Stelle tappen viele Frauen in die Diät-Falle. Der Gedanke, einfach weniger zu essen, und dann werden die Kilos wieder verschwinden, erscheint allzu logisch. Dummerweise passiert jedoch genau das Gegenteil: Der Bauch wird mehr, weil Sie Ihre Muskeln auf eine Hungerkur schicken. Das mögen diese aber nicht. Unterkalorisches Essen verbunden mit zu wenig (oder selten auch zu viel) Sport in den Wechseljahren führt unweigerlich zu Muskelabbau und Fetteinlagerung! Genau das also, was Sie eigentlich vermeiden wollten.

Einseitig durch Wunderdiäten nur gegen das Fett und so gegen das Gewicht auf der Waage anzukämpfen, bringt also nichts und hat überdies keinen positiven gesundheitlichen Effekt. Im Gegenteil: Damit schädigen Sie Ihren Stoffwechsel!

Stattdessen sollten Sie stets die gesamte Zusammensetzung Ihres Körpers im Blick behalten. Denn wenn sich die Körperkomposition gravierend ändert und das Verhältnis von aktiven Zellen (Muskelmasse) zu passiven (Fettmasse) besser oder günstiger wird, dann verändert sich der Stoffwechsel auf allen Ebenen positiv. Versuchen Sie, dieses Geschehen zu verstehen, und greifen Sie sinnvoll und selbstfürsorglich ein. Dafür haben wir dieses Buch geschrieben.

Die Antwort auf die Frage „Warum nehmen Frauen in den Wechseljahren zu, obwohl sie nicht mehr oder sogar weniger essen als früher?" lautet also: Weil die Hormon- und Stoffwechselsituation sich verändert und nach einem neuen Lebensstil verlangt! Im Job können Sie ja auch nicht *business as usual* betreiben, wenn sich Ihr gesamtes Team verändert. In so einer Situation müssen Sie stets ein paar grundsätzliche Dinge klären und einige Weichen neu stellen.

Deshalb sollten Sie auf keinen Fall weniger essen, sondern in vielen Fällen sogar mehr und vor allem: das Richtige!

Grundsätzlich unterscheiden wir bei den Frauen, die in der zweiten Lebenshälfte zunehmen, zwischen zwei Typen:

- die SarkÜ-Frauen (im Buch: **Stoffwechseltyp 1**)
- und die MetS-Frauen (im Buch: **Stoffwechseltyp 2**).

SarkÜ (sarkopenisches Übergewicht) beschreibt Frauen, die von den Freundinnen immer noch als schlank bezeichnet werden, die aber um die 50 herum einen mehr oder weniger starken Bauchansatz entwickelt haben, den sie sich nicht erklären können und der sie massiv stört, weil er so hartnäckig ist. Gleichzeitig gehen die Muskelmasse und auch die Muskelkraft spürbar zurück – das Körperbild verändert sich und die Vitalität schwindet.

MetS ist die Abkürzung für metabolisches Syndrom. Zu dieser Gruppe gehören Frauen, die schon übergewichtig waren (BMI >30) und die in den Wechseljahren noch einmal an Gewicht zulegen. In dieser Gruppe kommt es auch schon zu Begleiterkrankungen wie Bluthochdruck, Diabetes Typ 2 und Arteriosklerose.

Für Sie persönlich heißt es also, zunächst herauszufinden, zu welchem dieser Stoffwechseltypen Sie gehören. Wie man das macht, erfahren Sie auf Seite 22/23.

Im Anschluss bieten wir Ihnen mit diesem Buch die Blaupause für einen bewussten, aktiven und gesunden Lebensstil sowie ein Ü50-Gewichtsmanagement. Wir möchten Sie dabei unterstützen, wieder regelmäßig körperlich aktiv zu werden, ausgewogen und eiweißreich zu essen und ein positives Mindset in Ihrem Kopf zu pflegen.

Wenn Sie übergewichtig sind, werden Sie dadurch auf natürliche Weise Gewicht verlieren, ohne dass Ihr Stoffwechsel unkontrolliert aus dem Ruder läuft und Ihre so bedeutsame aktive Muskelmasse zu sehr angegriffen wird. Wenn Sie „nur" das Wechseljahrsbäuchlein plagt, werden Sie Ihre Muskulatur wieder auftrainieren, dadurch Ihre Körperformen neu definieren und vor allem wieder einen „Turbo-Stoffwechsel" bekommen, der Ihnen dauerhaft zu mehr Lebensqualität und -freude verhilft. Denn eine Gewichtszunahme während des Älterwerdens muss nicht sein, auch wenn dies leider fälschlicherweise immer wieder behauptet wird!

Keine Sorge: Wir werden Sie dafür nicht jeden Tag ins Fitnessstudio schicken und auch nicht mit einem strengen, „genussfeindlichen" Essensplan quälen. Mit den Übungen ab Seite 34 beugen Sie sehr gezielt dem altersbedingten Muskelabbau vor. Alles, was Sie dafür brauchen, ist ein wenig Platz und Motivation. Ihr persönliches Trainingsgerät haben Sie nämlich immer zur Hand: Ihren Körper. Durch einfache und immer mal zwischendurch ausgeführte Übungen für die wichtigsten großen Muskelgruppen wird es Ihnen recht schnell gelingen, Ihre Körperformen zu verändern und gleichzeitig Ihren Stoffwechsel auf ein optimales Gewichtsmanagement einzustellen. Ergänzt wird dies durch Herz-Kreislauf-Training, das die Anzahl Ihrer Muskelkraftwerke erhöht und dadurch Ihre Energieverbrennung deutlich steigert – selbst, wenn Sie auf der Couch liegen.

Im Ernährungsteil ab Seite 66 setzen wir voll auf Eiweiß. Wissenschaftliche Studien zeigen immer wieder, dass Eiweiß der Schlüsselnährstoff ist, wenn es darum geht, Muskulatur zu erhalten oder aufzubauen und Fettmasse zu verringern. Eiweiß ist der Baustoff unseres Lebens, die Grundsubstanz jeder einzelnen Körperzelle. Auch Hormone, Enzyme, Immunzellen, Neurotransmitter oder der rote Blutfarbstoff Hämoglobin werden aus Eiweiß gebildet. Je besser Sie also mit Eiweiß versorgt sind, desto besser kann Ihr Stoffwechsel arbeiten – und desto fitter und leistungsfähiger werden Sie sich fühlen. Eine eiweißbetonte Ernährung ist wirklich einfach umsetzbar. Die Effekte werden Sie schon nach ein bis zwei Wochen spüren. Und zwar nicht nur auf der Waage, sondern auch im allgemeinen Wohlbefinden.

Um Ihnen die Umstellung so leicht wie möglich zu machen, finden Sie ab Seite 189 einen 4-Stufen-Plan für einen sanften Einstieg. Denn nichts ist schlimmer als gute Vorsätze, die bereits nach wenigen Tagen über den Haufen geworfen werden, weil man es nicht schafft, die neuen Verhaltensweisen dauerhaft in den Alltag zu integrieren. Deshalb empfehlen wir Ihnen diesen langsamen Einstieg.

Optimieren Sie immer nur eine Mahlzeit pro Woche und gewöhnen Sie sich auf diese Weise langsam an neue Routinen. Steigern Sie auch Ihre Trainingszeiten nur *step by step*, damit Sie nicht an Tag 3 vor lauter Muskelkater das ganze Programm verfluchen. Wir möchten erreichen, dass Sie dauerhaft in einen aktiven Lebensstil (zurück)finden und auch dauerhaft Ihr Essen zu „Fit Food“ umgestalten.

Kommen Sie also mit uns auf einen spannenden Weg, dessen Ziel Ihr persönliches Wohlergehen und eine dauerhaft hohe Lebensqualität mit 50, 60, 70, 80, 90 und auch 100 Jahren ist. Wenn Sie weiterlesen, werden Sie sehen: Unsere Tipps, Vorschläge, Übungen und Rezepte, die wir in diesem Buch präsentieren, sind alltagstauglich und für jede Frau praktikabel. Alles, was Sie mitbringen müssen, ist die Motivation, Ihr Leben in gesunde Bahnen lenken zu wollen. Dafür ist es nie zu spät!

Viel Erfolg und alles Gute!
Herzlichst

Alexa Iwan & Ingo Froböse

MIT MUSKELN
GEGEN DIE DROHENDEN VERÄNDERUNGEN

Wenn wir uns die aktuelle Diskussion um das Thema Wechseljahre anschauen, dann dreht sich alles primär um das Phänomen der Hormone. Wie wichtig der Stoffwechsel dabei ist, wird selten berücksichtigt. Das erfahren Sie im Folgenden. Vor allem aber werden Sie sehen, dass Sie Wechseljahrsproblemen nicht hilflos ausgeliefert sind, sondern ihnen aktiv begegnen können: mit gezieltem Muskeltraining.

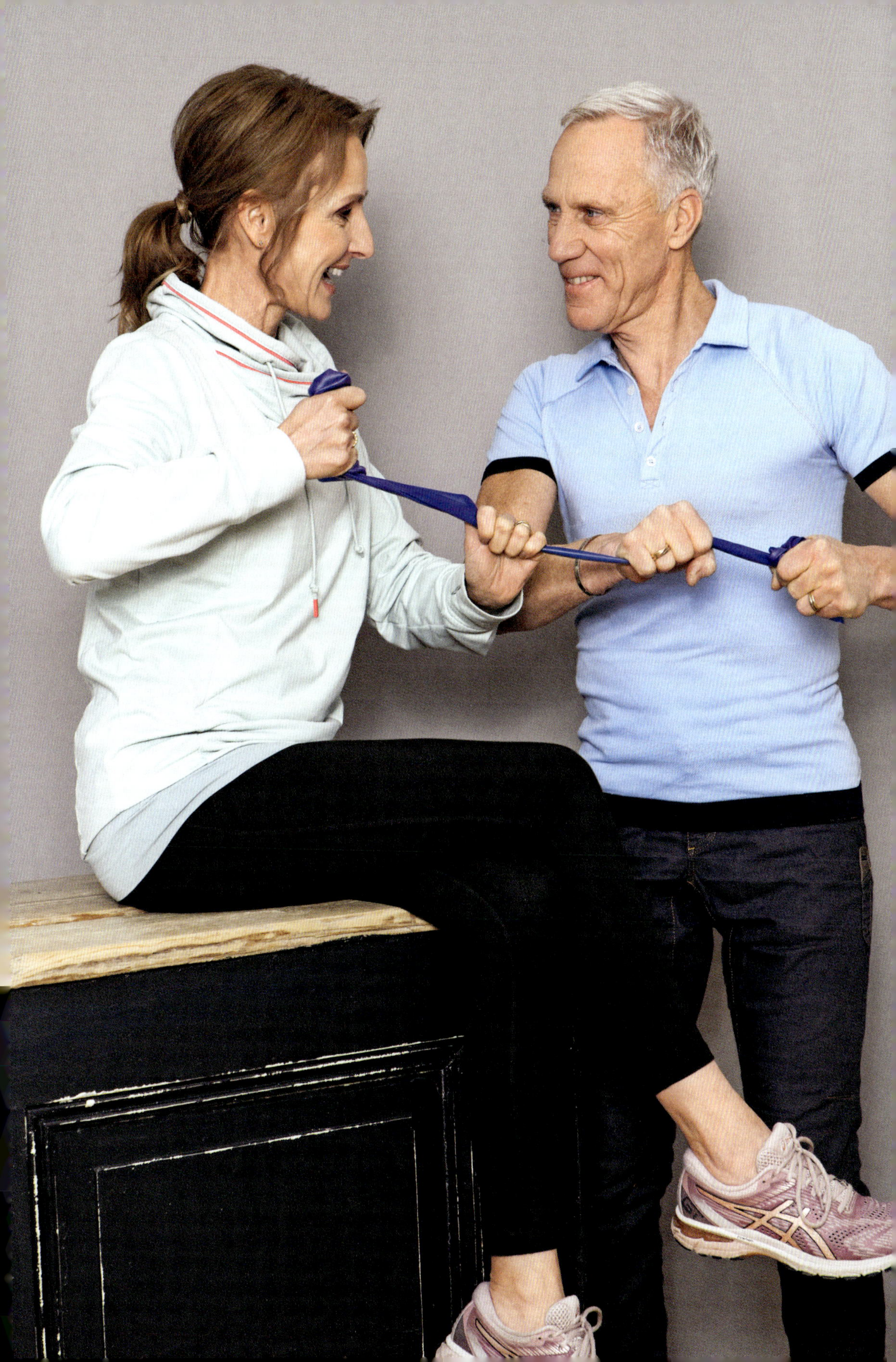

Die Wechseljahre – biologische Herausforderung für Frauen um 50

Nicht selten werden Frauen von den ersten Anzeichen der Wechseljahre, des Klimakteriums, überrascht, denn bei manchen stellen sie sich schon nach dem 40. Geburtstag ein, bei anderen deutlich später. Das ist genauso individuell wie das Ende dieser Phase der Veränderung. Sie kann zwischen 10 und 20 Jahren dauern. Dabei spielen der Lebensstil, die Körperzusammensetzung und vor allem auch der Stoffwechsel eine wichtige Rolle. Das endgültige Ausbleiben der Periode, die Menopause, wird meist zwischen dem 50. und 55. Lebensjahr erreicht, mal früher und mal später. Bis dahin haben die meisten Frauen etwa 480 Menstruationszyklen durchgemacht. Unangenehme Begleiterscheinungen wie Stimmungsschwankungen, Hitzewallungen, Schlafstörungen oder nächtliche Schweißattacken treten sehr individuell einzeln oder gleichzeitig auf, mal mehr, mal weniger, bei wenigen glücklichen Frauen sogar gar nicht. Diese Wechseljahrsbeschwerden treten vor allem in den Jahren um die letzte Menstruation auf.

Hormone arbeiten nicht allein

Hormone sind Botenstoffe, die in Drüsen wie den Nebennieren, den Eierstöcken oder in ganz speziellen Zellen des Körpers hergestellt werden und dann über die Blutbahn im Körper verteilt ihren Weg zu den inneren Organen finden, um dort ihre Aufgaben zu erfüllen. Sie sind quasi die „Überredungskünstler" in unserem Körper, weil sie Organe zu bestimmten Reaktionen veranlassen, die von allein nicht eintreten würden. Hormone sind dabei aber nur eine Informationsquelle. Außerdem gibt es noch sogenannte Myokine, auch Botenstoffe der Muskulatur genannt, und die Kommunikation der Immunzellen. Diese autonom ablaufenden Systeme in unserem Organismus sind eng miteinander verknüpft. Daher ist eine isolierte Betrachtung des Hormonsystems in den Wechseljahren aufgrund der Verbindungen der unterschiedlichen Systeme miteinander nur wenig geeignet und zielführend. Ein alleiniges Bestimmen des Hormonstatus zur Feststellung der Wechseljahre greift also deutlich zu kurz.

Etwa mit dem 40. Lebensjahr geht es meist ganz langsam los, irgendwann wird die Periode unrhythmischer mit längeren Pausen. In dieser Übergangszeit setzt der Eisprung bei den meisten Frauen hin und wieder aus, weil nun der Eierstockfollikel, in dem die Eizelle monatlich heranreift, schneller erschöpft ist, bis der Vorrat eines Tages gänzlich aufgebraucht ist.

Der Östrogenspiegel geht in dieser Phase übrigens kaum zurück und kann sich bei einigen Frauen sogar zwischenzeitlich deutlich erhöhen, sodass es zu einer relativen Östrogendominanz (siehe Seite 14) kommen kann. Erst in den letzten zwölf Monaten vor Beginn der Menopause zeigt sich ein deutlicher Rückgang der Östrogenkonzentration.

Bis zur Menopause produziert der weibliche Körper vorwiegend als zusätzliche Veränderung das Östrogen Östradiol. Spätestens ab der Menopause beginnt der Organismus, vermehrt eine weitere Form des Östrogens herzustellen, das Östron, das besonders im Fettgewebe und auch in den Eierstöcken hergestellt wird. – Tatsächlich gehören zur Gruppe der Östrogene über 30 Hormone. Die bekanntesten sind Östradiol, Östron, Östriol und Östetrol. – Das heißt, dass es neben der quantitativen auch eine qualitative Veränderung in der Hormonproduktion gibt.

Wichtig zu wissen ist aber in diesem Zusammenhang, dass auch jenseits des 50. Lebensjahrs die Geschlechtshormone noch eine sehr große Rolle spielen. Sie fördern nach wie vor die Vitalität und die Gesundheit. Die weiterhin präsenten Hormone Testosteron und die Östrogene sorgen unter anderem dafür, dass die Knochen gesund und belastbar bleiben und dass das Gewebe von Harnröhre und Scheide elastisch und widerstandsfähig bleibt. Speziell das Hormon Progesteron ist bedeutsam für die Straffung der Haut, weil es die Kollagenschicht und die Kollagensynthese fördert und stimuliert.

Die Hormone und speziell auch die Geschlechtshormone sind im Stoffwechsel ab 50 immer noch ein Garant dafür, dass viele aufbauende Prozesse im Körper weiterhin stattfinden können. Knochenaufbau, Aufbau und Umbau des Bindegewebes sowie die Zellerneuerung zum Beispiel der Haut sind weiterhin auch in dieser Phase ab 50 noch garantiert. Sofern – und das ist die Grundvoraussetzung – der Metabolismus nicht durch eine Abnahme der Muskulatur und eine absolute und auch relative Zunahme der Fettmasse aus dem Ruder gelaufen ist.

Die wichtigsten Ursachen der Veränderungen

Es gibt zahlreiche Prozesse, die sich im Körper und besonders im Stoffwechsel verändern und die Gründe dafür sein können, dass bei Frauen das Körpergewicht ab 50 steigt.

Östrogene – die heimlichen Herrscher

Am ehesten bemerken Frauen eine Veränderung des Körpers im Bereich von Bauch und Po, denn vor allem dort lagert sich jetzt das Fett ein. Eine Veränderung des Östrogenspiegels beeinflusst direkt die Gewichtsregulation, weil dieses Hormon auch Appetit macht und bestimmte Regionen im Gehirn dazu passend stimuliert. Östrogen scheint als Regulator für die Nahrungsaufnahme und damit auch für das Körpergewicht zu gelten, so wissenschaftliche Studien. Studien an Labormäusen konnten zeigen, dass das Hormon das Körpergewicht und den Energieverbrauch regelt, weil es unmittelbar Zentren im Hypothalamus aktiviert.

Es ist mittlerweile klar, dass eine relativ betrachtete Östrogendominanz durch eine Veränderung des gesamten Hormonstoffwechsels das Gewicht in die Höhe schießen lässt. Diese Östrogendominanz ergibt sich einerseits durch einen Mangel an Progesteron oder auf der anderen Seite durch einen Überschuss an Östrogen. Beides könnte ein Indiz dafür sein, dass gerade auch in den ersten Jahren der Wechseljahre bereits das Gewicht stetig ansteigt.

Weniger Somatropin

Das Hormon Somatropin wird in der Wachstumsphase benötigt, um den Körper speziell in seiner Länge wachsen zu lassen. Dies ist natürlich für Erwachsene nicht relevant, sodass wir ab 50 fast nichts mehr von dem Hormon im Körper finden. Da Somatropin aber unter anderem auch für den Abbau von Körperfett in den frühen Lebensjahren verantwortlich ist, ist der Rückgang des Hormons auch ein möglicher Grund dafür, dass wir mit zunehmendem Alter immer weniger Nahrung benötigen, um das Gewicht auf dem gewünschten Niveau zu halten.

Weniger Energieverbrauch durch Verlust der Fruchtbarkeit

Um die Fruchtbarkeit des weiblichen Körpers zu gewährleisten und den Eisprung zu garantieren, benötigt der Organismus etwa 150 bis 200 kcal pro Tag an Energie. Nach dem Verlust der Fruchtbarkeit reduziert sich also der Energieverbrauch des weiblichen Körpers um bis zu 200 kcal, die bei der Nahrung eingespart werden müssten, um eine Veränderung des Körpergewichts zu verhindern.

Mangel an Schilddrüsenhormonen

Obgleich die Schilddrüse noch optimal funktioniert, nutzt der Körper die Schilddrüsenhormone häufig schlechter durch einen Überschuss an Östrogen. Dieses Phänomen wird „Schilddrüsenhormonresistenz" genannt. Es führt dazu, dass die gesamte Stoffwechselaktivität reduziert wird und der Energieverbrauch des Organismus deutlich abfällt.

Wichtig: Dieses Phänomen ist deutlich abzugrenzen von einer Schilddrüsenerkrankung wie zum Beispiel Hashimoto, wo die Schilddrüse zu wenig Hormone produziert und wir deswegen von einer Unterfunktion der Schilddrüse sprechen müssen. Die Folgen ähneln sich zwar, jedoch sieht die Therapie sehr unterschiedlich aus.

Grundsätzlich können wir aber davon ausgehen, dass sich in den Wechseljahren die Aktivität der Schilddrüse und damit die Produktion ihrer Hormone etwa um 10 bis 15 Prozent verringert. Das verlangsamt den Stoffwechsel und damit den Energieumsatz deutlich.

Schilddrüse ab 50 – eine Quelle der Veränderungen

Die Schilddrüse wird auch oft das Gaspedal des Stoffwechsels genannt. Spätestens ab dem 45. bis 50. Lebensjahr rückt sie in den Blick, weil viele Wechseljahrsbeschwerden stark den Symptomen einer kranken Schilddrüse ähneln. Sie können sich sogar gegenseitig verstärken und das macht das Auffinden der eigentlichen Ursache schwierig.

Frauen leiden ab dem 50. Lebensjahr recht häufig unter einer Unterfunktion der Schilddrüse, die sich in Symptomen wie Frieren, Müdigkeit oder rascher Gewichtszunahme äußert. Liegt dagegen eine Überfunktion vor, dann finden sich Schlafstörungen, innere Unruhe und nicht selten auch Herzrhythmusstörungen. Das alles sind Beschwerden und Probleme, wie sie auch das Klimakterium verursachen könnte.

Es gibt auch leichte Unterschiede. Nächtliches Schwitzen ist typisch für die hormonellen Veränderungen im Körper, während feuchte oder nasse Haut und leicht zittrige Hände auf eine Überfunktion der Schilddrüse hinweisen können. Auch ein ständig verspannter Schulter-Nacken-Bereich könnte eher auf eine Funktionsstörung der Schilddrüse hinweisen. Bis aber die richtige Diagnose gestellt wird, dauert es meist recht lange, weil viele Frauen eher von Störungen durch die Hormonumstellung in den Wechseljahren ausgehen und deswegen erst gar nicht zum Arzt gehen.

Fehlernährung mit östrogenhaltigen Lebensmitteln

Zu Beginn der Wechseljahre hören viele Frauen die Empfehlung, mehr östrogenhaltige Lebensmittel wie Sojaprodukte zu konsumieren. Dies soll dem Abfall von Östrogenen auf natürliche Art und Weise entgegenwirken. Doch nicht selten passiert dadurch genau das Gegenteil: Die Produktion von Progesteron lässt nach. Es kommt also zu einem relativen Überschuss an Östrogen (siehe Seite 14) und nimmt man dann, wie es häufig empfohlen wird, Präparate mit pflanzlichen Hormonen oder gar synthetisches Östrogen ein, führt dies immer zu einer rasanten Gewichtssteigerung.

Mangel von DHEA

Das Sexualhormon Dehydroepiandrosteron (DHEA) wird ab 50 ebenfalls zunehmend knapper. Das wirkt sich auf den Energieumsatz und den Stoffwechsel aus. Hat man von diesem Hormon genug, wie es im jungen Erwachsenenalter zwischen 20 und 30 Jahren der Fall ist, dann verhindert es, dass überschüssige Kalorien in den Fettdepots an Hüfte und Po landen. Dann wird diese zusätzliche Energie zur Temperaturregulation des Körpers genutzt und so entweicht in diesem Alter die zusätzliche Energie als Wärme dem Körper. Das funktioniert leider mit weniger DHEA ab 50 nicht mehr.

Verlust an Muskelmasse

In jungen Jahren sollte der weibliche Körper etwa zu 30 bis 35 Prozent aus aktiven Muskelzellen bestehen. Da diese zusammen das größte Stoffwechselorgan bilden und deswegen ganz entscheidend den Energieverbrauch beeinflussen, ist der Verlust an Muskelmasse ab dem 50. Lebensjahr eine der Hauptursachen dafür, dass die Gewichtsregulation nicht mehr funktioniert.

Die Erklärung ist einfach: Wenn der Organismus Muskulatur abbaut, dann sind, relativ betrachtet, überproportional mehr Fettzellen vorhanden und dies führt zu einer kompletten Veränderung des Metabolismus. Hauptgrund dafür ist eine deutliche Unterforderung der Muskulatur und der sitzende Lebensstil, der bei den meisten von uns immer mehr zunimmt, je älter wir werden.

Heute gehen wir davon aus, dass etwa 75 Prozent der Frauen ab 50 deutlich weniger als 30 Prozent Muskelmasse haben und sich dadurch nicht nur der Energieverbrauch drastisch verändert, sondern die hormonelle Situation direkt beeinflusst wird (siehe unten).

Wenig Muskelmasse = niedriger Grundumsatz

Als Grundumsatz des Stoffwechsels bezeichnen wir jene Energiemenge, die unser Organismus benötigt, um sämtliche Körperfunktionen in Ruhe zu garantieren.

Dazu zählen unter anderem die Aufrechterhaltung der Körpertemperatur von 36,6 Grad, die Funktionstüchtigkeit von Leber, Niere, Darm und allen anderen Verarbeitungsorganen, die Fähigkeiten des Gehirns sowie die Lungen- und Herzfunktion. Der Grundumsatz ist also die Basis für sämtliche lebenswichtigen Prozesse und Vorgänge des Körpers. Wenig Muskelmasse heißt wenig aktive Zellen und stattdessen viel Fettgewebe. Das verlangsamt den Grundumsatz und damit den gesamten Metabolismus. Doch ein langsamerer Stoffwechsel senkt den täglichen Energiebedarf deutlich. Bei gleicher Kalorienzufuhr werden Sie also dicker.

Veränderung der Organe

Alterungsprozesse ab 50 wirken sich auch auf unsere Organe aus und so verlieren Niere, Leber und auch die Lunge im Durchschnitt etwa 12 Prozent an Volumen. Dadurch wird ihr Einfluss auf den Gesamtstoffwechsel natürlich geringer: Wird das Organ schwächer, verändert sich der Stoffwechsel und damit der Energieverbrauch.

Der Körper „schrumpft"

Im Laufe unseres Lebens verändert sich der Körper ständig. Mit etwa 30 Jahren beginnt beispielsweise der Wassergehalt des Körpers von vorher durchschnittlich etwa 65 Prozent auf dann 55 Prozent zu sinken. Auch dabei spielt die Muskulatur eine wichtige Rolle: Durch den Verlust an Muskelmasse kann weniger Wasser im Körper gebunden werden. Mehr Fettzellen heißt also gleichzeitig weniger Wasser im Körper.

Die Knochenmasse wird ab 50 zunehmend geringer und auch die Form der Wirbelsäule verändert sich, denn ihre Krümmung nimmt zu. Die Folge ist, dass wir kleiner werden – Frauen übrigens schneller als Männer. Bei den Frauen beträgt der Verlust zwischen dem 30. und 70. Lebensjahr bis zu 5 Zentimeter Körperlänge, während es bei den Männern etwa 3 Zentimeter sind. Bleibt das Gewicht nun gleich, wirkt man relativ betrachtet zur Körpergröße „dicker" – und erst recht, wenn das Gewicht steigt.

All diese Phänomene sind natürlich individuell stark unterschiedlich ausgeprägt. Dies kann an der genetischen Ausstattung liegen, wird aber besonders durch den Lebensstil der vorausgegangenen Jahrzehnte geprägt. Dadurch üben wir sogar direkten Einfluss auf unsere Genetik aus und können unsere biologische Grundausstattung positiv und leider auch negativ verändern. Das wird sich dann auch unmittelbar auf die Veränderungen in den Wechseljahren auswirken. Wie stark sich die beschriebenen Phänomene darstellen, können wir also durch unser eigenes Tun und Handeln beeinflussen und dabei sogar die Fehler der Vergangenheit korrigieren.

Die Körperzusammensetzung – der Schlüssel für einen starken Stoffwechsel

Das Verhältnis von stoffwechselaktiver Muskelmasse zu Fettmasse, also die Körperzusammensetzung, ist der Schlüssel zum Erfolg gegen Wechseljahrsbeschwerden und ein stetig steigendes Körpergewicht. Eine alleinige Betrachtung der Hormone greift unseres Erachtens viel zu kurz. Warum das so ist, erläutern wir in diesem Kapitel.

Ausschließlich die Körperzusammensetzung bietet ein exaktes Bild Ihrer Gesundheit – viel besser als andere Berechnungen wie zum Beispiel der Body Mass Index (BMI) oder die reine Betrachtung des Körperfettanteils, wie es viele Körperwaagen in den Haushalten anbieten. Nur wenn auch die fettfreie Muskelmasse mit ihren aktiven Zellen mitberücksichtigt wird, ergibt sich ein vollständiges Bild des Stoffwechsels.

Ganz besonders schlecht schneidet in diesem Zusammenhang eine ausschließliche Betrachtung des Körpergewichts ab: Es lässt überhaupt keine Aussage über die Gesundheit zu und auch nicht über die Qualität der Arbeit des Stoffwechsels. Es morgens zu bestimmen und daraus zu schließen, wie es um den Stoffwechsel steht, kann nicht gelingen. Wenn Sie zum Beispiel durch regelmäßiges Training Ihre Muskelmasse steigern, dann wirkt sich diese sogar gewichtssteigernd auf der Waage aus, denn Muskeln sind etwa 12 bis 13 Prozent schwerer als Fett. Trotzdem beeinflussen sie die Gewichtsregulation, die Gesundheit und den Metabolismus positiv. Wer dagegen einfach nur durch weniger Essen abnehmen möchte, beeinflusst die Körperzusammensetzung meist negativ, weil dabei auch Muskulatur abgebaut wird – und das wiederum den Stoffwechsel beeinträchtigt. Daher sind Diäten zum Scheitern verurteilt.

Die Körperkomposition beschreibt in der Regel den prozentualen Anteil von Muskel-, Knochen- und Fettmasse in Ihrem Körper. Übrigens verändert sich diese Zusammensetzung von der Geburt an bis ins hohe Alter auf atomarer, molekularer und zellulärer Ebene ständig. Da all dies den Metabolismus und damit den Grundumsatz (siehe Seite 101) sowie den Energieverbrauch beeinflusst und gleichzeitig auch „endokrinologisch“ wirkt, also hormonell aktiv, führt nur eine gemeinsame Betrachtung all dieser Bestandteile des Körpers auf der Ebene der Körperzusammensetzung zum Ziel. Die getrennte Betrachtung der Fettmasse und der Kampf dagegen berücksichtigen viel zu wenig die anderen so wichtigen Strukturen des menschlichen Organismus.

Warum der BMI nicht funktioniert!

Muskeln sind „zelldichter" als Fett und wiegen deshalb auch mehr. Wenn wir zwei Menschen mit der gleichen Größe, dem gleichen Gewicht und dem gleichen Alter gegenüberstellen, die beide nach den BMI-Normen als „fettleibig" eingestuft werden, kann ihre Körperzusammensetzung gravierend unterschiedlich ausfallen. Gerade aktive Menschen oder gar Sportler mit einem relativ großen Anteil an Muskelmasse haben eine deutlich höhere aktive Zellmasse und daher einen fitteren Stoffwechsel. Sie unterscheiden sich dennoch weder auf der Waage noch bei der Bestimmung des BMI von Menschen mit einem vergleichbaren Gewicht, aber einem deutlich höheren Anteil Fettmasse. Damit führt der BMI zu einem völlig falschen Ergebnis. Das verdeutlicht die Grafik sehr anschaulich.

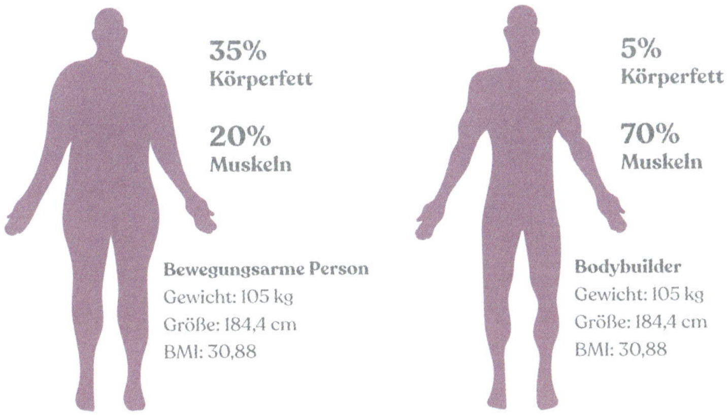

Die Messung der Körperzusammensetzung

Eine weitverbreitete und gängige Methode, um die Körperkomposition festzustellen, ist die sogenannte bioelektrische Impedanzanalyse (BIA), bei der elektrischer Strom mit niedriger Spannung über Elektroden durch den Körper fließt. Je nach Gewebe und nach Wassergehalt fließt dieser Strom in unterschiedlicher Geschwindigkeit durch den Organismus, woraus dann die Gewebetypen und damit die Zusammensetzung des Körpers abgeleitet werden. Die Messung der Muskelmasse umfasst in der Regel die Skelettmuskeln, die glatten Muskeln der Organe und das in den Muskeln enthaltene Wasser. Auf dieser Grundlage arbeiten auch die meisten Waagen, die für den Hausgebrauch angeboten werden, jedoch erreichen sie nicht die Qualität der Messung einer BIA, weil sie den Strom nur durch die Beine und nicht zusätzlich durch Rumpf und Arme schicken können.

Tipp: Da sich die Körperzusammensetzung allein durch die Veränderung des Wasserhaushalts im Körper stetig ändert, sollte die Messung immer mit der gleichen Methode und zur gleichen Uhrzeit stattfinden. Nur so ergibt sich eine Vergleichbarkeit der Daten. Wichtig: Die ermittelten Werte müssen immer auch in Relation zum Geschlecht und zum Alter betrachtet werden.

Pinch-Test

Mit dem sogenannten Pinch-Test können Sie ebenfalls grob Ihren Körperfettanteil bestimmen: Kneifen Sie neben dem Bauchnabel mit Daumen und Zeigefinger in waagerechter Richtung in die Hautfalte. Dann messen Sie die Dicke. Die Tabelle zeigt, ob Sie im Normbereich liegen:

Frauen	Gut	Normal	Zu viel
Bis 39 Jahre	Unter 2 cm	2–3 cm	Über 3 cm
Ab 40 Jahre	Unter 2,5 cm	2,5–3,5 cm	Über 3,5 cm
Männer	**Gut**	**Normal**	**Zu viel**
Bis 39 Jahre	Unter 1,5 cm	1,5–2,5 cm	Über 2,5 cm
Ab 40 Jahre	Unter 2 cm	2–3 cm	Über 3 cm

Eine gesunde Körperzusammensetzung haben wir, allgemein betrachtet, bei einem geringeren Anteil an Körperfett sowie einem höheren Anteil an fettfreier Masse wie Muskulatur. Natürlich benötigt der Organismus eine gewisse Menge an Körperfett, um die Organfunktionen aufrechtzuerhalten, jedoch ist ein niedriger Körperfettanteil in der Regel ein Zeichen für eine gute Gesundheit und einen reibungslos laufenden Stoffwechsel. Grundsätzlich benötigt der weibliche Körper mehr Fett, um ein gutes hormonelles Gleichgewicht sowie gesunde und regelmäßige Menstruationszyklen aufrechtzuerhalten. Frauen haben daher etwa 6 bis 11 Prozent mehr Körperfett als Männer.

Mit zunehmendem Alter werden bei den meisten Menschen die Muskelkraft und die Muskelmasse weniger. Wenn sie nicht gezielt dagegen antrainieren, dann verlieren sogar aktive Frauen ab dem 30. Lebensjahr völlig „natürlich" in der Regel pro Jahrzehnt etwa 4 Prozent an Muskelmasse und aktive Männer rund 5 Prozent. Wird dies dann zusätzlich durch einen sitzenden Lebensstil und zu viel körperliche Passivität verschlimmert, kann es durchaus sein, dass ab dem 50. Lebensjahr bereits ein Großteil der Muskelmasse nicht mehr zur Verfügung steht und die Körperzusammensetzung sich grundlegend negativ und ungesund verändert hat. Dies verschärft sich bei Frauen innerhalb der Wechseljahre durch die sich verändernden hormonellen Prozesse, die den Muskelabbau fördern und den Muskelaufbau hemmen.

Genug Muskelmasse ist daher der Garant für eine gute Gesundheit und einen funktionierenden Stoffwechsel, weil die Muskulatur sowohl den Gesamtkalorienbedarf und besonders auch den Grundumsatz des Körpers bestimmt. Wissenschaftlich nachgewiesen ist längst: Je höher der Anteil der Muskelmasse ist, umso höher ist die Stoffwechselumsatzrate und damit auch der Einfluss auf die hormonellen Veränderungen in den Wechseljahren – die fallen nämlich mit mehr Muskelmasse deutlich geringer aus.

Richtwerte Muskelmasse

Auch ab 50 sollten Frauen (und Männer) genug Muskulatur haben, damit der Stoffwechsel rundläuft und sie leistungsfähig und fit bleiben:

Frauen: 30 bis 36 Prozent (Männer: 40 bis 45 Prozent)

Je größer der Fettanteil an der Gesamtkörpermasse wird, umso mehr Probleme stellen sich ein. So kann gerade der Körperfettanteil ein sehr guter Faktor zur Risikovorhersage von Diabetes und Herz-Kreislauf-Erkrankungen bei normalgewichtigen und manchmal sogar auch recht schlanken, aber dennoch „unbemerkt" fettleibigen Menschen sein.

Aufgrund der Zusammensetzung des Körpers kann man unterschiedliche Stoffwechseltypen unterscheiden, die eine viel genauere Einschätzung des Metabolismus möglich machen sowie gezieltere Empfehlungen. Allein Aussagen über die Waage oder gar über den BMI zu treffen, ist in der Regel fehlerhaft oder sogar falsch. Deswegen unterscheiden wir im Buch zwei grundlegende Typen des Stoffwechsels, für die wir im Folgenden gezielte und differenzierte Empfehlungen geben.

Stoffwechseltypen – die Waage sagt nur die halbe Wahrheit!

Die Waage und alle Rechnungen, die sich ausschließlich auf das Körpergewicht beziehen, blicken nur auf reine Maße des Körpers, ohne die darin ablaufenden Prozesse des Stoffwechsels und der Biochemie zu berücksichtigen. Doch nur die Qualität unserer 60 bis 100 Billionen Körperzellen bestimmt, ob wir gesund und vital bleiben, ob sich Krankheiten einstellen oder nicht, ob wir frühzeitig altern oder lange fit und jung bleiben. Die Waage erzählt uns nichts darüber, wie es im Inneren unseres Körpers läuft. Deswegen gibt es viele Menschen, die zwar äußerlich schlank erscheinen, aber dennoch einen sehr schlechten und stotternden Stoffwechselmotor besitzen, während vielleicht etwas korpulentere oder moppelige Menschen durchaus über einen optimalen Stoffwechsel verfügen können, der ihnen Gesundheit garantiert. Genau deswegen gilt mit Blick auf die neu auftretenden Pölsterchen das Motto: **Lieber moppelig und fit als schlank und unfit!**

Gerade die Wechseljahre beeinflussen durch ihre massiven hormonellen Veränderungen die Körperzusammensetzung. Machen wir dann ab 50, also während und nach der Umstellung, große Fehler, wird es noch schlimmer: Wenn wir uns zu wenig bewegen, die Muskeln zu wenig trainieren und essen, ohne die Veränderungen des Körpers zu berücksichtigen, dann verändern sich nicht nur unser Körpergewicht und unsere Körperproportion, sondern auch unsere Leistungsfähigkeit und Gesundheit. Dann beschleunigen die Wechseljahre sämtliche degenerativen Prozesse und fördern Krankheiten. Zum Glück ist das kein unabwendbares Schicksal, sondern Sie haben das Steuer selbst in der Hand und können gegenlenken. Fördern Sie Ihren Stoffwechsel, weil er der Schlüssel für alles ist. Damit wir Ihnen die besten Empfehlungen für die Jahre ab 50 geben können, unterscheiden wir grundsätzlich zwei „kritische" Stoffwechseltypen, die bei beiden Geschlechtern vorkommen.

Stoffwechseltyp 1: Sarkopenisches Übergewicht – Skinny Fat

Trotz einem geringen BMI von 18 bis 24 und einem Bauchumfang von unter 88 Zentimetern sprechen wir bei diesem Stoffwechseltypus von Übergewicht, weil es sich primär durch einen Verlust der Muskelmasse und die dadurch veränderte Körperkomposition ergibt. Die Folge: Auf der Waage ist noch (fast) alles okay und die meisten Betroffenen werden für ihr immer noch gutes und schlankes Aussehen gelobt, aber metabolisch betrachtet liegt alles im Argen.

Schlanke oder dünne Menschen werden oft als relativ gesund in der Gesellschaft angesehen. Aber das ist leider grundsätzlich falsch, denn viel zu viele schlanke Menschen haben einen deutlich zu hohen Körperfettanteil. Sie beschreiben wir mit dem trendigen Begriff „Skinny Fat". Er charakterisiert all jene Menschen, die sich für gesund halten, weil ihr BMI normal erscheint, aber in Wirklichkeit hat sich der Stoffwechsel bereits dramatisch verändert. (Sie erinnern sich an die Problematik des BMI von Seite 19.)

Der Stoffwechseltyp Skinny Fat ist bei Frauen sehr häufig anzutreffen, wenn sie durch viele Diäten und langjähriges Hungern ihren Organismus so intensiv verändert haben, dass kaum noch Muskelmasse vorhanden ist. Beine und Arme erscheinen zwar sehr schlank, das Schlüsselbein tritt knöchern hervor, doch Gesäß-, Bauch- und Rückenmuskulatur sind kaum noch vorhanden und können dem Körper nur wenig Stabilität geben. Dennoch zeigen sich im Bauchbereich Fettablagerungen wie Pölsterchen und Rollen. Dagegen haben die Betroffenen jahrelang mit immer weniger Essen angekämpft und gerieten so in einen Teufelskreis, der letztlich zu einem desolaten Stoffwechsel führte. Der einzige Weg aus dieser Misere ist ein umfassendes Training und ein umfassender Aufbau der Muskulatur und gleichzeitig eine Normalisierung der Kalorienzufuhr. Sie dürfen also keinesfalls weniger essen, als sie verbrauchen (siehe Seite 100).

Stoffwechseltyp 2: Metabolisches Syndrom

Diesen Stoffwechseltyp charakterisiert, dass sehr wenig Muskelmasse vorhanden ist, aber gleichzeitig auch sehr viel Fettmasse das Gewicht auf der Waage in die Höhe treibt, sodass die Betroffenen korpulent oder sogar fettleibig sind. Parallel dazu leiden die meisten unter weiteren Symptomen des metabolischen Syndroms wie:

- Insulinresistenz bis hin zu Diabetes Typ 2
- Fettstoffwechselstörung
- Viszerales Bauchfett (BMI über 30, Bauchumfang bei Frauen über 88 Zentimeter)

Frauen diesen Typus erkennt man daran, dass sie besonders im Bereich der Problemzonen Bauch und Po zunächst deutlich zulegen, die Fettmasse aber später auch im Bereich der Extremitäten die Muskelmasse verdrängt. Das Fett breitet sich also überall im Körper aus, weil keine Muskelmasse mehr vorhanden ist und somit der gesamte Stoffwechsel ins Wanken gerät. Parallel stellen sich weitere umfassende Stoffwechselprobleme ein. Das verändert den Hormonhaushalt. All diese Anpassungen an die schlechte Körperzusammensetzung belasten den Organismus sehr. Krankheiten sind nun Tür und Tor weit geöffnet.

Fett ist nicht gleich Fett – die Problemzonen und mehr!

Wir sind evolutionär so programmiert, dass wir Nahrung optimal verwerten und speichern, damit wir für Hungerperioden gut gewappnet sind. Das brauchen wir in unserer Überflussgesellschaft jedoch heute nicht mehr, wo Lieferdienste uns alles direkt ins Haus bringen und ein Überangebot an Nahrung herrscht. (In weiten Teilen der Welt ist dieser Mechanismus aber immer noch nützlich.) Leider haben wir von der Evolution kein Programm gegen überschüssige Kilos mitbekommen. Ganz im Gegenteil versucht der Körper mit aller Kraft, einen Gewichtsverlust zu vermeiden, und wehrt sich in Zeiten des Hungers – und nichts anderes sind für ihn Diäten – strikt gegen das Abnehmen.

Dabei gilt, dass Menschen auf zu wenig Kalorien unterschiedlich reagieren. Eine Erklärung dafür, die von der Wissenschaft erst seit einigen Jahren in den Blick genommen wird, ist das sogenannte braune Fett mit seinen Eigenschaften. Grob unterscheiden wir mittlerweile drei verschiedene Typen von Fett: das weiße, das braune und das beige Fett. Das beige Fett spielt in der Regel jedoch keine große, den Stoffwechsel beeinflussende Rolle, sodass wir uns an dieser Stelle nur mit den beiden Typen braun und weiß beschäftigen.

Das weiße Fett dient primär als Energiespeicher und macht oft bis zu 50 Prozent der Körpermasse bei inaktiven Menschen aus. Es ist also unser Speicherfett für schlechte Zeiten und gerade dieses Fett sitzt in den Problemzonen, den sogenannten Speicherzonen, sowie im Bauchraum und wehrt sich vehement gegen das Abnehmen.

Das braune Fett dagegen, das am Hals, den Schlüsselbeinen, der Wirbelsäule, im Mittelfellraum und im Bauch zusätzlich zum weißen Fett vorkommt, verbrennt sogar Energie, weil es an der Wärmeproduktion des Körpers beteiligt ist und damit gegen die Kälte schützt. Es dient als Energiequelle für unsere „Körperheizung". Die braune Farbe entsteht, weil in diesen Fettzellen vermehrt kleine Kraftwerke zur Energieerzeugung, sogenannte Mitochondrien, enthalten sind. Das Besondere an ihnen aber ist, dass sie nicht für die normale Energieversorgung unseres Körpers den „Brennstoff" ATP produzieren, sondern stattdessen wandeln sie Zucker und Fett nahezu ausschließlich in Wärme um. Dabei ist das braune Fett durch einen sogenannten Kurzschluss biochemisch von der regulären Energieproduktion getrennt. Das können Sie sich etwa so vorstellen, als würden Sie bei einem Auto das Gaspedal durchdrücken, ohne einen Gang einzulegen. Dies führt zum Aufheulen und Warmlaufen des Motors, ohne dass jedoch daraus eine Fortbewegung entsteht.

Menschen mit einem größeren Anteil an braunem Fett sind übrigens deutlich besser gegen Übergewicht geschützt, so die Wissenschaft, als jene mit nur einem geringen Anteil an braunen Fettzellen. In einer Vielzahl von Studien konnte gezeigt werden, dass schlanke Menschen einen höheren Anteil an braunen Fettzellen besitzen. Sie wirken gleichzeitig positiv auf den Stoffwechsel, weil sie zum Beispiel den Insulinstoffwechsel bei der Bearbeitung und der Speicherung der Kohlenhydrate sehr viel effektiver und angemessener agieren lassen. Das ist umso erstaunlicher, weil wir nur sehr wenig braunes Fett haben: unter 1 Prozent der Körpermasse, also höchstens 600 Gramm!

Heute wissen wir, dass besonders Kälte das braune Fett im Körper anwachsen lässt. Vor allem regelmäßige und nicht so intensive Kältereize scheinen einen positiven Effekt auszuüben. Wie viel, wie lange und wie intensiv die Kälte auf den Körper wirken muss, das ist jedoch bisher wissenschaftlich nicht geklärt. Es bleibt nämlich auch die Frage, ob braunes Fett überhaupt in der Lage ist, auf lange Sicht genügend Kalorien zu verbrennen, um das Gewicht spürbar zu senken.

Körperfette – lebenswichtig und sehr aktiv

Wir brauchen auf jeden Fall ein gesundes Maß an Fettgewebe für viele Funktionen des Organismus und besonders auch für den Stoffwechsel. Genau deswegen ist der Kampf gegen das Fett nicht nur ein aussichtsloser Kampf, den wir auf jeden Fall verlieren werden, sondern auch ein Kampf gegen die eigene Gesundheit und die menschliche Biologie. **Hören Sie also bitte ab heute auf, Kalorien einzusparen, um Fett abzubauen, trainieren Sie stattdessen Ihre Muskeln, bauen Sie Muskelmasse auf und ernähren Sie diese Muskeln mit ausreichend Proteinen von optimaler Qualität.**

Fett und Fettgewebe bilden zudem die Brücke zwischen unserem Immunsystem und dem Stoffwechsel, denn das Fettgewebe wirkt endokrin. Es produziert also Hormone und ist immunologisch betrachtet sogar ein sehr aktives Organ. Aus dem Fettgewebe werden eine ganze Reihe an Substanzen ausgeschüttet, sogenannte Mediatoren, die bei der Regulierung von Appetit und Gewicht eine zentrale Rolle spielen. Fett ist also keine inaktive Zellmasse, die wir lediglich in Zeiten der Not als Energiereserve benötigen, sondern es greift in viele Prozesse des Stoffwechsels ein.

Das Einzige, was nicht passieren darf, ist, dass es zu viel Fett im Körper gibt, wie oben beschrieben. Dann treiben diese Fettzellen den Organismus in umfassende Probleme hinein, indem sie zum Beispiel entzündliche Zustände in den Zellen fördern. Das hat ernsthafte Folgen für Gefäße und Organe. Dabei kommt es auch darauf an, wo das Fett im Körper überhaupt sitzt. Das Fett am Po und an den Oberschenkeln ist, so weiß die Wissenschaft, gesundheitlich weitaus weniger gefährlich als das Fett im Bauchraum, wo die inneren Organe liegen. Besonders dieses im Bauchraum liegende „viszerale" Fett ist brandgefährlich, weil es unmittelbar mit den inneren Organen kommunizieren kann.

Fettzellen wehren sich gegen das Abnehmen, weil sie primär auf Speichern programmiert sind. So kann ihre normale Größe um das 200-Fache steigen, bis die Zellen mit Fett prall gefüllt und zufrieden sind. Reicht diese Speicherkapazität nicht aus, können sich Fettzellen auch vermehren. Im Unterschied zu Muskelzellen, die bei Nichtbenutzung komplett abgebaut werden, können Fettzellen nur schrumpfen, wenn wir abnehmen. Aber verschwinden werden diese Zellen niemals, sondern sie lauern leer ständig auf Kalorien, die vom Organismus nicht verbraucht werden und die sie speichern können. Die Zellen, die man einmal angesammelt hat, werden nicht mehr verschwinden. Das Einzige, was wir also beeinflussen können, ist die Füllmenge der Zelle. Das setzt leider Disziplin voraus.

Mit Training Gewicht und Wechseljahrsprobleme im Griff

Erst 2020 hat eine aktuelle Studie der australischen Universität Southern Queensland unter Leitung von Professor Jason Bennie festgestellt, dass besonders Frauen ab 50 ihre Muskeln viel zu wenig trainieren. Dabei verlieren sie an Muskelmasse – und das wirkt sich sowohl auf den Stoffwechsel als auch auf das gesamte Gewichtsmanagement negativ aus. Gerade Übergewicht und Fettleibigkeit sowie eine schlechte Einschätzung des eigenen Gesundheitszustands haben laut Studie einen proportional negativen Effekt auf die Ausübung von Muskeltraining. So entsteht ein Teufelskreis: Genau diejenigen, die es am nötigsten hätten, betreiben diese Form des Trainings am wenigsten. Dagegen empfehlen die Forscher mindestens an zwei Tagen oder besser öfter in der Woche ein gezieltes Muskeltraining mit dem eigenen Körpergewicht und an Geräten. Dies entspricht den „Leitlinien der Weltgesundheitsorganisation WHO" aus dem Jahre 2020, die ebenfalls mindestens an zwei Tagen pro Woche Muskeltraining empfehlen.

Aktuell jedoch treiben durchschnittlich gerade einmal 17,3 Prozent der erwachsenen Männer und Frauen an zwei oder mehr Tagen pro Woche Muskeltraining. Das zeigt eine Analyse von 280.600 Datensätzen innerhalb des „European Health Interview Survey".

Wie systematisches Krafttraining den Stoffwechsel beeinflusst

Wenig Muskeltraining	Viel Muskeltraining
Abnehmende Muskelmasse	Stabile oder steigende Muskelmasse
Beeinträchtigte glykämische Kontrolle[1]	Glykämische Kontrolle[1]
Hoher Langzeitblutzucker	Niedriger Langzeitblutzucker
Metabolische Inflexibilität[2]	Metabolische Flexibilität[2]
Insulinresistenz	Insulinsensitivität
Glukoseintoleranz[3]	Glukosetoleranz
Muskelabbau	Muskelaufbau
Abnahme der mitochondrialen oxidativen Kapazität[4]	Zunahme der mitochondrialen oxidativen Kapazität[4]

(modifiziert nach Sidney Abou Sawan 2023) 1 Glykämische Kontrolle: Kontrolle über die Reaktion des Körpers auf das Lebensmittel in der Verarbeitung; 2 Metabolische Inflexibilität/Flexibilität: Unfähigkeit/Fähigkeit, auf verschiedene Belastungen angemessen metabolisch zu reagieren, etwa bei Ausdauertraining Fette zu nutzen oder in Hungerzeiten auf Ketose umzustellen; 3 Glukoseintoleranz: Die Zelle wehrt sich gegen Glukose; 4 Mitochondriale oxidative Kapazität: Fähigkeit der Zelle, in den Mitochondrien Sauerstoff zu bearbeiten und daraus dem Körper Energie bereitzustellen.

In den Wechseljahren durchläuft der Körper einer Frau viele, einschließlich hormoneller Veränderungen, die den Körper und die Gesundheit beeinflussen können. Training und Bewegung können in dieser Phase des Lebens viele positive Effekte haben:

- **Weniger Hitzewallungen:** Hitzewallungen sind ein häufiges Symptom in den Wechseljahren. Regelmäßige körperliche Aktivität und vor allem zielgerichtetes Training können dazu beitragen, die Häufigkeit und Intensität von Hitzewallungen zu reduzieren.

- **Verbesserte Knochengesundheit:** Während der Wechseljahre verringert sich bei manchen Frauen die Knochendichte. Damit steigt das Risiko für Osteoporose. Regelmäßiges Training, vor allem mit Gewichten, kann dazu beitragen, die Knochengesundheit zu verbessern und das Risiko von Knochenbrüchen zu reduzieren.

- **Besserung der kardiovaskulären Gesundheit:** Frauen in den Wechseljahren haben ein höheres Risiko für Herz-Kreislauf-Erkrankungen. Regelmäßiges Training, und zwar sowohl Ausdauer- als auch Muskeltraining, kann dazu beitragen, das Risiko von Herzerkrankungen und Schlaganfällen zu reduzieren.

- **Steigerung der Stimmung und des psychischen Wohlbefindens:** Viele Frauen erleben während der Wechseljahre Stimmungsschwankungen und depressive Symptome. Regelmäßige körperliche Aktivität trägt dazu bei, die Stimmung zu verbessern und das psychische Wohlbefinden zu steigern.

- **Unterstützung des Gewichtsmanagements:** Während der Wechseljahre nehmen zahlreiche Frauen an Gewicht zu, insbesondere im Bauchbereich. Regelmäßiges Training unterstützt die Gewichtskontrolle und verbessert die Körperzusammensetzung.

- **Höhere Schlafqualität:** Nicht selten haben Frauen während der Wechseljahre Schwierigkeiten mit dem Schlafen. Regelmäßige körperliche Aktivität kann dazu beitragen, die Schlafqualität zu verbessern.

Zusammenfassend können Training und Bewegung in den Wechseljahren viele positive Effekte auf die Gesundheit haben. Wichtig ist dabei, dass das Training nicht darauf ausgerichtet ist, Kalorien zu verbrennen. Es geht ausschließlich darum, durch Bewegung, Sport und Training den Körper so zu verändern, dass einerseits die vielfältigen Folgen und Symptome der Wechseljahre weitaus weniger ausgeprägt sind und andererseits der Stoffwechsel und damit die hormonelle Situation wieder normalisiert werden. Dann bleiben Vitalität und Leistungsfähigkeit erhalten und auch das Gewicht lässt sich managen.

Keep on moving – Bewegung als Lifestyle

Damit Sie gut durch die Wechseljahre kommen und später auch durchs Alter, empfehlen wir Ihnen, Bewegung zu einem regelmäßigen und festen Bestandteil Ihres Lebens werden zu lassen. Es geht um eine nachhaltige Lebensstilveränderung, die Sie bis zum Ende Ihres Lebens beibehalten. Das klingt groß – und das ist es auch! Schließlich ist es ein großer Beitrag zur Verbesserung Ihrer Gesundheit und Vitalität. Wenn Sie sich daran erst einmal gewöhnt haben, werden Sie Ihre regelmäßige Bewegung nicht mehr missen wollen. Für den Bereich Bewegung und Sport ergeben sich drei Schwerpunkte: Alltagsaktivität, Ausdauertraining und Muskeltraining.

Aktivität im Alltag

Körperliche Aktivität steigert die Durchblutung, stimuliert das Immunsystem, reguliert hormonelle Prozesse und ist auch für viele biologische Prozesse der Motor für die Versorgung mit notwendigen und lebenswichtigen Nährstoffen. Ein ruhiggestellter Organismus – und das ist Ihr Organismus, wenn Sie den ganzen Tag hauptsächlich sitzen – schafft es nicht, sämtliche Anforderungen der zellulären Versorgung zu gewährleisten.

Tipp: 3000 Schritte mehr

Zählen Sie doch einmal an einem ganz normalen Tag Ihre Schritte und nehmen sich dann vor, ab dem nächsten Tag 3000 Schritte mehr zu gehen. Sie werden sehen, es lohnt sich, diese etwa 20 bis 30 Minuten zusätzlich zu investieren. Eine Alternative wäre auch, dass Sie morgens bewusst eine längere Strecke zur Arbeit oder zum Einkaufen gehen und abends das Gleiche wiederholen. Gehen Sie aber auf jeden Fall nach dem Feierabend eine Runde um den Block und kommen Sie gut gelaunt und entspannt wieder zurück.

Bewegung im Alltag dagegen macht frisch, ernährt unsere Körperzellen und sorgt für geistige und mentale Fitness. Körperliche Aktivität hält nicht nur die Muskeln und Knochen leistungsfähig, sondern sichert auch die Arbeit und Gesundheit des Gehirns und erhält damit unsere kognitive Gesundheit. Deswegen sollten Sie Ihre sitzenden Tätigkeiten stündlich durch kleine Bewegungseinheiten unterbrechen, um möglichst viele Bewegungspunkte im Alltag zu sammeln. Es geht also primär darum, die langen Sitzzeiten zu unterbrechen, damit der Metabolismus im Tagesverlauf nicht zu sehr an Dynamik verliert.

Wenn Sie vor einem Computer sitzen oder am Arbeitsplatz anderweitig gefesselt sind, dann aktivieren Sie Ihre Muskeln so häufig, wie es geht. Recken und strecken Sie sich, machen Sie einige Übungen aus unserem Übungskatalog ab Seite 34 und nutzen Sie vor allem das Treppenhaus: Gehen Sie immer mal zwischendurch zwei bis drei Etagen nach oben. Vielleicht nutzen Sie bewusst die Waschräume der oberen Etage, wenn Sie im Büro sind. Das wird dann sogar schnell zum Ritual, weil es Ihnen guttun wird. Die Wissenschaft weiß, dass 40 Etagen pro Woche – und das ist gar nicht so viel – ein tolles Training für das Herz-Kreislauf-System und damit auch für den Metabolismus sind.

Ausdauertraining

Das Training von Herz und Kreislauf verbessert Ihre Ausdauerleistungsfähigkeit und gibt Ihnen damit die Grundlage, mit allen Belastungen des Lebens und mit dem Stress des Alltags besser klarzukommen. Eine gute Ausdauer führt gleichzeitig zu einer besseren Ermüdungswiderstandsfähigkeit und das bedeutet, dass Sie viel länger belastbar und energiereich sind. Der wichtigste Effekt aber ist, gerade bezogen auf die Veränderungen des Körpers ab dem 50. Lebensjahr in Kombination mit den Wechseljahren, eine Erhöhung der Anzahl der Kraftwerke der Zelle, der Mitochondrien. Ihre Zellen können Ihnen dann deutlich mehr und auch schneller Energie für die Belastungen des Alltags zur Verfügung stellen und damit für viel mehr Kraft, Energie und Vitalität sorgen.

Mitochondrien

Mitochondrien sind Minikraftwerke in den Zellen, die eine Vielzahl von wichtigen Funktionen erfüllen, darunter:

- Energieproduktion: Mitochondrien produzieren ATP, die Hauptenergiequelle all unserer Zellen.
- Regulation des Kalziumhaushalts und damit die Signalübertragung und Zellfunktion.
- Regulation des Zellzyklus und der Zellteilung.
- Apoptose: Mitochondrien können bei der Initiation des programmierten Zelltods, der Apoptose, eine wichtige Rolle spielen.
- Steroid- und Häm-Synthese: Mitochondrien sind an der Synthese von Steroidhormonen und Hämgruppen (Varianten eines Moleküls mit einer Eisenverbindung, mit dem Sauerstoff gebunden und transportiert wird, wie Hämoglobin) beteiligt.

Dies sind einige der wichtigsten Aufgaben von Mitochondrien, aber es gibt noch viele andere, die noch erforscht werden müssen.

Während der Wechseljahre können sich die hormonellen Veränderungen im Körper auf verschiedene Aspekte des Körperstoffwechsels auswirken, darunter auch auf die Funktion der Mitochondrien. Die Auswirkungen der Wechseljahre auf die Mitochondrien sind vielfältig:

- Die Östrogenproduktion nimmt während der Wechseljahre ab und das hat Auswirkungen auf den Energiestoffwechsel. Die ATP-Produktion durch die Mitochondrien kann reduziert sein, was zu Erschöpfung, Müdigkeit und anderen Symptomen führen kann.
- Es wurde gezeigt, dass der Östrogenmangel während der Wechseljahre mit einer Zunahme von reaktiven Sauerstoffspezies (ROS) in Verbindung gebracht wird. Eine höhere ROS-Produktion kann den Mitochondrienstress erhöhen und zu einer Beeinträchtigung der Mitochondrienfunktion führen.

- Weniger Östrogen kann auch zu einer Erhöhung der Entzündungen führen. Diese können die Mitochondrien beeinträchtigen, indem sie ihre Funktion und Struktur verändern.
- Der Östrogenmangel während der Wechseljahre kann auch den Kohlenhydrat- und Fettstoffwechsel beeinflussen. Dies kann die Stoffwechselfunktion der Mitochondrien beeinträchtigen und zu einer verringerten Energieproduktion führen.

Es ist wichtig zu wissen, dass die Auswirkungen der Wechseljahre auf die Mitochondrien von Frau zu Frau unterschiedlich sein können. Eine gesunde Lebensweise, einschließlich regelmäßiger körperlicher Aktivität und einer ausgewogenen Ernährung, kann dazu beitragen, die Funktion der Mitochondrien zu unterstützen und die negativen Auswirkungen der Wechseljahre zu minimieren.

Die Wissenschaft weiß, dass regelmäßiges Training der Ausdauer wie Radfahren, Walking, Jogging, Schwimmen die Anzahl der Mitochondrien in den Zellen um ein Vielfaches erhöhen kann. Ähnlich positiv wirkt Ausdauertraining auf die Wechseljahre, weil die hormonellen Einflüsse reduziert oder ihre negativen Folgen ausgeglichen oder verringert werden. Eine große Anzahl intakter Mitochondrien ist daher ein Schlüssel für die Vitalität sowie für einen „starken" Stoffwechsel ab 50. Regelmäßiges Ausdauertraining kann die Anzahl der Kraftwerke in der Zelle um 100 Prozent steigern, sodass sich dann bis zu 2000 Kraftwerke in einer einzigen Zelle befinden. Untrainierte Zellen haben meist weniger als 1000 Mitochondrien – ein Training lohnt sich also.

Beim Training geht es nicht darum, den Athleten bei Marathons oder im TV nachzueifern – das schadet eher. Es geht um ein moderates Tempo, bei dem Sie sich noch unterhalten können und sich leicht gefordert, aber nicht überfordert fühlen. Welche Ausdauersportart Sie wählen, entscheiden Sie. Wir empfehlen gern das Walken und Joggen, weil es ohne großen Aufwand überall umzusetzen ist. Sie benötigen nur ein Paar gute Schuhe und atmungsaktive Kleidung. Außerdem können Sie dabei Ihre Belastung gut steuern, denn es gilt das Motto: **Laufen ohne zu schnaufen!**

Wie Sie es genau angehen, sehen Sie in unserem 4-Stufen-Plan ab Seite 188. Bei Übergewicht oder nach einer langen Sportpause starten Sie lieber mit dem Walken und wechseln nach dem Plan zwischen Gehen und Walken statt zwischen Walken und Joggen.

Wichtig: Nehmen Sie sich für jede Phase so viel Zeit, wie Sie brauchen – auch wenn es länger dauert als im Plan angegeben! Vor allem wenn Sie lange keinen Sport mehr getrieben haben, muss sich Ihr Organismus zunächst an die neue Anforderung gewöhnen. Außerdem sollten Sie sich nach den Einheiten angenehm angestrengt fühlen, aber nicht total gefrustet – es geht ums Fordern, nicht ums Überfordern! Schließlich soll das regelmäßige Ausdauertraining Teil Ihres neuen Lebensstils werden.

Unverzichtbar ab 50: Muskeltraining und Aufbau von Muskelmasse

Ausdauertraining ist nicht nur bei Frauen ab 50 deutlich beliebter als Muskeltraining. Bitte ändern Sie unbedingt Ihre Einstellung dazu, denn ausreichend Muskelmasse – und die erreichen Sie nur durch regelmäßiges Krafttraining – hat eine Vielzahl von Vorteilen für die Gesundheit und das Wohlbefinden. Hier sind einige der wichtigsten Benefits von Muskelmasse:

- Muskelgewebe benötigt mehr Energie als Fettgewebe, um zu existieren. Daher steigert eine höhere Muskelmasse die Stoffwechselrate. Das bedeutet, dass der Körper mehr Kalorien verbrennt – auch im Ruhezustand.
- Eine höhere Muskelmasse trägt zu einer verbesserten Körperzusammensetzung bei, weil sie Fettgewebe reduziert und den Körper schlanker und straffer aussehen lässt.
- Muskelgewebe hat eine hohe Insulinsensitivität, es kann also Insulin effektiver nutzen. Mehr Muskelmasse kann daher dazu beitragen, das Risiko für Typ-2-Diabetes zu reduzieren.
- Eine höhere Muskelmasse trägt dazu bei, die Knochendichte zu erhöhen, was das Risiko von Osteoporose reduziert.
- Regelmäßige körperliche Aktivität, einschließlich Krafttraining zur Erhöhung der Muskelmasse, kann dazu beitragen, das Risiko von Herz-Kreislauf-Erkrankungen zu reduzieren.
- Bewegung und Krafttraining verbessern die geistige Gesundheit und können Depressionen und Angstzustände reduzieren.
- Durch mehr Muskelmasse verbessert sich die körperliche Leistungsfähigkeit, sodass man im Alltag besser funktionieren kann.

Diese Vorteile zeigen, dass es sehr wichtig ist, regelmäßig körperliche Aktivität in Form von Krafttraining oder anderen Aktivitäten, die die Muskelmasse erhöhen, in den Lebensstil zu integrieren.

Es gibt zwei Haupttypen von Muskelfasern: rote und weiße. Diese Fasertypen unterscheiden sich in ihrer Funktion und in ihrer physiologischen Zusammensetzung:

- **Rote Muskelfasern:** Rote Muskelfasern, auch als Typ-I-Fasern bezeichnet, sind langsam kontrahierende Muskelfasern. Sie haben viele Mitochondrien und einen hohen Anteil an Myoglobin, ein Protein, das Sauerstoff bindet und speichert. Dadurch können sie über einen längeren Zeitraum hinweg Energie bereitstellen und sind besonders gut für Ausdaueraktivitäten geeignet, wie zum Beispiel Langstreckenlauf oder Radfahren.

- **Weiße Muskelfasern:** Weiße Muskelfasern, auch Typ-II-Fasern genannt, sind schnell kontrahierende Muskelfasern. Sie haben weniger Mitochondrien und einen geringeren Anteil an Myoglobin, was bedeutet, dass sie schneller erschöpft sind. Weiße Muskelfasern sind besonders gut für kurze, intensive Aktivitäten geeignet, wie zum Beispiel Gewichtheben oder Sprinten.

Es ist wichtig, zu beachten, dass jeder Muskel im Körper eine unterschiedliche Zusammensetzung von roten und weißen Muskelfasern aufweist, abhängig von seiner Funktion. Zum Beispiel haben die Muskeln, die für die Haltung und Stabilität des Körpers verantwortlich sind, mehr rote Muskelfasern, während die Muskeln, die für schnelle, explosive Bewegungen zuständig sind, mehr weiße Muskelfasern besitzen.

Durch regelmäßiges Training können sich die Muskelfasern anpassen und ihre Zusammensetzung ändern. Ausdauertraining führt in der Regel zu einer Zunahme der roten Muskelfasern, während Krafttraining zu einer Zunahme der weißen Muskelfasern führt. Gerade in den Wechseljahren und in der Zeit danach verlieren wir vor allem die weißen Muskelfasern. Das können wir nur kompensieren oder zurückschrauben, indem wir unser Krafttraining mit intensiveren Belastungen ausführen. Deswegen lautet das Motto ab sofort: **Muskeln müssen brennen, damit sie wachsen.**

Dies bedeutet für Sie und Ihr Training: Bei jeder Übung, die Sie in unserem Übungsprogramm finden, wählen Sie die Anzahl der Wiederholungen so, dass die Muskulatur bei der letzten Wiederholung richtig erschöpft ist. Die Angaben bei den Übungen und im 4-Stufen-Plan sind bewährte Richtwerte, von denen Sie aber bei Bedarf abweichen können. Schließlich soll Ihr Training ganz individuell zu Ihnen passen und nicht immer sind wir gleich gut drauf oder haben genügend Zeit.

Trainieren Sie zu Beginn besonders die großen Muskelgruppen, wie Waden, Oberschenkel, Gesäß, Bauch, Rücken und Schultern, weil diese aufgrund ihrer Größe und ihrer Bedeutung für den Stoffwechsel den stärksten Einfluss auf den Körper nehmen. Später können Sie auch kleinere Muskelgruppen in das Training integrieren, um zum Beispiel die Problemzonen im Bereich der seitlichen Oberschenkel oder der Oberarme anzugehen.

Das Muskeltraining sollten Sie mindestens zwei- bis dreimal pro Woche, am besten jeden zweiten Tag durchführen. Wollen Sie mehr machen, vielleicht sogar täglich, dann trainieren Sie an einem Tag die Bein- und Po-Muskulatur, am anderen Tag die Bauch- und Rückenmuskulatur und am dritten Tag Oberarme und Schultern.

ÜBUNGEN

BEI STARKEM ÜBERGEWICHT UND FÜR SPORTEINSTEIGERINNEN

Wenn Sie in den letzten Jahren keinen Sport getrieben haben oder Ihr Gewicht sehr hoch ist (BMI über 30), braucht Ihr Organismus eine Weile, um sich an die neuen Anforderungen zu gewöhnen. Geben Sie ihm ungefähr acht Wochen Zeit dafür und wechseln Sie erst dann zu den Übungen für Fortgeschrittene. Trainieren Sie mindestens zweimal pro Woche, dreimal ist besser und viermal super. Wichtig ist dabei, dass zwischen Ihren Trainingstagen immer ein Tag Pause vom Muskeltraining liegt. Diese Zeit benötigt Ihr Körper, um Muskulatur aufzubauen. An diesen Pausentagen dürfen Sie jedoch durchaus Ihre Ausdauer fördern, denn dabei muss vor allem Ihr Herz-Kreislauf-System arbeiten. Wärmen Sie sich zwei bis drei Minuten durch Gehen oder Laufen auf der Stelle auf, bevor Sie mit den Übungen beginnen.

Hacker

Sie kräftigen die tiefe Rumpfmuskulatur und beugen Rückenschmerzen vor.

- Stellen Sie sich aufrecht hin, die Füße schulterbreit und die Knie leicht gebeugt. Beugen Sie Ihren geraden Rücken im Becken nach vorn. Stellen Sie sich dabei vor, Sie würden auf einem Stuhl hinter sich Platz nehmen.
- Strecken Sie die Arme in Schulterhöhe ziemlich waagerecht nach vorn aus. Ihre Handflächen zeigen nach innen und Sie schauen nach schräg unten.
- Führen Sie in dieser Position mit den Armen schnelle, kleine Bewegungen nach oben und unten durch, als wollten Sie die Luft zerhacken (1+2). Es bewegen sich nur die Arme. Machen Sie dies 3-mal hintereinander für jeweils 30 bis 45 Sekunden.

Steigerung: Je weiter Sie den Oberkörper nach vorn beugen, desto intensiver wird die Übung.

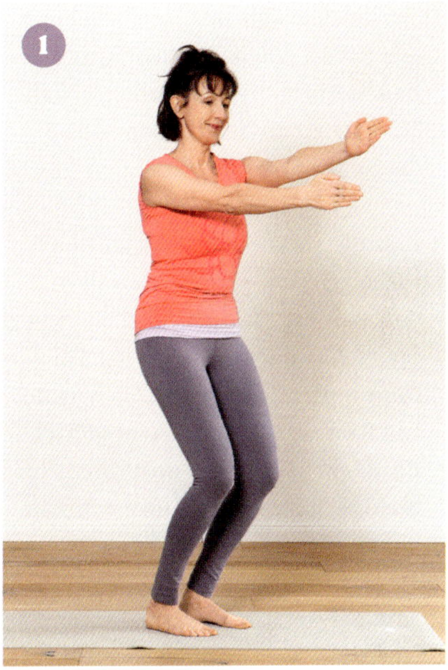

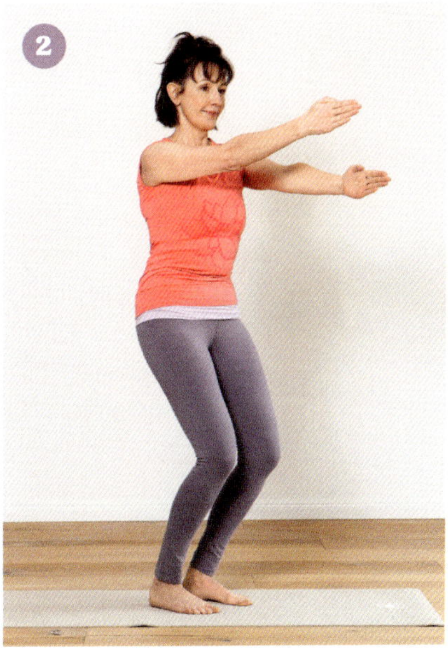

Stabile Armkreise

Sie stärken Ihre Arm- und Brustmuskulatur.

- Stellen Sie sich mit leicht gebeugten Knien sowie angespanntem Bauch aufrecht hin und strecken Sie Ihre Arme nach vorn, ohne die Schultern hochzuziehen (1).
- Führen Sie mit dem Ausatmen Ihren rechten gestreckten Arm langsam und kontrolliert in einem Halbkreis nach hinten. Ihr Blick folgt dabei der Hand (2). Mit der Einatmung geht der Arm weiter im Kreis nach vorn und oben, bis Sie die Ausgangsstellung erreicht haben.
- Mit der nächsten Ausatmung wechseln Sie zum linken Arm und führen damit die gleiche kontrollierte, langsame Kreisbewegung durch.
- Wechseln Sie 20-mal fließend zwischen beiden Armen hin und her.
- Machen Sie 30 Sekunden Pause und dann noch eine Runde.

Wichtig: Arbeiten Sie ohne Schwung und halten Sie Becken und Beine still. Nur Arm, Kopf und Oberkörper bewegen sich.

Steigerung: Wenn die Übung gut klappt, beugen Sie Ihren Oberkörper etwas stärker nach vorn und führen Sie das Ganze in dieser Position aus. Klappt auch das, nehmen Sie in jede Hand eine kleine Wasserflasche und kreisen abwechselnd mit jedem Arm 10-mal. Nach 60 Sekunden Pause machen Sie noch eine Runde.

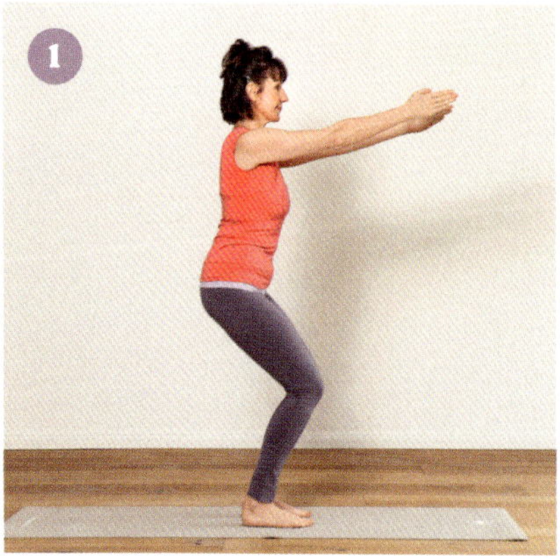

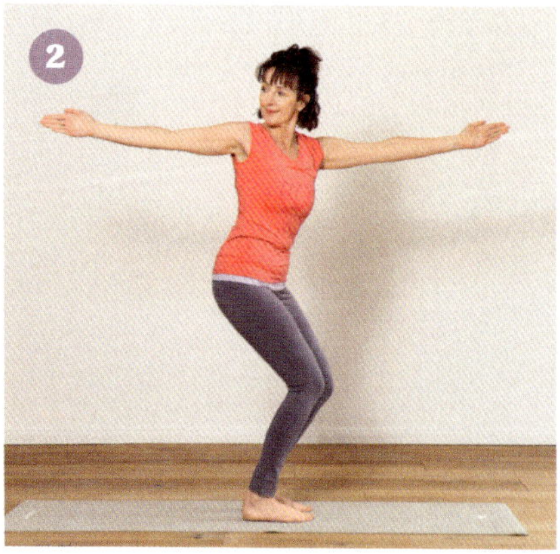

Brustpresse

Sie stärken Ihre Arm- und Brustmuskulatur.

- Stellen Sie sich etwa einen Meter entfernt vor einen Tisch.
- Stützen Sie Ihre Hände in Schulterhöhe so dagegen, dass die Arme fast gestreckt sind. Der Körper bildet während der ganzen Übung eine gerade Linie und bleibt stabil (1).
- Atmen Sie ein, ziehen Sie den Bauchnabel nach innen und beugen Sie die Ellbogen (2).
- Beim Ausatmen strecken Sie die Arme wieder, drücken sie aber nicht ganz durch.
- Wiederholen Sie die Übung insgesamt 12-mal.
- Dann legen Sie 60 Sekunden Pause ein und machen noch einen Satz.

Wichtig: Hüfte und Rücken dürfen nicht einknicken. Führen Sie die Übung langsam und kontrolliert durch.

Steigerung: Diese Übung können Sie sehr genau an Ihr persönliches Fitnesslevel anpassen, denn je weiter weg Sie vom Tisch stehen, desto schwieriger wird die Brustpresse.

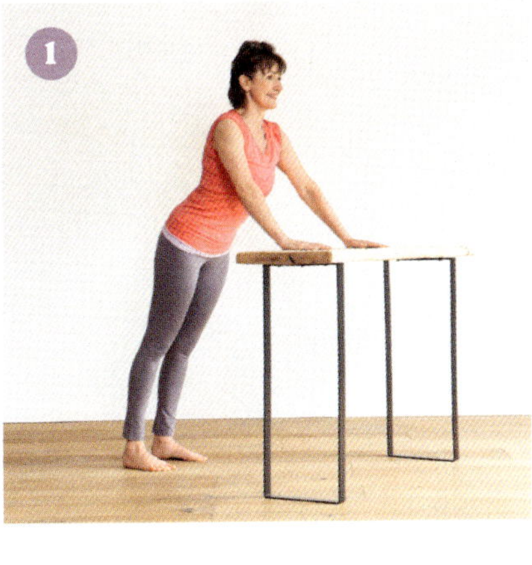

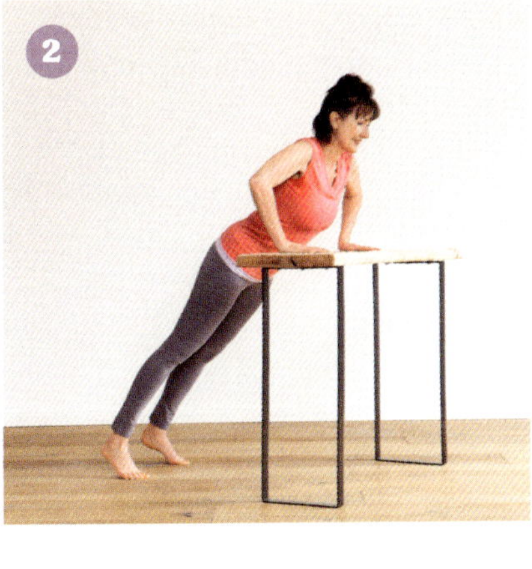

Kniebeugen

Sie trainieren mit diesem Übungsklassiker Ihren ganzen Körper.

- Stellen Sie sich aufrecht hin mit hüftbreiten Füßen. Beugen Sie die Knie leicht. Strecken Sie die Arme etwa auf Schulterhöhe und legen Sie eine Faust in die andere Hand (1).

- Stellen Sie sich vor, Sie würden sich hinsetzen: Schieben Sie Ihren Po entsprechend langsam nach hinten unten in eine tiefe Hocke. Beugen Sie die Kniegelenke aber nicht weiter als 90 Grad (2).

- Machen Sie 10 bis 15 Wiederholungen, dann 30 Sekunden Pause und noch eine Runde.

Steigerung: Bleiben Sie zwischen den Übungen 10 bis 15 Sekunden in der tiefen Hocke. Dafür wiederholen Sie nur 8- bis 12-mal und legen zwischen den Sätzen 60 Sekunden Pause ein. Noch schwieriger wird es mit kleinen Wasserflaschen oder Hanteln in den Händen.

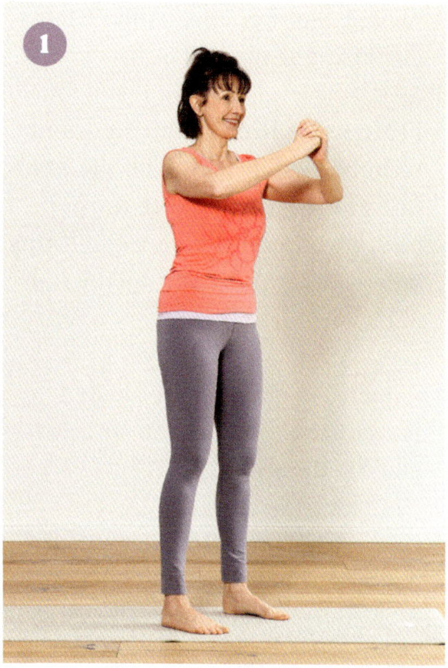

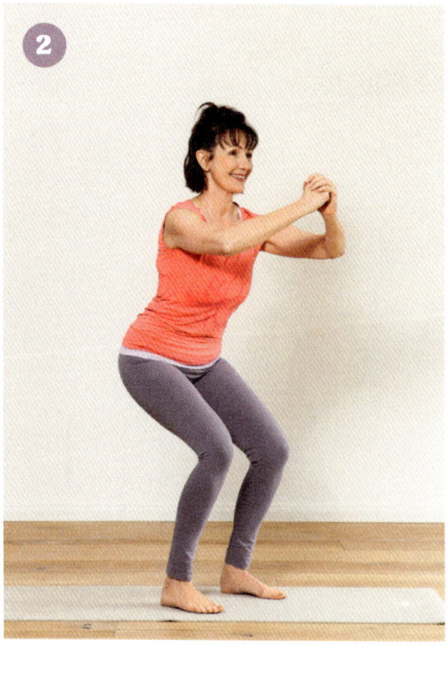

Sixpack rückwärts

Sie stärken die gerade Bauchmuskulatur.

- Setzen Sie sich auf den Boden. Stellen Sie die Füße mit der ganzen Sohle so auf, dass die Kniegelenke einen rechten Winkel bilden. Die Hände liegen locker auf dem Brustbein (1).

- Neigen Sie den geraden Oberkörper langsam zurück, bis Sie ein leichtes Ziehen im Bauch spüren (2).

- Bleiben Sie 15 bis 20 Sekunden in dieser Position, bevor Sie zurück in die Ausgangsposition kommen.

- Wiederholen Sie das 10-mal. Nach etwa 30 Sekunden Pause absolvieren Sie noch eine Runde.

Steigerung: Bleiben Sie länger in der unteren Position.

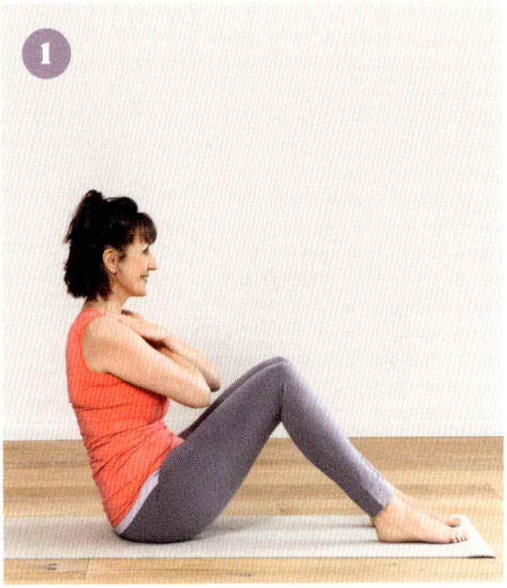

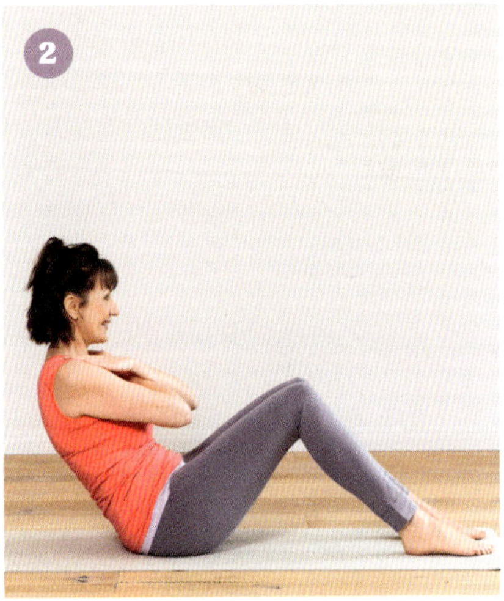

Beinschieben

Mit dieser Übung trainieren Sie die tiefen und die geraden Bauchmuskeln.

- Legen Sie sich auf den Rücken und heben Sie Ihre angewinkelten Beine so weit an, dass sich die Unterschenkel parallel zum Boden und die Knie senkrecht über den Hüftgelenken befinden (1). Stellen Sie sich während der Übung vor, Sie würden ein Tablett mit Gläsern auf Ihren Unterschenkeln halten. Dann bleiben die Beine in dieser Position.

- Atmen Sie tief ein und aus und spannen Sie besonders während der Ausatmung Ihre Bauchmuskeln fest an.

- Beim nächsten Ausatmen bewegen Sie nun Ihre angewinkelten Beine sehr langsam ein kleines Stück zum Oberkörper (2).

- Atmen Sie einmal tief ein, halten Sie dabei die Spannung und schieben Sie Ihre Beine bei der Ausatmung ein wenig über die Senkrechte hinaus hin zu Ihren Füßen (3).

- Mit dem nächsten Einatmen ziehen Sie die Beine wieder etwas ran.

- Führen Sie die Beine insgesamt 6-mal zu sich heran und 6-mal von sich weg. Machen Sie dann 30 Sekunden Pause und starten Sie in eine nächste Runde.

Steigerung: Führen Sie die Übung wieder 6-mal durch, aber halten Sie jeweils ein bis zwei Atemzüge in den beiden Endpositionen aus.

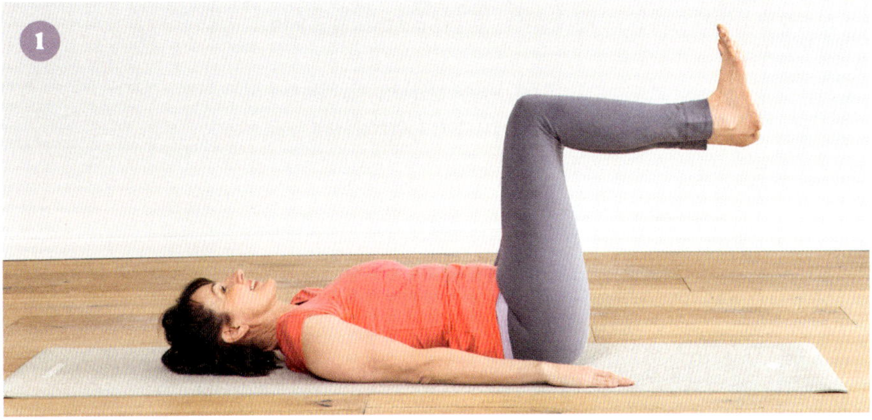
1

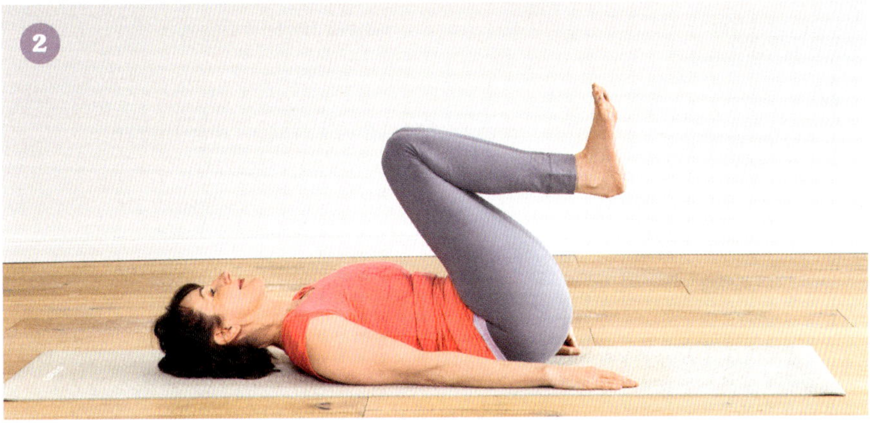
2

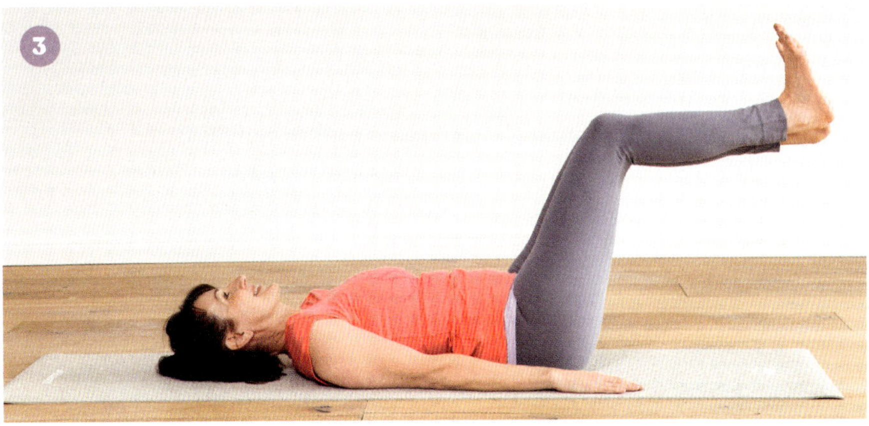
3

Arm- und Beinstreckung

Sie kräftigen Ihre Rumpfmuskulatur.

- Gehen Sie in den Vierfüßlerstand. Dazu sollten sich Ihre Knie unter den Hüftgelenken und die Ellbogen unter Ihren Schultergelenken befinden. Die Hände zeigen parallel nach vorn und Ihren Blick richten Sie zum Boden.

- Spannen Sie den Bauch an und lassen Sie Ihren Schultergürtel nicht hängen. Ihr Kopf bleibt während der ganzen Übung in Verlängerung der Wirbelsäule.

- Atmen Sie aus und strecken Sie dabei langsam den linken Arm nach vorn bis in die Waagerechte (1). Mit der Einatmung führen Sie den Arm wieder zurück. Wechseln Sie zum rechten Arm.

- Dann machen Sie die gleiche Bewegung mit den Beinen und heben nacheinander beide in die Horizontale (2).

- Wiederholen Sie die Übung in dieser Reihenfolge mit jedem Arm und Bein 3-mal. Nach 30 Sekunden Pause starten Sie noch eine Serie.

Steigerung: Heben Sie gleichzeitig einen Arm und das diagonale Bein in die Waagerechte und halten Sie diese Position 10 bis 15 Sekunden (3). Dann wechseln. Wiederholen Sie die Übung noch 3-mal, machen Sie 60 Sekunden Pause und beginnen Sie von vorn.

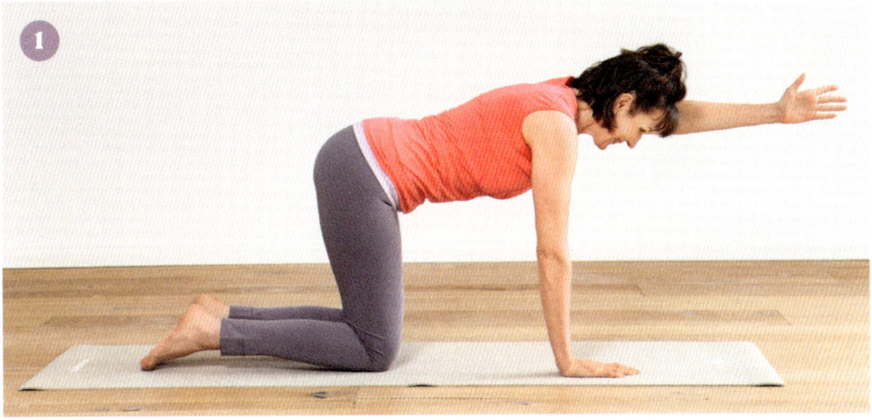
1

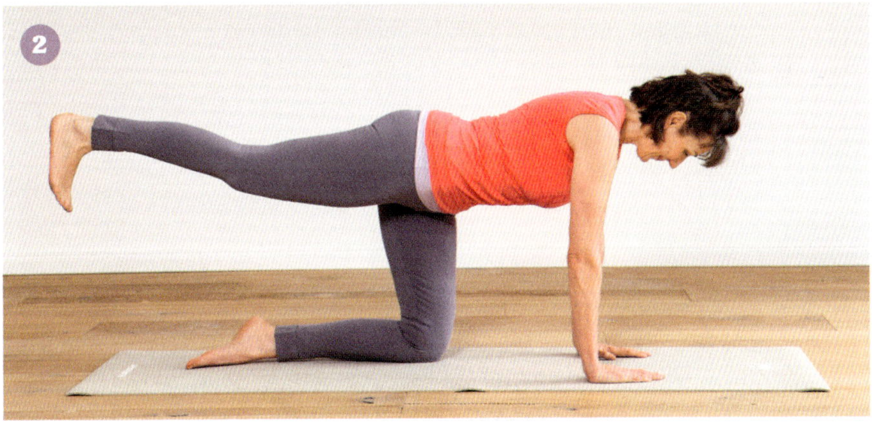
2

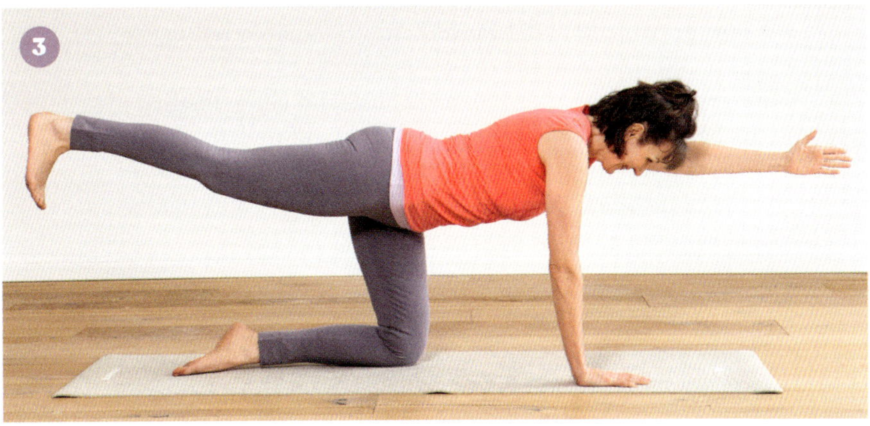
3

Zehenstand

Sie trainieren Ihre Muskulatur in den Waden und Füßen sowie im Po.

- Stellen Sie sich aufrecht mit hüftbreiten Füßen hin, die Arme hängen entspannt an der Seite herab oder sind vor der Brust verschränkt. Beugen Sie die Knie leicht und richten Sie den Blick nach vorn (1).
- Spannen Sie Ihre Muskeln im Bauch an und heben Sie langsam die Fersen vom Boden bis in den Zehenstand (2).
- Bleiben Sie eine Weile so stehen. Wenn das gar nicht klappt, stützen Sie sich leicht an einem Stuhl oder einer Wand ab.
- Wiederholen Sie das 15-mal und versuchen Sie, den Zehenstand immer etwas länger durchzuhalten.
- Nach einer Pause von 30 bis 60 Sekunden machen Sie noch einen Satz.

Wichtig: Atmen Sie die ganze Zeit gleichmäßig weiter.

Steigerung: Wenn es mit dem Zehenstand einigermaßen klappt, federn Sie am höchsten Punkt auf und ab. Wenn Sie auch das können, stellen Sie sich mit dem Vorfuß auf eine Stufe oder einen Stepper und trainieren dort den Zehenstand (3+4).

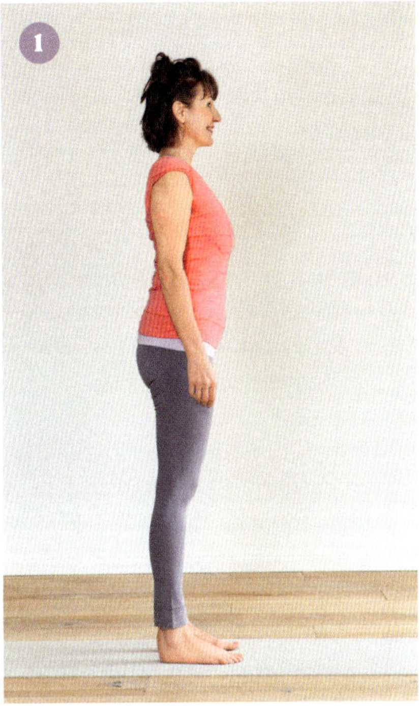
1
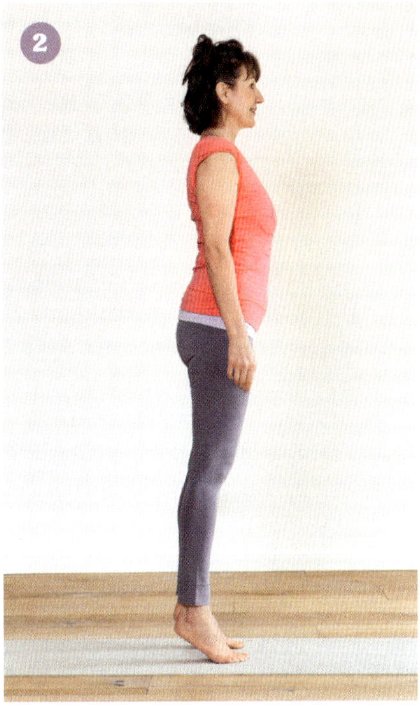
2
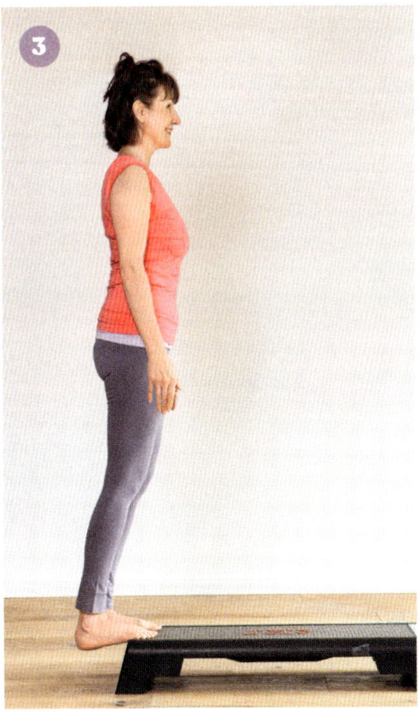
3
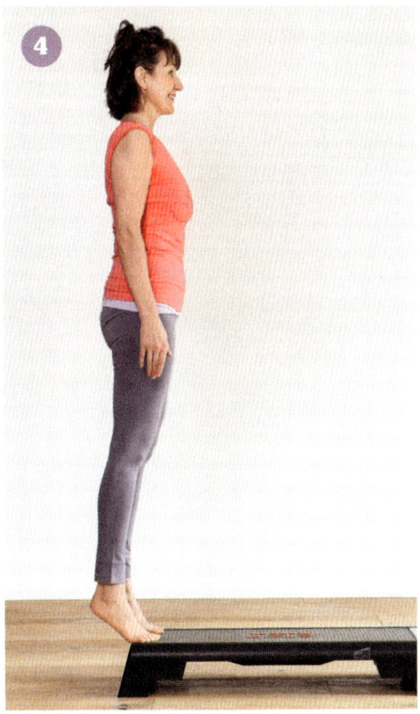
4

Seitlicher Beinheber innen

Sie stärken die Beininnenseiten und den Beckenboden.

- Legen Sie sich auf die Seite. Ihr Kopf ruht auf dem unteren gestreckten Arm. Den oberen Arm stützen Sie leicht vor sich ab. Das untere Bein ist gestreckt, das obere legen Sie so nach vorn, dass Oberschenkel und Oberkörper einen 90-Grad-Winkel bilden und Ober- sowie Unterschenkel ebenfalls (1).
- Spannen Sie beim Ausatmen Ihre Bauch- und Pomuskeln an und heben Sie das untere Bein gestreckt vom Boden nach oben (2).
- Mit dem Einatmen senken Sie das Bein wieder bis knapp über dem Boden, legen es aber nicht ab.
- Wiederholen Sie diese Bewegung 15- bis 20-mal, dann 30 Sekunden Pause und noch ein Satz.
- Dann wechseln Sie die Seite.

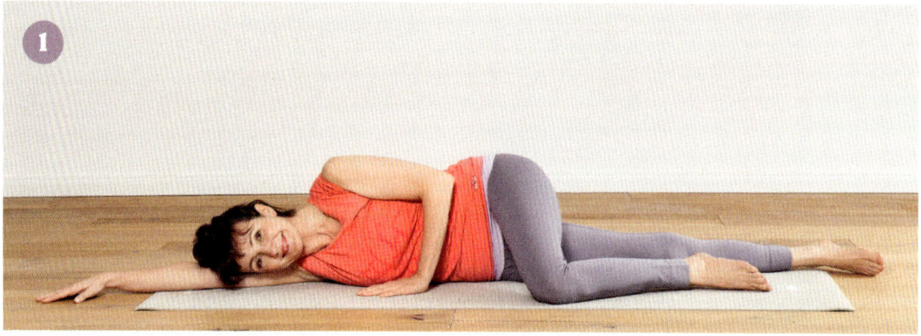

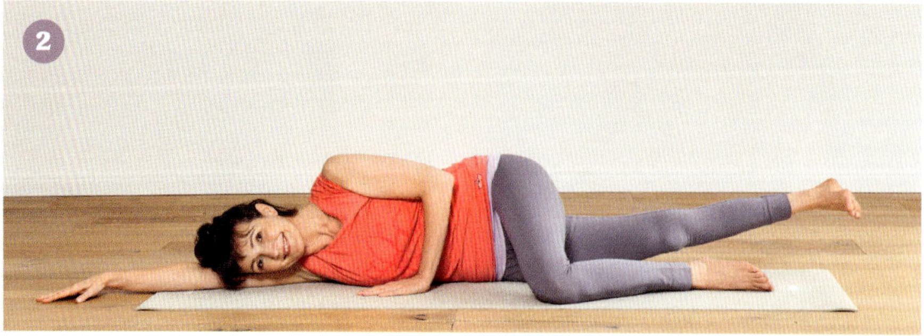

Gestützte Waage

Sie trainieren die Oberschenkel- und Pomuskeln sowie die abspreizende Beinmuskulatur.

- Stellen Sie sich mit leicht gebeugten Beinen vor einen Tisch und beugen Sie den Oberkörper nach vorn. Fassen Sie mit den Händen die Tischkante so, dass sich Ihre Ellbogen senkrecht unter den Schultergelenken befinden. Der Winkel zwischen Oberkörper und Beinen sollte etwa 90 bis 120 Grad betragen. Der Rücken ist gerade und bleibt während der Übung auch gerade.
- Winkeln Sie nun Ihr rechtes Bein im Knie 90 Grad an und beginnen Sie mit einer langsamen Auf- und-ab-Bewegung, als wollten Sie den Fuß zur Decke drücken (1+2). Kommen Sie mit dem Bein nicht viel höher als auf Hüfthöhe. Arbeiten Sie mit Kraft und nicht mit Schwung!
- Führen Sie mit dem Bein 15 bis 20 Wiederholungen durch, 30 Sekunden Pause und dann noch mal ein bis zwei Sätze.
- Wiederholen Sie die Übung mit dem anderen Bein.

Steigerung: Sie wiederholen die Übung nur 8- bis 12-mal, führen aber in Hüfthöhe jeweils einige schnelle kleine Bewegungen nach oben und unten durch.

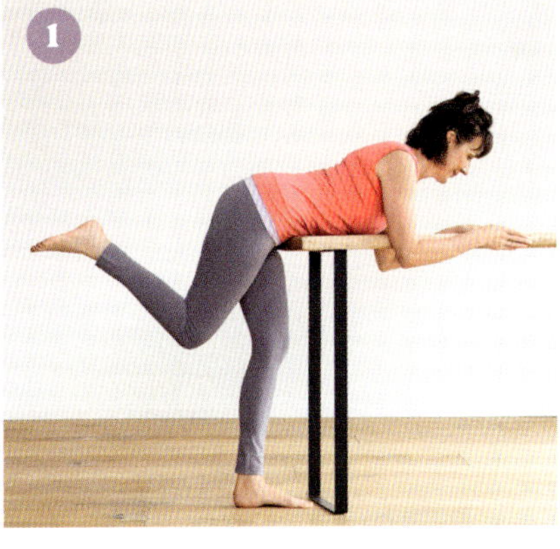

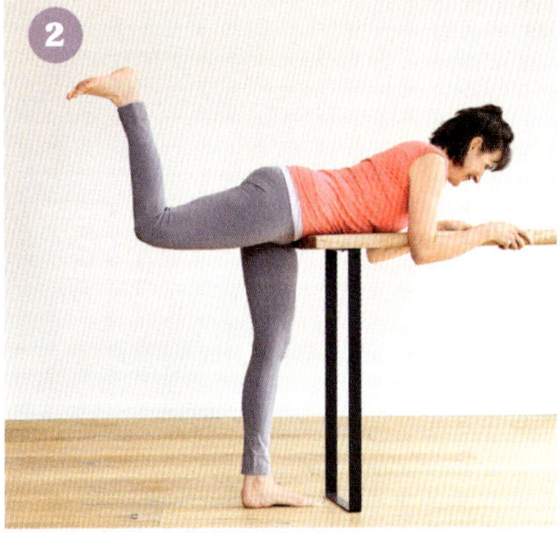

Higher Dips

Sie stärken Ihre Arm- und Schultermuskulatur, vor allem den Trizeps.

- Stellen Sie sich mit dem Rücken zu einer Stuhlkante und stützen Sie sich rücklings mit den Händen daran ab (1).
- Wandern Sie mit den Füßen ein wenig nach vorn, sodass der größte Teil Ihres Körpergewichts auf den Händen lastet.
- Spannen Sie die Bauchmuskeln an.
- Beugen Sie nun mit der Einatmung langsam die Arme und strecken Sie sie mit der Ausatmung (2).
- Wiederholen Sie die Übung 10-mal, dann 60 Sekunden Pause und noch eine Runde.

Wichtig: Halten Sie Ihren Rumpf dabei stabil.

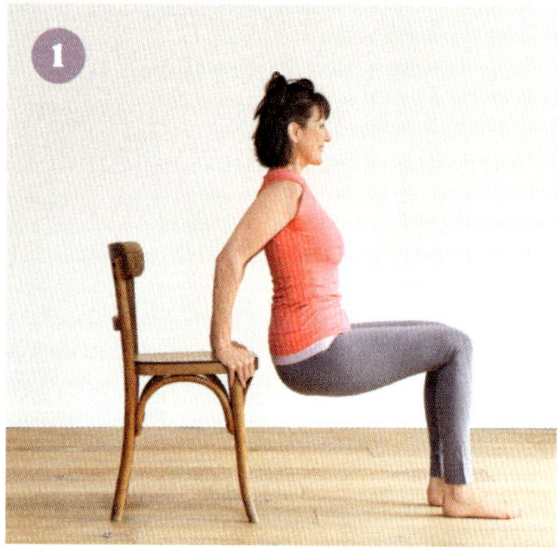

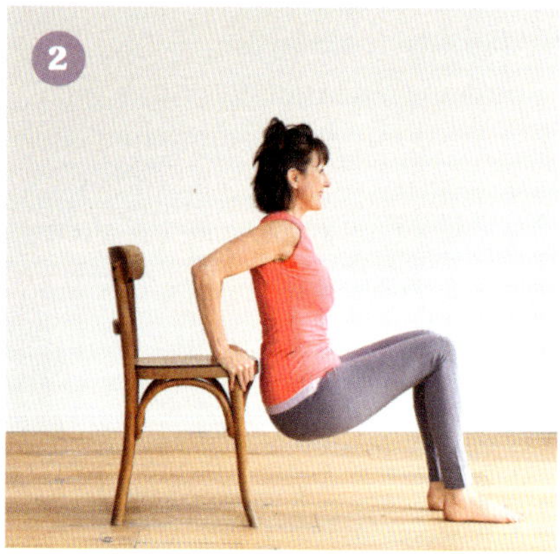

U-Halte

Sie kräftigen die Muskeln im oberen Rücken und im Nacken.

- Legen Sie sich auf den Bauch, den Kopf auf der Stirn abgelegt. Die Arme liegen im rechten Winkel gebeugt neben dem Körper und bilden ein U (1).
- Spannen Sie den ganzen Körper an.
- Heben Sie dann Oberkörper und Arme gleichzeitig ein wenig an und halten Sie die Position für 10 Sekunden (2).
- Wieder ablegen.
- Wiederholen Sie die Übung etwa 10-mal. Nach 60 Sekunden Pause absolvieren Sie eine weitere Runde.

Wichtig: Der Blick bleibt nach unten gerichtet.

Steigerung: Halten Sie die Position nach und nach immer etwas länger, aber machen Sie dann weniger Wiederholungen.

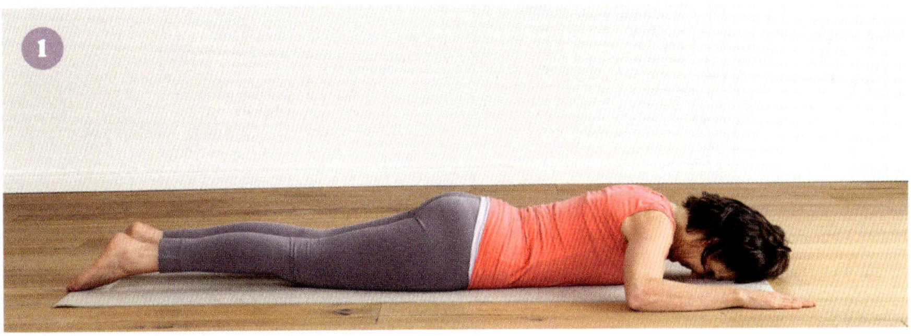

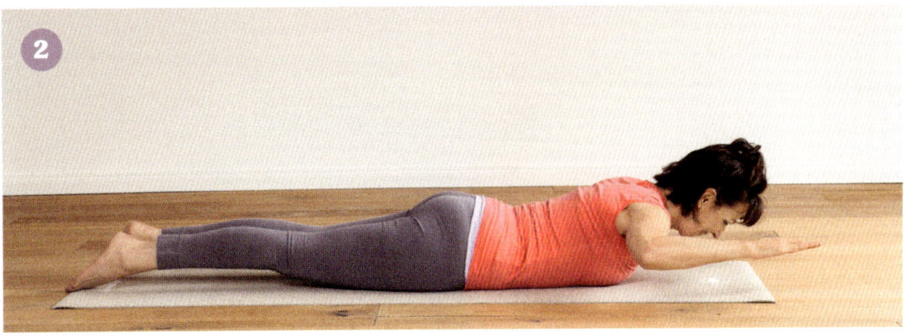

ÜBUNGEN

BEI LEICHTEM ÜBERGEWICHT UND FÜR SPORTGEÜBTE

Wenn Sie die Übungen auf den vorhergehenden Seiten gut beherrschen, können Sie mit den folgenden, etwas schwierigeren weitermachen. Sind Sie sowieso schon sportlich unterwegs und haben Sie nur leichtes Übergewicht, können Sie sofort hier beginnen. Wieder gilt: Zwei- bis viermal pro Woche Training mit dazwischen jeweils mindestens einem Regenerationstag für die Muskeln sollte es sein. Wärmen Sie sich vor dem Start zwei bis drei Minuten mit Gehen oder Laufen auf der Stelle auf.

Seitneigung

Mit dieser Übung stärken Sie Ihre Muskulatur an Rücken, Armen und Schultern.

- Breiten Sie ein langes Theraband auf dem Boden aus und setzen Sie sich mittig darauf – im Schneidersitz oder mit gestreckten Beinen.
- Fassen Sie die beiden Enden des Bands jeweils mit einer Hand und beugen Sie Ihre Arme vollständig im Ellbogen. Wickeln Sie nun die Enden des Bands so oft um Ihre Hände, bis es leicht gespannt ist (1).
- Mit dem nächsten Ausatmen strecken Sie langsam Ihren rechten Arm über Ihren Kopf und neigen sich dabei gleichzeitig im Oberkörper nach links (2).
- Mit dem Einatmen kommen Sie genauso langsam in die Mitte zurück.
- Mit der nächsten Ausatmung wechseln Sie die Seite.
- Wiederholen Sie die Übung 10-mal zu jeder Seite und verharren Sie bei der letzten Wiederholung auf jeder Seite etwa zehn Sekunden.
- Nach 60 Sekunden Pause beginnen Sie mit der nächsten Runde.

Steigerung: Je langsamer Sie die Übung durchführen, desto anstrengender wird sie.

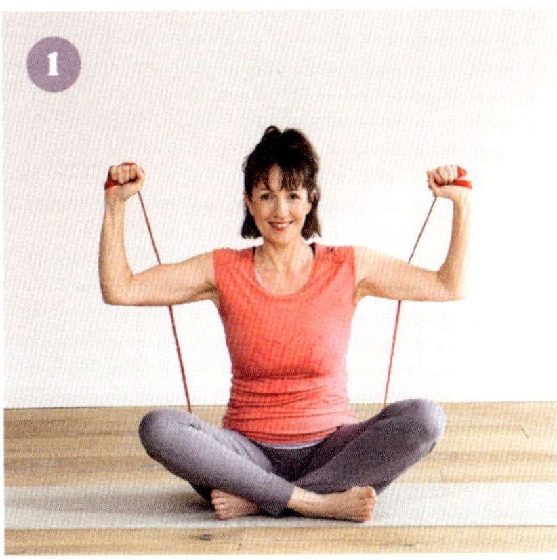

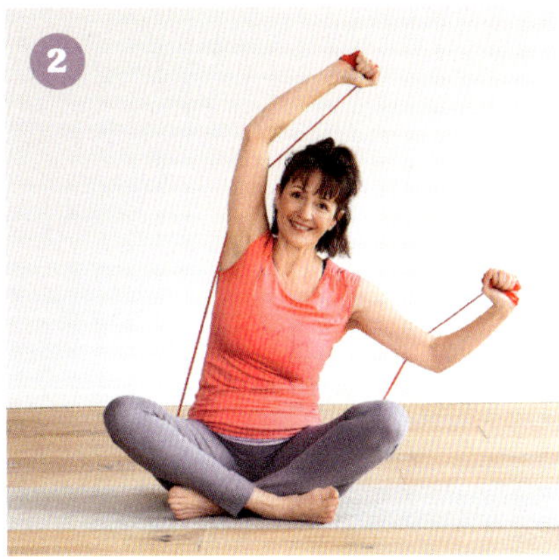

Klimmzug im Liegen

Sie stärken Ihre Rückenmuskulatur insgesamt, auch die tief liegenden kleinen Wirbelsäulenmuskeln.

- Legen Sie sich mit lang gestreckten Armen auf den Bauch, die Füße hüftbreit auseinander, die Daumen nach oben.
- Spannen Sie den Bauch an und heben Sie mit der nächsten Einatmung Kopf, Schultergürtel und Arme ein wenig vom Boden (1).
- Beim Ausatmen ziehen Sie die Ellbogen nach hinten, als würden Sie einen Klimmzug ausführen (2). Die Schulterblätter sollen sich dabei so weit wie möglich annähern.
- Mit der Einatmung strecken Sie die Arme wieder aus, ohne sich abzulegen.
- Wiederholen Sie die Übung 10-mal. Nach 60 Sekunden Pause starten Sie einen neuen Satz.

Steigerung: Auch diese Übung wird umso schwieriger, je langsamer Sie sich dabei bewegen. Noch anstrengender wird sie, wenn Sie ein Theraband in beide Hände nehmen, hinter Ihren Füßen einspannen und dann die Arme strecken (3+4).

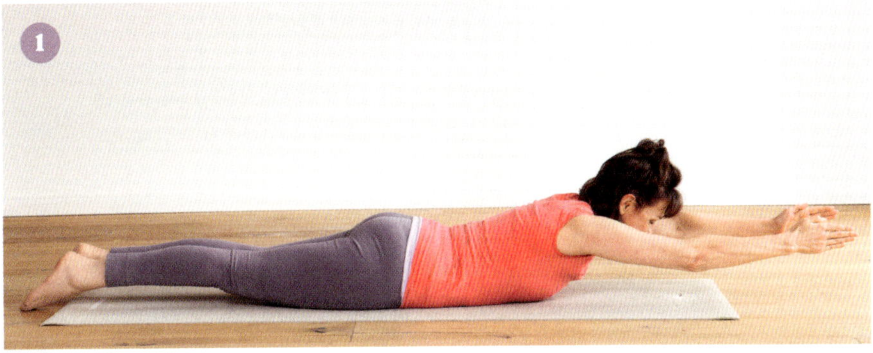
1

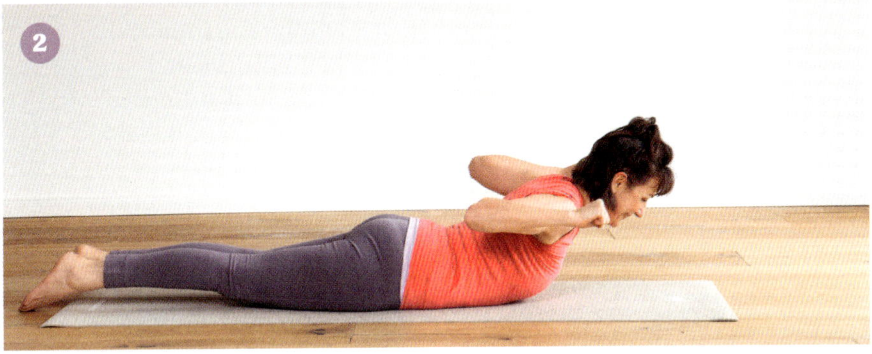
2

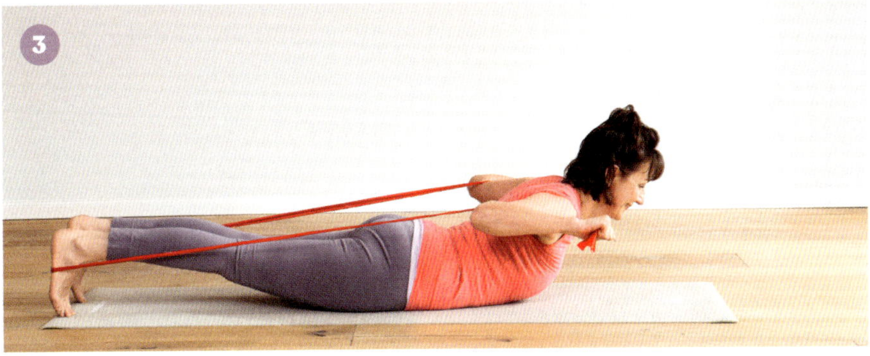
3

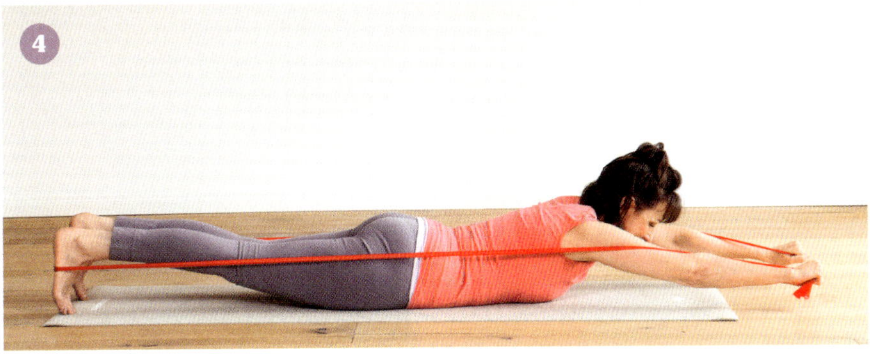
4

Liegestütz

Sie stärken die gesamte Rumpfmuskulatur sowie speziell die Brust- und Schultermuskulatur.

- Legen Sie sich auf den Bauch. Platzieren Sie die Hände parallel neben den Schultern. Die Fußspitzen sind hüftbreit aufgestellt.

- Atmen Sie ein und drücken Sie sich mit der Ausatmung hoch, bis der gesamte Körper in der Luft eine gerade Linie bildet (1). Während der Bewegung halten Sie den Kopf in Verlängerung der Wirbelsäule (der Blick geht zum Boden), spannen Ihr Gesäß und Ihre Bauchmuskulatur aktiv an.

- Beugen Sie nun die Arme im Ellenbogengelenk, bis sich der ganze gestreckte Körper knapp über dem Boden befindet (2).

- Drücken Sie sich beim Ausatmen aus den Armen wieder nach oben bis in die Ausgangsposition, ohne die Körperspannung zu verlieren.

- Wiederholen Sie die Übung insgesamt 3-mal, machen Sie eine Minute Pause und dann noch 3 Liegestütze.

Wichtig: Hängen Sie nicht in den Schultern und/oder im Rücken durch. Wenn das noch nicht funktioniert, trainieren Sie erst mit der Einsteigerversion.

Einsteigerversion: Stellen Sie anstelle der Fußspitzen die Knie auf (3+4). Hierbei sollte darauf geachtet werden, dass das Gesäß mit in Richtung Boden abgesenkt wird. Atmen Sie während der Übungen gleichmäßig weiter.

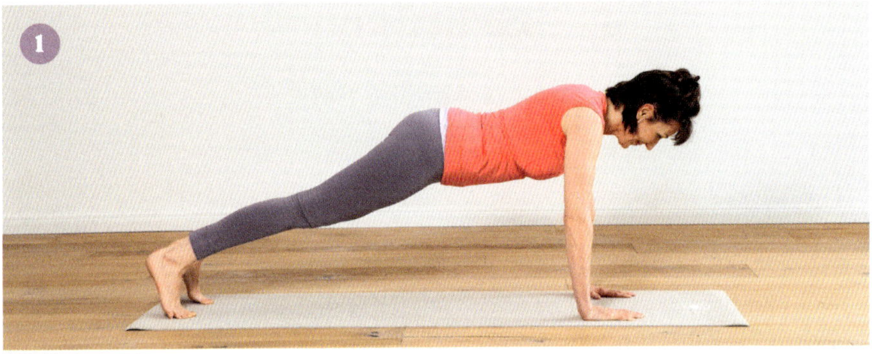
1

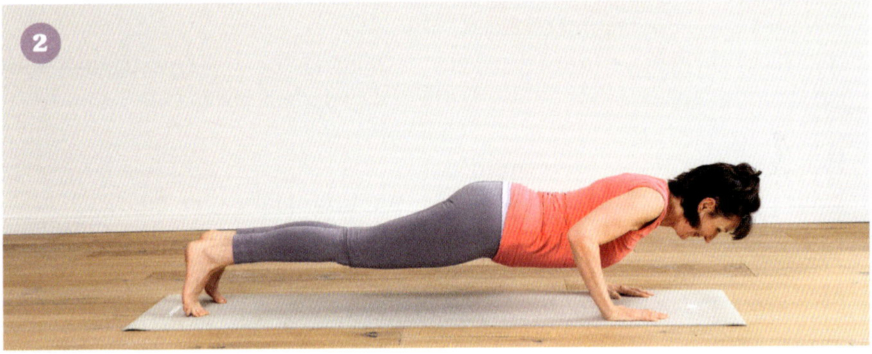
2

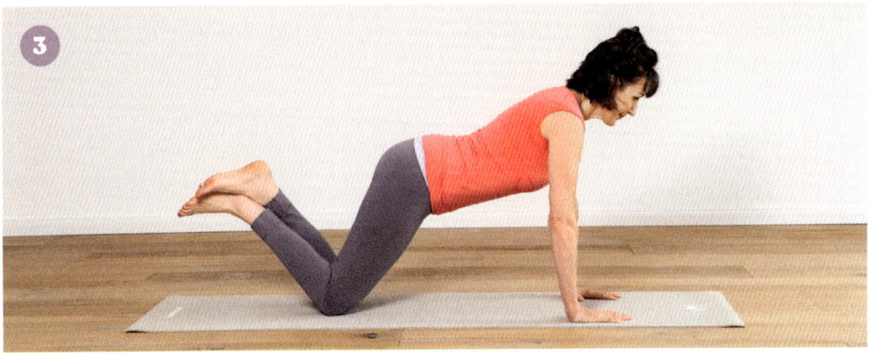
3

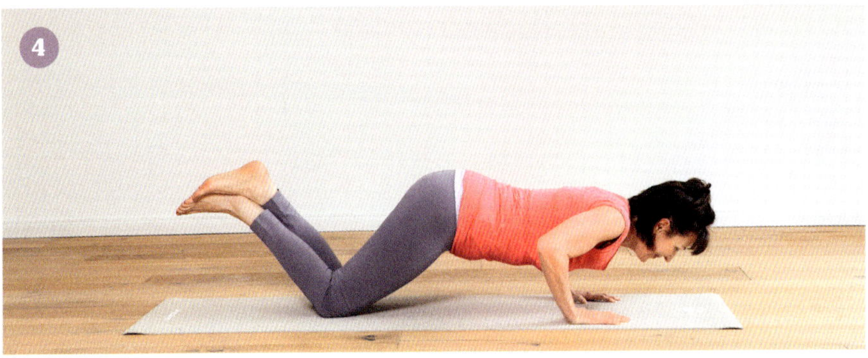
4

Kraulen

Sie stärken die tiefe Rückenmuskulatur.

- Legen Sie sich mit gestreckten Armen und Beinen auf den Bauch. Ziehen Sie dabei die Schultern nicht hoch. Die Beine sind hüftbreit geöffnet, die Daumen zeigen zur Decke. Legen Sie Ihre Stirn auf dem Boden ab.

- Heben Sie nun Kopf, Arme und Beine ein kleines Stück über den Boden an.

- Bewegen Sie gleichzeitig Ihr rechtes Bein und Ihren linken Arm nach oben (1).Während Sie beide wieder absenken, heben Sie das andere Bein und den anderen Arm (2). Wechseln Sie wie beim Kraulschwimmen zwischen den beiden Arm- und Beinpaaren 45 Sekunden hin und her.

- Machen Sie drei Durchgänge und dazwischen jeweils 60 Sekunden Pause.

Wichtig: Halten Sie die Körperspannung, sodass sich nur die Arme und Beine bewegen.

Steigerung: Je schneller Sie sich bewegen, desto schwieriger wird die Haltearbeit für den Rumpf.

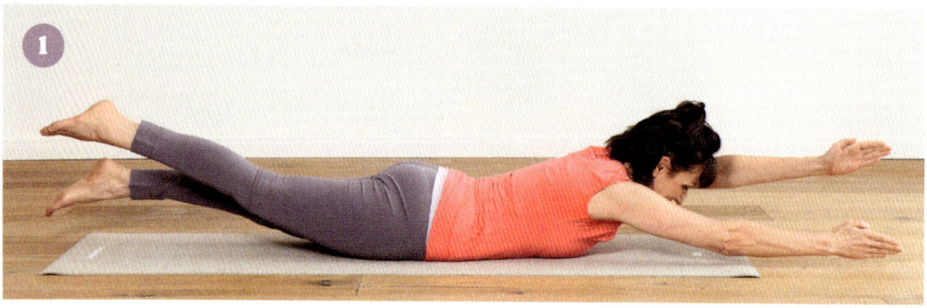

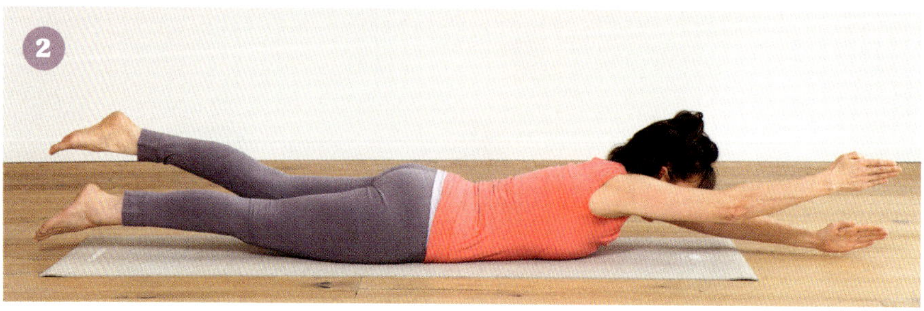

Ausfallschritt

Sie kräftigen und dehnen die Muskeln an Oberschenkel und Po.

- Stellen Sie sich aufrecht hin mit hüftbreiten Füßen (1). Machen Sie nun einen großen Schritt nach vorn.
- Beugen Sie dann mit der Einatmung langsam das hintere Bein nach unten, bis Ihr Knie sich maximal kurz über dem Boden befindet (2).
- Mit der Ausatmung kehren Sie zurück in die Ausgangsposition.
- Wiederholen Sie die Übung mit demselben Bein insgesamt 10-mal. Beim letzten Ausfallschritt bleiben Sie noch einige Atemzüge in der Dehnung.
- Dann wiederholen Sie das Ganze mit dem anderen Bein.

Wichtig: Oberkörper und Hüfte bleiben gerade.

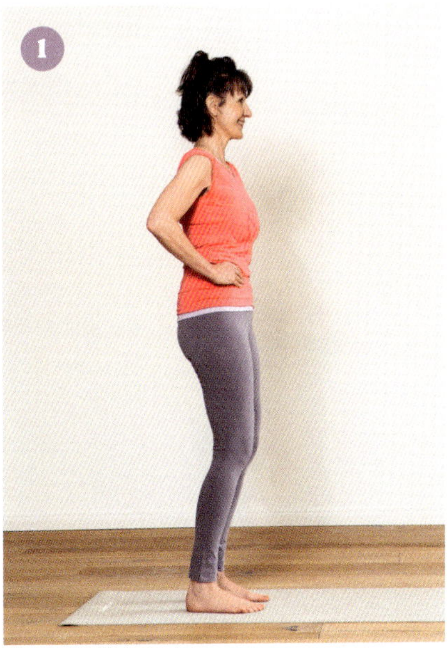

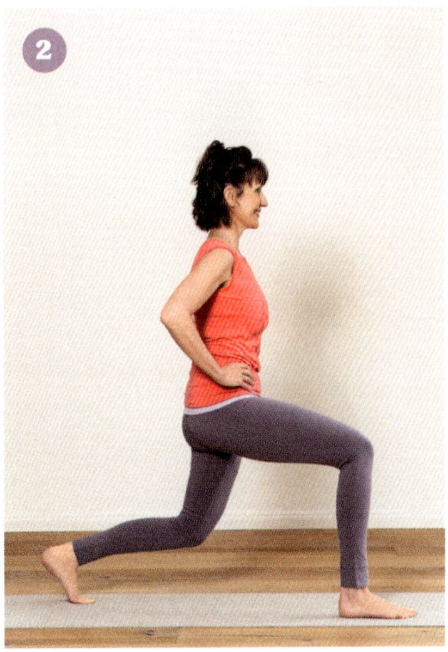

Fersengang

Sie stärken den Beckenboden und die Oberschenkelmuskulatur.

- Stellen Sie sich mit etwas über hüftbreiten Beinen aufrecht hin. Spannen Sie den Bauch an und gehen Sie in die tiefe Hocke, als wollten Sie sich auf einen Stuhl setzen. Die Arme nehmen Sie hoch und drücken die eine Hand in die andere, sodass Ihr ganzer Körper unter Spannung ist (1).
- Lösen Sie nun beide Vorfüße gleichzeitig vom Boden und versuchen Sie, stabil auf Ihren beiden Fersen zu stehen (2).
- Wenn es Ihnen schwerfällt, das Gleichgewicht zu halten, können Sie die Arme nach vorn nehmen.
- Nach 30 Sekunden gehen Sie zurück in die Ausgangsposition und legen 30 Sekunden Pause ein.
- Wiederholen Sie die Übung insgesamt 3-mal.

Wichtig: Der Rücken sollte während der gesamten Bewegung gerade bleiben. Es bewegen sich nur die Beine und Füße.

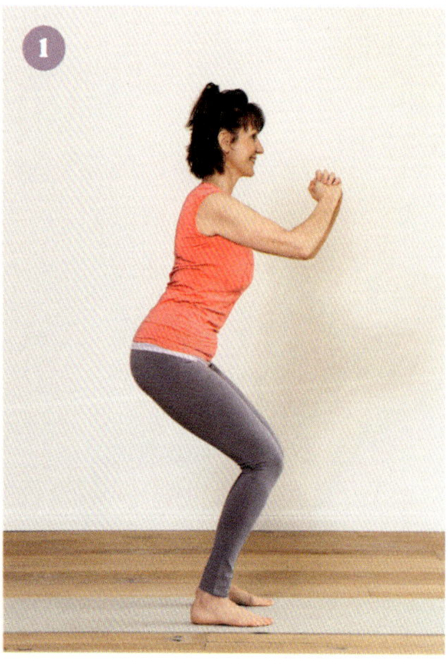

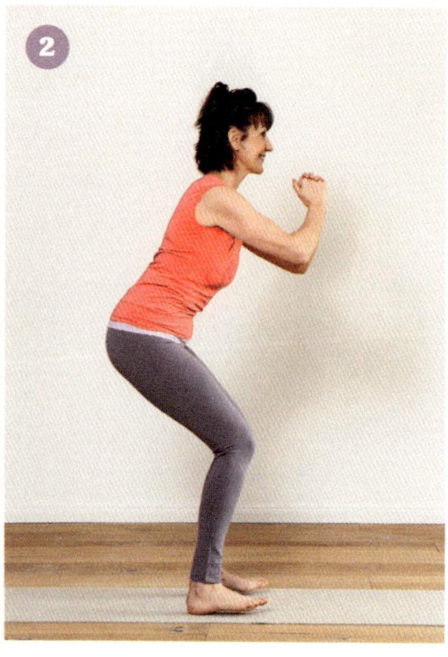

Aufrollen

Sie kräftigen Ihre tiefen und geraden Bauchmuskeln.

- Legen Sie sich auf den Rücken und stellen Sie Ihre Füße hüftbreit auf. Ihren Kopf legen Sie in die Hände.
- Ziehen Sie den Bauchnabel fest ein. Heben Sie nun die Beine vom Boden ab, bis sich Ihre Unterschenkel parallel zum Boden befinden und zwischen Ober- und Unterschenkel ein 90-Grad-Winkel ist (1). Klemmen Sie sich einen Ball zwischen die Knie.
- Beim Ausatmen lösen Sie nun langsam den Oberkörper etwas vom Boden (2).
- Mit der Einatmung bewegen Sie den Oberkörper wieder zurück, aber legen ihn nicht ab.
- Wiederholen Sie das insgesamt 10-mal. Bei der letzten Wiederholung bleiben Sie 10 bis 15 Sekunden oben.
- Dann pausieren Sie 60 Sekunden, bevor Sie zwei weitere Sätze anschließen.

Wichtig: Sie können die Übung auch ohne Ball machen. Mit Ball führen Sie die Bewegung aber sehr wahrscheinlich korrekter aus und kräftigen zusätzlich die Innenseiten der Oberschenkel.

Steigerung: Je langsamer Sie die Bewegung ausführen, desto anstrengender wird die Übung.

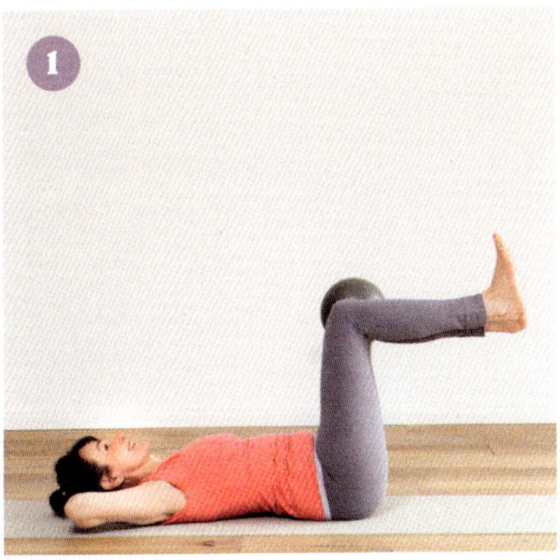

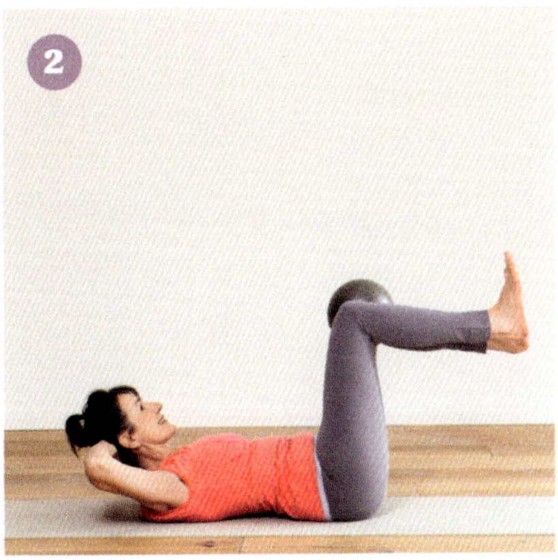

Seitstütz

Sie stärken die gesamte Rumpfmuskulatur und halten die Wirbelsäule beweglich.

- Legen Sie sich auf die Seite. Der obere Arm liegt entspannt auf dem Körper.
- Kommen Sie in den Seitstütz. Dazu drücken Sie sich mit dem nächsten Ausatmen kontrolliert aus der Schulter heraus nach oben. Gleichzeitig heben Sie Ihr Becken vom Boden, sodass eine Diagonale zwischen Füßen und Kopf entsteht (1).
- Beim Einatmen führen Sie den Arm zur Decke (2).
- Mit der nächsten Ausatmung tauchen Sie mit dem oberen Arm in einer langsamen und kontrollierten Drehbewegung so weit wie möglich unter Ihrem Rumpf hindurch (3).
- Mit dem Einatmen kommen Sie wieder in die Diagonale.
- Wiederholen Sie die Übung auf jeder Seite 3- bis 5-mal und halten Sie beim letzten Mal die Endposition für etwa 10 Sekunden.
- Nach 60 Sekunden Pause trainieren Sie noch eine Serie.

Wichtig: Die Hüfte dreht nicht mit!

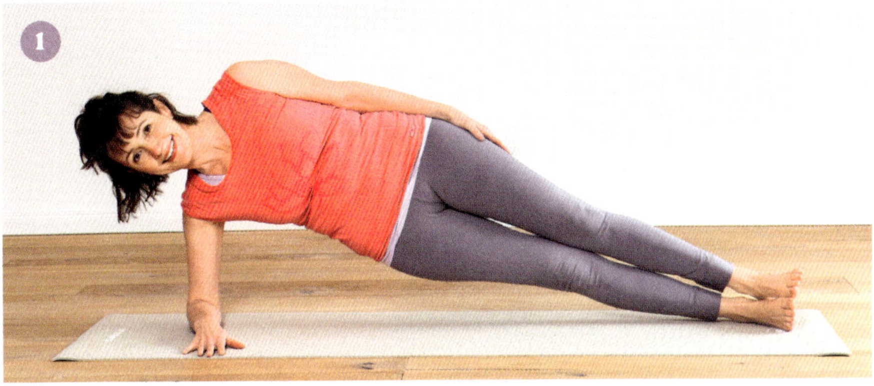
1

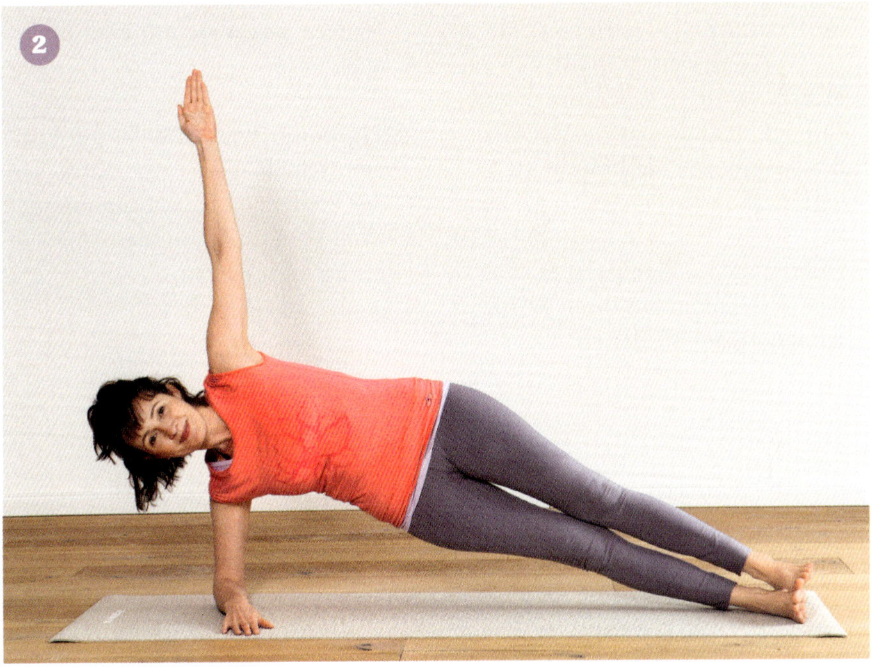
2

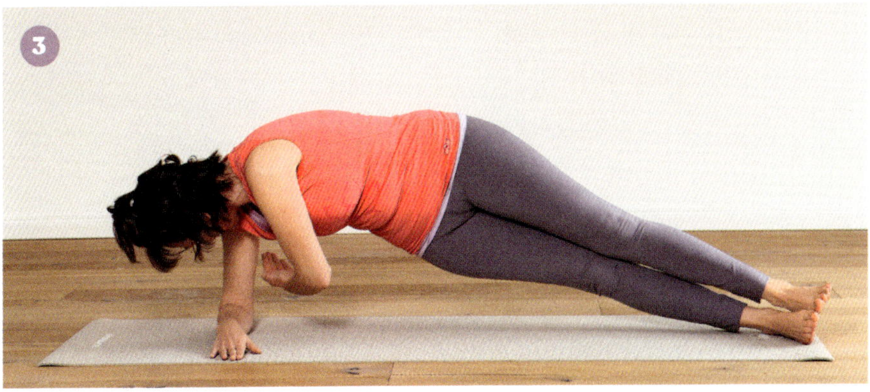
3

Planke

Mit dieser Übung sorgen Sie für eine starke Körpermitte.

- Legen Sie sich auf den Bauch. Stützen Sie Ihre Unterarme im rechten Winkel zu den Oberarmen auf. Ihre Zehenspitzen stehen auf dem Boden. Ihr Blick bleibt zum Boden gerichtet (1).
- Heben Sie Ihren Oberkörper und Ihre Hüfte an, sodass er mit den Beinen eine gerade Linie bildet (2).
- Halten Sie die Planke 10 Sekunden und senken Sie Ihren Körper dann langsam wieder ab.
- Wiederholen Sie die Übung 6- bis 10-mal.

Wichtig: Der Körper darf dabei nicht durchhängen und der Nacken ist gerade mit dem Blick nach unten.

Steigerung: Wenn Sie das gut können, schieben Sie Ihren Körper in der Planke bei jeder Einatmung nach vorn und bei jeder Ausatmung nach hinten.

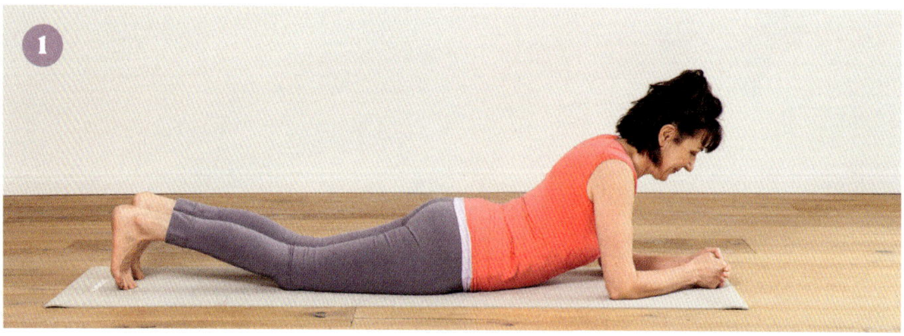

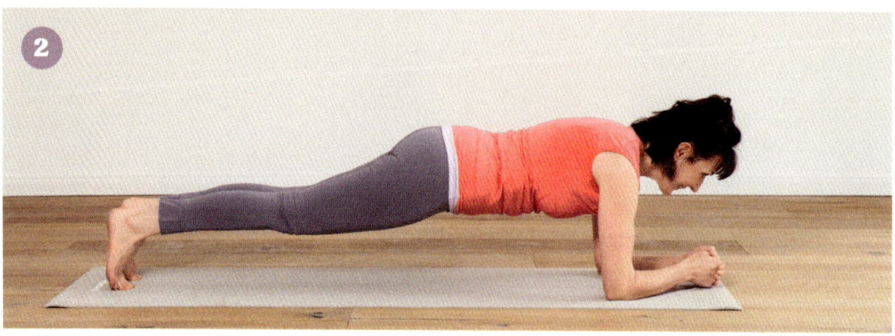

Anstellschritte

Sie trainieren die abspreizenden Oberschenkel- und die kleinen Hüftmuskeln.

- Legen Sie ein langes Theraband vor sich auf den Boden und stellen Sie sich so darauf, dass es mittig unter Ihren Füßen verläuft und nicht verrutscht.
- Umfassen Sie das Band mit beiden Händen und wickeln Sie es so weit auf, dass es eine leichte bis mittlere Spannung hat.
- Öffnen Sie die Beine mehr als hüftbreit und gehen Sie in eine leichte bis mittlere Hocke. Halten Sie dabei das Band gespannt, indem Sie die Arme etwas anwinkeln (1).
- Bewegen Sie nun gegen die Spannung des Therabands das rechte Bein zur Seite und stellen es ab (2). Ziehen Sie dann das linke Bein nach und stellen es ab.
- Jetzt kommt das linke Bein dran (3) und so wechseln Sie etwa 45 Sekunden hin und her.
- Danach machen Sie 60 Sekunden Pause und zwei weitere Sätze.

Wichtig: Das Becken zeigt die ganze Zeit nach vorn.

Steigerung: Je langsamer und je länger Sie die Übung durchführen, desto anstrengender wird sie.

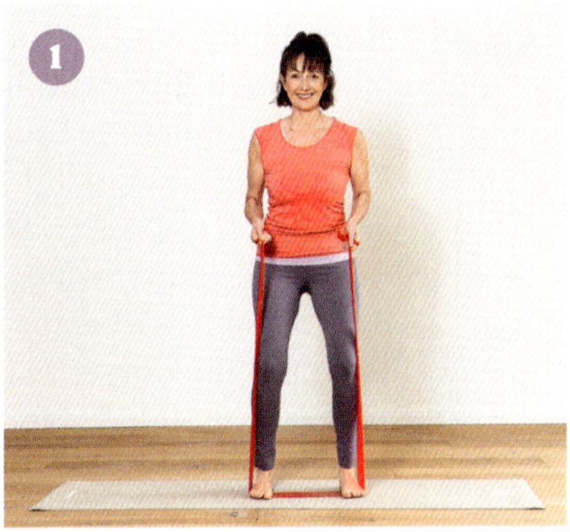

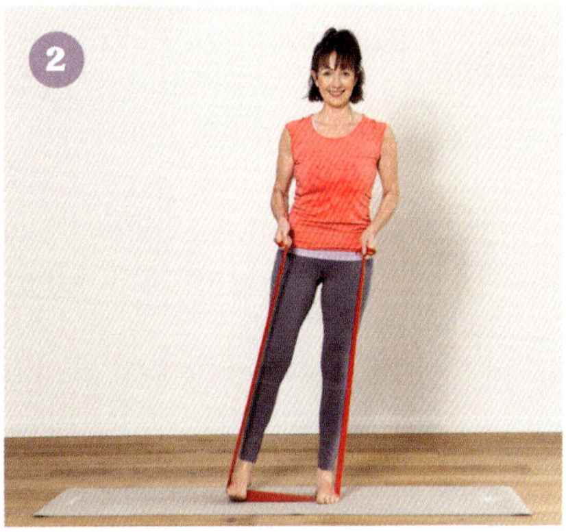

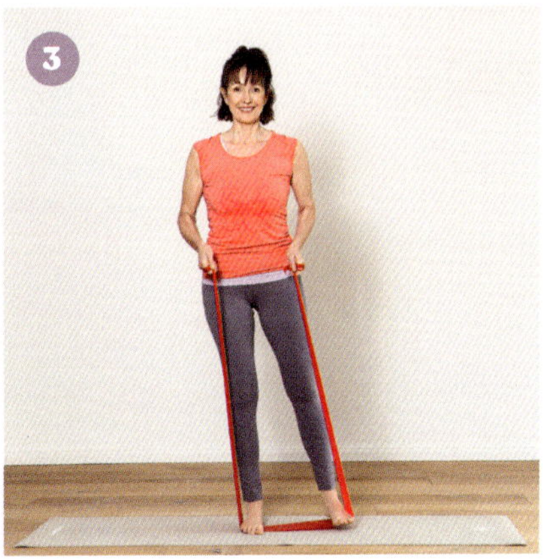

Schulterbrücke

Sie halten Ihre Wirbelsäule beweglich und stärken Ihre Po-, Rücken- und Oberschenkelmuskulatur.

- Legen Sie sich auf den Rücken und stellen Sie Ihre Füße hüftbreit auf. Ihre Arme liegen entspannt neben dem Körper. Ziehen Sie Ihren Bauchnabel nach innen.

- Atmen Sie ein, drücken Sie Ihre Lendenwirbelsäule gegen den Boden, sodass sich das Steißbein vom Boden hebt. Lösen Sie nun Wirbel für Wirbel Ihre Wirbelsäule vom Boden, bis Ihr Körper zwischen Schultern und Knien eine diagonale Linie bildet (1).

- Atmen Sie in dieser Position einmal tief ein und aus.

- Beim nächsten Ausatmen bewegen Sie Ihren Rücken langsam im umgekehrten Bewegungsablauf wieder nach unten. Versuchen Sie, dabei jeden einzelnen Wirbel zu spüren.

- Wiederholen Sie das 10-mal und halten Sie bei der letzten Wiederholung die Endposition für 15 Sekunden.

- **Steigerung:** Stellen Sie die Füße weiter vom Gesäß weg. Wenn Sie sich in der Brücke befinden, heben Sie ein Bein vom Boden und strecken Sie es aus (2). Dann können Sie es auch zur Decke strecken und wieder herunter bewegen (3). Wenn all das gut klappt, können Sie die ganze Übung auch einbeinig ausführen.

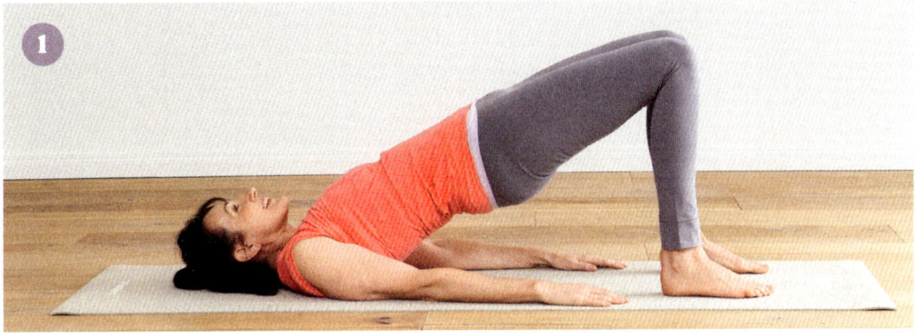
1

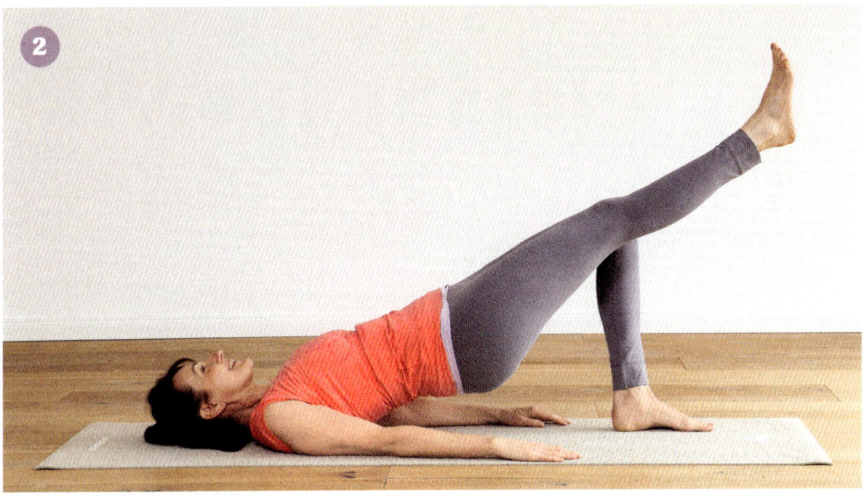
2

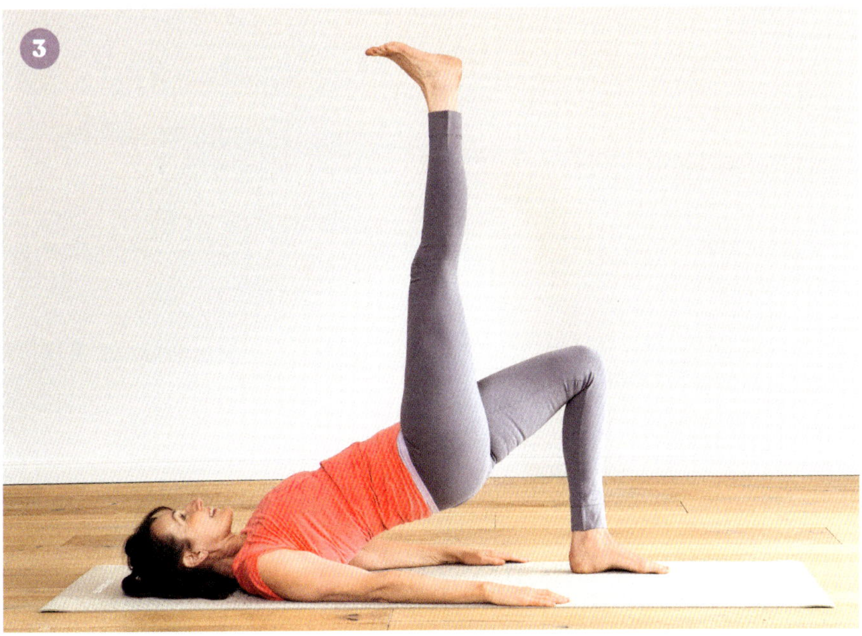
3

MIT PROTEINPOWER

DURCH DIE WECHSELJAHRE

Die eigene Muskulatur zu erhalten oder im besten Fall sogar zu vermehren ist der Gesundheits- und Abnehmgarant schlechthin. Damit dies gelingt, müssen Sie Ihre Muskeln aber nicht nur fordern, sondern auch füttern! Und zwar mit dem Baustoff des Lebens, nämlich mit Eiweiß, also Protein. Welche Vorteile es hat, eiweißbetont zu essen, und mit welchen Lebensmitteln Sie mehr hochwertige Proteine in Ihren Speiseplan einbauen, zeigen wir Ihnen in den folgenden Kapiteln.

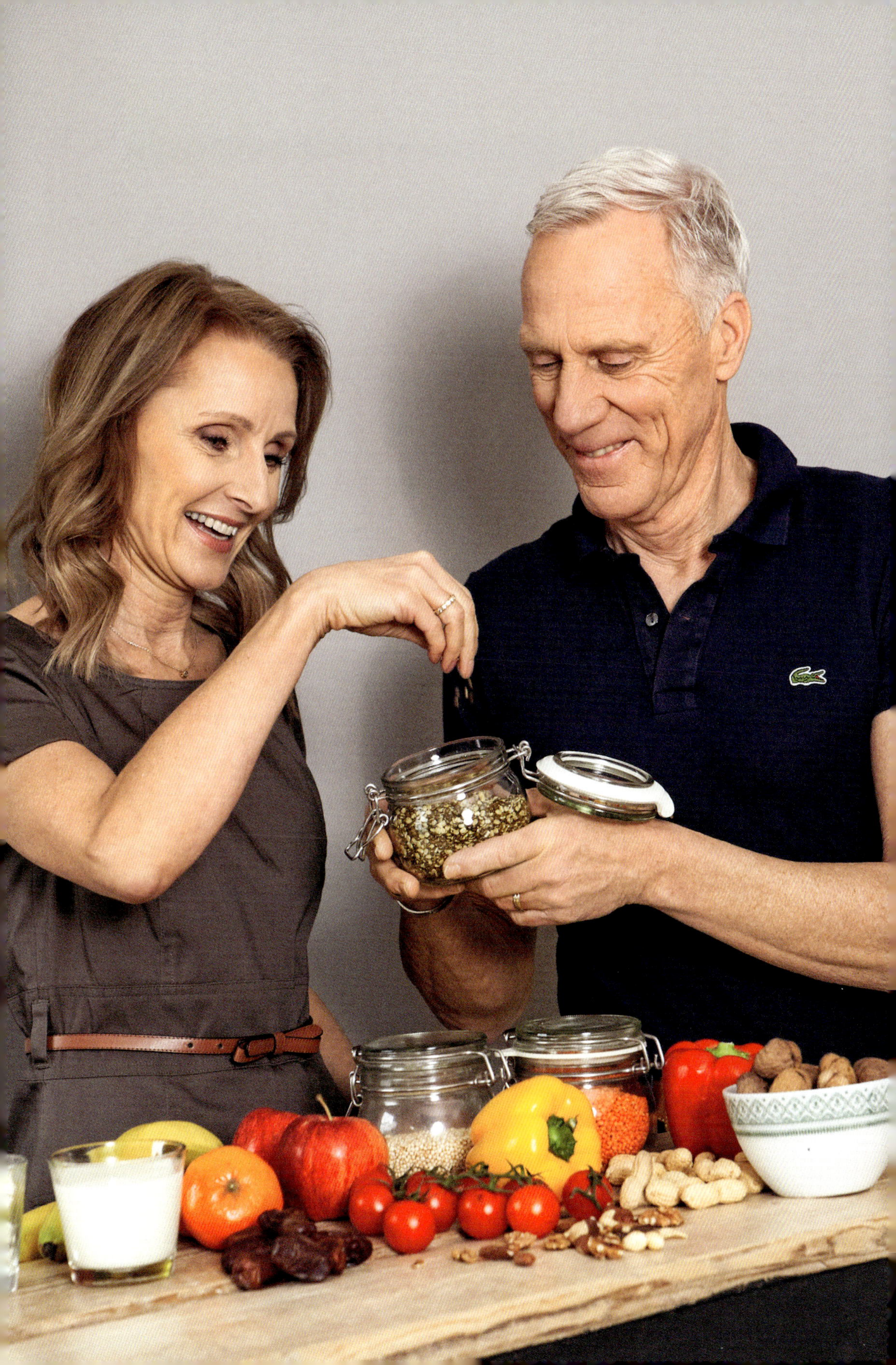

Pluspunkte einer eiweißbetonten Ernährung

Die wenigsten wissen, dass eine eiweißbetonte Ernährung viele Vorteile hat. Zunächst einmal macht Eiweiß satt, denn Proteine wirken wie Appetitzügler. Das liegt daran, dass zum einen ihre Verdauung länger dauert als beispielsweise die Verdauung von Kohlenhydraten: Eiweißreiche Speisen liegen länger im Magen. Zum anderen wird bei der Verdauung von Eiweiß im Dünndarm das sogenannte Peptid YY freigesetzt, ein Hormon, das dem Gehirn das Signal „satt" sendet. Es gibt wissenschaftliche Theorien, die besagen, dass allein die Menge an Eiweiß im Essen darüber entscheidet, wie schnell und wann wir satt sind.

Ein weiteres Plus: Im Unterschied zu Kohlenhydraten oder Fett wird bei der Verdauung von Eiweiß ein Teil der enthaltenen Kalorien in Wärme umgesetzt und nicht als Energie gespeichert. Dadurch wird der Grundumsatz leicht angehoben, also der Stoffwechsel aktiviert. Das bedeutet, dass etwa 20 Prozent der Eiweißkalorien einfach verpuffen. Man nennt diesen Vorgang Thermogenese. Der Effekt führt dazu, dass Ihnen weniger kalt ist, wenn Sie eiweißreich essen.

Eiweiße haben außerdem nur wenig Auswirkungen auf unseren Blutzuckerspiegel. Das heißhungerauslösende Blutzucker-Jo-Jo (wie nach kohlenhydratreichen Snacks, siehe Seite 120/121) bleibt nach einer eiweißbetonten Mahlzeit also aus.

Alle unsere Körperzellen und ganz speziell die Muskeln werden aus Eiweiß gebaut. Insofern ist klar, dass Sie Ihre Muskulatur nur erhalten oder im besten Fall sogar vergrößern können, wenn Sie Ihrem Körper dafür genügend Baumaterial zur Verfügung stellen – und zwar nicht nur alle paar Tage, sondern kontinuierlich.

Auch unser Immunsystem profitiert von einem guten Angebot an Eiweißen. Wenn Sie alle Immunzellen Ihres Körpers auf die Waage legen könnten, würde diese rund 1,5 Kilogramm Gewicht anzeigen. Eiweiße, die dafür sorgen, dass Sie gesund bleiben. Zu wenig Eiweiß in der Ernährung führt deshalb auch dazu, dass Sie anfälliger für Infekte werden.

Damit wir uns nicht falsch verstehen: Mit „eiweißbetonter Ernährung" sind keine Eiweiß-Fressorgien gemeint! Um gesund zu bleiben, braucht der menschliche Körper viele weitere Nährstoffe (dazu später mehr). Sich nur mit Eiweiß vollzustopfen ist deshalb nicht sinnvoll.

Wir sehen jedoch immer wieder, dass die Speisepläne sehr vieler Frauen im Schnitt deutlich zu wenig Eiweiß enthalten – vor allem, wenn sie Fleisch und auch andere tierische Produkte gezielt meiden. Deswegen möchten wir Sie dafür sensibilisieren, künftig in *jede* Ihrer Mahlzeiten eine bestimmte Menge Eiweiß einzubauen – ohne dabei das gesunde Maß zu überschreiten. Und auch ohne dass Sie Ihre vegetarische oder vegane Lebensweise aufgeben müssen.

All das Eiweiß in Ihrem Essen nützt Ihnen allerdings wenig, wenn es nicht in Ihrem Blut ankommt, das es in die Organe verteilt. Hierfür ist Ihre Darmmikrobiota entscheidend. Aktuelle wissenschaftliche Untersuchungen zeigen eindrucksvoll, wie unterschiedlich Menschen auf die gleichen Lebensmittel reagieren – abhängig von der Vielfalt und Zusammensetzung ihrer Darmbakterien.

Deshalb sollten Sie auf die kleinen Helferlein in Ihrem Inneren gut achtgeben und sie mit artgerechtem Futter versorgen. Dieses besteht aus löslichen und unlöslichen Ballaststoffen (siehe auch Seite 94ff.). Auch Lebensmittel mit probiotischen Bakterien wirken unterstützend. Glücklicherweise gibt es eine ganze Reihe an Lebensmitteln, die von Natur aus sowohl wertvolles Eiweiß als auch Ballaststoffe und/oder probiotische Bakterien enthalten:

- Nüsse, Mandeln, Pistazien
- Kürbiskerne, Sonnenblumenkerne
- Hanfsamen, Leinsamen, Mohnsamen, Sesam
- Erbsen, Linsen, Sojabohnen
- Quinoa, Amarant
- Haferflocken, Sojaflocken
- Weizenkeime
- Kamut
- Tempeh
- Naturbelassener Joghurt, Skyr, Dickmilch
- Kefir, Buttermilch, Ayran, Lassi
- Lange gereifte Rohmilchkäse (Parmesan, Gruyère, Cheddar, alter Bergkäse)
- Harzer Käse, Camembert

Die Benefits einer eiweiß- und ballaststoffbetonten Ernährung

Eiweiß kombiniert mit Ballaststoffen …

- hält lange satt.
- aktiviert den Stoffwechsel.
- stabilisiert den Blutzucker.
- verlangsamt Muskelmasseverlust und Kraftverlust.
- unterstützt das Immunsystem.
- fördert die Verdauung.
- pflegt eine gesunde Darmflora.
- erhöht die allgemeine Leistungsfähigkeit.

Was sind Proteine?

Tatsächlich steckt fast die Hälfte unseres gesamten Körpereiweißes (43 Prozent) in unserer Muskulatur. Die andere Hälfte ist überall in unserem Körper verteilt. Proteine sind nämlich eine Gruppe ganz unterschiedlicher und zum Teil recht komplexer Moleküle, die die verschiedensten Aufgaben und Funktionen im Stoffwechsel haben:

- In Haut und Knochen sorgt das Protein Kollagen für eine feste Struktur.
- Das Protein Keratin hält Haare und Nägel elastisch und belastbar.
- Enzymatische Eiweißverbindungen steuern unseren gesamten Stoffwechsel.
- Die sogenannten Peptidhormone, wie Insulin, Ghrelin und Leptin, werden aus Eiweißbausteinen gebildet.
- Die Antikörper, die unser Körper herstellt, um Krankheitserreger abzuwehren, sind Eiweißmoleküle.
- Der rote Blutfarbstoff Hämoglobin, der zum Transport von Sauerstoff dient, ist ein Protein.
- Neurotransmitter (winzige Botenstoffe, die Impulse von Nerven weitergeben) wie Dopamin, Adrenalin, Serotonin werden aus Eiweißbausteinen gebildet.
- Auch die sogenannten Metallothioneine im Darm, die Schwermetalle binden und entsorgen, sind Eiweißverbindungen.

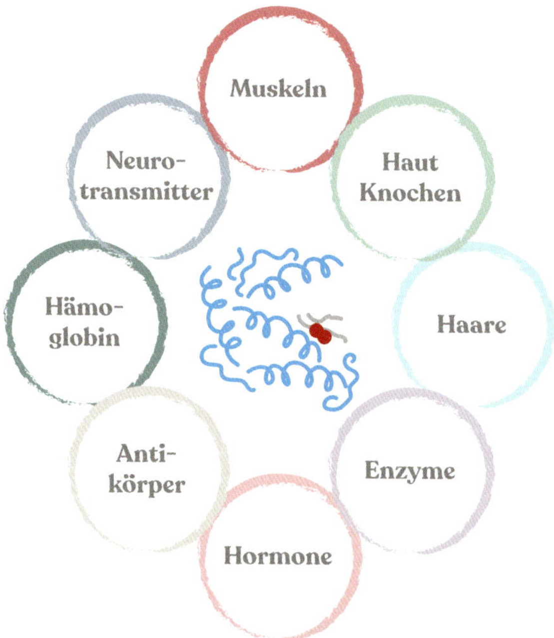

Beispiele für proteinhaltige Strukturen im menschlichen Körper

Insgesamt bestehen durchschnittlich 16 bis 20 Prozent unseres Körpers aus Protein. Bei einer 70 Kilogramm schweren Frau sind das 11 bis 14 Kilogramm Eiweiß. Der Rest sind Fett, Mineralstoffe und eine große Menge Wasser.

Der Grundbaustoff eines jeden Eiweißmoleküls sind dabei die sogenannten Aminosäuren. Hiervon gibt es 20 unterschiedliche. Durch Variationen der Anzahl und durch geschicktes, immer wieder neues Zusammensetzen lassen sich aus diesen 20 Aminosäuren zigtausende verschiedene Proteine bauen. Es ist ähnlich wie bei dem alten chinesischen Formenspiel Tangram, wo man aus kleinen Teilen unzählige neue, größere Formen bilden kann.

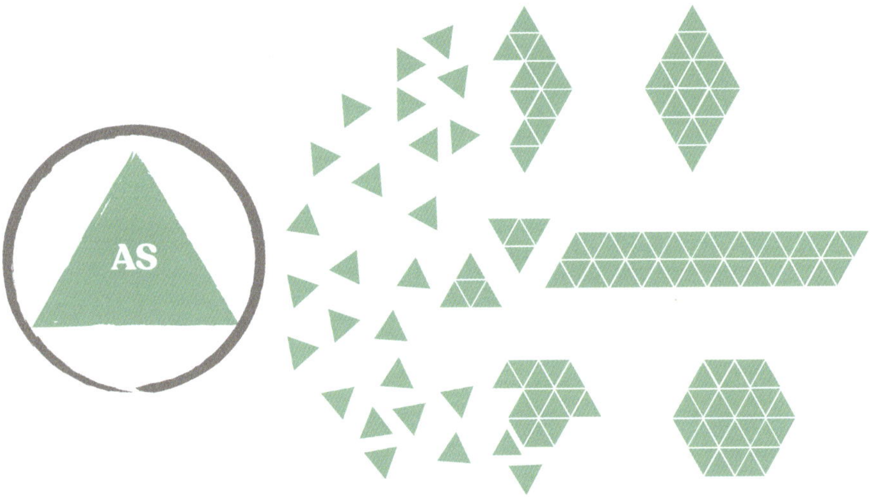

Wie Aminosäuren zu Proteinen werden

Je nachdem wie und welche Aminosäuren unser Stoffwechsel zusammensetzt, entsteht also der rote Blutfarbstoff Hämoglobin oder eine Leberzelle oder das Muskeleiweiß Myosin, das Sattmacherhormon Leptin oder auch das Verdauungsenzym Chymotrypsin.

Die Aminosäuren für die Bildung unserer Zellen und anderer Eiweißstrukturen in unserem Körper bekommen wir aus unserer Nahrung. Sowohl tierische Lebensmittel als auch pflanzliche Lebensmittel liefern Eiweiß. Während der Verdauung in Magen und Darm werden diese Lebensmittel-Eiweiße in ihre einzelnen Aminosäuren zerlegt, die dann durch unsere Darmwand geschleust und ins Blut abgegeben werden. Wenn Sie daran interessiert sind, was in Ihrem Blut ankommt, können Sie Ihre individuelle Versorgung mit den verschiedenen Aminosäuren durch einen Bluttest messen lassen (siehe Seite 118).

Die Wertigkeit von Eiweiß

Die meisten Aminosäuren sind so aufgebaut, dass unser Körper sie ineinander umwandeln kann. Ein Beispiel: Ein bestimmtes Leber-Protein wird aus den Aminosäuren A, B, C und D gebildet. Aufgrund einseitiger Ernährung stehen aber nicht genügend Aminosäuren der Sorte D zur Verfügung. In diesem Fall kann der menschliche Stoffwechsel einen Teil der Aminosäure A in die Aminosäure D umbauen. Damit ist das Problem in diesem Fall gelöst und das Leber-Protein kann gebildet werden. Leider funktioniert das aber nicht bei allen Aminosäuren.

Denn 9 der insgesamt 20 Aminosäuren sind so einzigartig, unentbehrlich und lebenswichtig, dass wir sie zwingend mit der Nahrung aufnehmen müssen. Unser Körper kann sich diese neun unverzichtbaren (früher: essenziellen) Aminosäuren nicht nachträglich irgendwie zusammenzuschustern.

Die 20 verschiedenen Aminosäuren

Unverzichtbare Aminosäuren	Teilweise unverzichtbare Aminosäuren	Weitere Aminosäuren
Histidin, Isoleucin, Leucin, Lysin, Methionin, Phenylalanin, Threonin, Tryptophan, Valin	Arginin	Alanin, Asparagin, Asparaginsäure, Cystein, Glutamin, Glutaminsäure, Glycin, Prolin, Serin, Tyrosin

Arginin gilt als teilweise unverzichtbare Aminosäure, weil sie nur in bestimmten Lebensphasen nicht in ausreichender Menge aus den anderen Aminosäuren gebildet werden kann. So ist Arginin für Säuglinge lebenswichtig, in späteren Lebensjahren kann der Körper die Aminosäure hingegen selbst herstellen. Es gibt jedoch eine Ausnahme: schwere Verletzungen. In diesem Fall wird Arginin auch für Erwachsene essenziell.

Grundsätzlich gilt, dass das Eiweiß in Lebensmitteln umso hochwertiger ist, je mehr körpereigenes Protein wir daraus bilden können. Dieser Vorgang wird durch die unverzichtbaren Aminosäuren begrenzt. Denn selbst, wenn nur eine einzige unverzichtbare Aminosäure fehlt oder zu wenig vorhanden ist, können bestimmte Körpereiweiße nicht gebildet werden. Deshalb sind Lebensmittel, deren Eiweiß alle neun unverzichtbaren Aminosäuren in ausreichender Menge enthält, im Hinblick auf die Eiweißqualität für uns Menschen besonders wertvoll.

Um die Qualität der Lebensmitteleiweiße vergleichen zu können, wurde die Klassifizierung der „biologischen Wertigkeit“ (BW) geschaffen. Hierbei gilt:

Die biologische Wertigkeit einer Eiweißsorte ist umso höher, je ähnlicher dieses Eiweiß unserem menschlichen Eiweiß ist.

Da sich das Eiweiß aus Hühnereiern (Eiweiß + Eigelb) als besonders hochwertig herausgestellt hat, wurde dieses willkürlich mit dem Wert 100 belegt, weil man lange Zeit kein höherwertiges Eiweiß kannte. Heute wissen wir, dass isoliertes Molkenprotein noch hochwertiger ist als Hühnerei-Eiweiß. Deshalb wird Molkenprotein (Whey) mit einer biologischen Wertigkeit von 104 bewertet (siehe Tabelle).

Die biologische Wertigkeit ausgewählter Lebensmittel

Lebensmittel	BW
Molkenprotein (Whey)	104
Hühnerei	100
Kartoffeln	86
Soja, Weizenkeime, Kürbiskerne, Leinsamen	85
Kuhmilch	85
Thunfisch	83
Rindfleisch	83
Pistazien, Erdnüsse, Cashews	81
Quinoa, Amarant, Hanfsamen	~80
Käse, Quark, Joghurt	~80
Schweinefleisch	76
Roggenmehl	76
Lachs	75
Bohnen	73
Hühnchenfleisch	70
Mandeln, Sonnenblumenkerne	~65
Hafer	60
Weizenmehl	56
Nudeln	57
Erbsen, Linsen	~40

Sie sehen in der Tabelle auf Seite 73, dass pflanzliche Eiweiße (farbig hinterlegt) tendenziell eine etwas niedrigere biologische Wertigkeit aufweisen als tierische Eiweiße. Das liegt daran, dass Pflanzenproteine mengenmäßig weniger unverzichtbare Aminosäuren enthalten. Es heißt nicht, dass Pflanzenproteine unvollständige Proteine sind!

Auch Pflanzenproteine enthalten alle neun unverzichtbaren Aminosäuren. In der Regel liegt aber mindestens eine davon nur in sehr geringer Menge vor. Häufig betrifft das Leucin, Lysin oder auch Methionin. Diese beschränken den Aufbau von Körperprotein im menschlichen Stoffwechsel, wenn wir nicht genug davon zu uns nehmen. Das heißt jedoch nicht, dass Sie Ihren Eiweißbedarf nicht auch ausschließlich über pflanzliche Lebensmittel decken können. Sie müssen jedoch mengenmäßig deutlich *mehr* Erbsen oder Haferflocken essen, um auf die qualitativ gleiche Eiweißversorgung zu kommen wie bei einem Lachsfilet.

Da in einer normalen Mahlzeit in der Regel verschiedene Eiweißquellen stecken, ist das Problem nicht so groß, wie es auf den ersten Blick erscheint. Proteine können sich nämlich auch wunderbar ergänzen und gemeinsam eine biologische Wertigkeit von weit über 100 erzielen. Perfekte Kombinationen sind beispielsweise:

- Ei + Kartoffeln = BW 136
- Milch + Weizen(mehl) = BW 125
- Ei + Soja = BW 124
- Ei + Milch = BW 122
- Ei + Weizen(mehl) = BW 118
- Kartoffel + Rindfleisch = BW 114
- Soja + Reis = BW 111
- Soja + Kartoffeln = BW 103
- Bohnen + Mais = BW 99

Wie viel Eiweiß brauchen wir, wenn wir älter werden?

Die Eiweißstrukturen in unserem Körper befinden sich in einem ständigen Auf- und Abbau. Unser Stoffwechsel bildet tagtäglich neue Eiweißmasse und entsorgt alte oder kaputte Zellen. Je besser diese beiden Vorgänge funktionieren und in Balance sind, desto fitter, leistungsfähiger und jünger fühlen wir uns – und sehen auch so aus!

Dummerweise kippt diese Balance kurz vor dem Eintritt in die Wechseljahre spürbar und es werden physiologisch Jahr für Jahr mehr Proteine ab- als aufgebaut. Das ist ein natürlicher Vorgang, der nicht nur Frauen, sondern auch Männer betrifft. Wenn Sie diesen Prozess aufhalten oder verlangsamen möchten, dann sind regelmäßiges Training sowie ein ausreichender Eiweißkonsum Ihre Erfolgspartner.

Biologische Wertigkeit und Verdaulichkeit

Die biologische Wertigkeit berücksichtigt leider nur die reine Menge an unverzichtbaren Aminosäuren in einem Lebensmittel, nicht aber, in welchem Maße diese verdaut werden. Letzteres ist allerdings ziemlich wichtig, um wirklich beurteilen zu können, wie wertvoll ein Eiweiß für uns Menschen ist. Denn es nützt uns ja wenig, wenn ein Lebensmittel alle neun unverzichtbaren Aminosäuren in theoretisch ausreichenden Mengen enthält, wir aber zum Beispiel das Lysin nur zu zehn Prozent verdauen. Ein Lebensmittel, das mehr Lysin enthält, müsste mit diesem Wissen ja deutlich besser bewertet werden. An einer Bewertungsskala, die die Verdaulichkeit der Aminosäuren miteinbezieht, wird seit Jahren geforscht. Man hat sich inzwischen international auf den „Digestible Indispensable Amino Acid Score" (DIAAS, in etwa: „Verdaulichkeitsscore unverzichtbarer Aminosäuren") geeinigt. Allerdings gibt es hierzu noch keine Lebensmittelliste mit Werten, die für den Alltag tauglich wäre. Was aber schon bekannt ist: Milchproteine haben DIAAS-Werte von über 100 Prozent – sind also sehr wertvoll.

Die Deutsche Gesellschaft für Ernährung e. V. gibt den täglichen Eiweißbedarf für Erwachsene bis einschließlich 64 Jahre mit 0,8 g pro Kilogramm Körpergewicht und Tag (kg KG/Tag) an. Ab 65 Jahren sollte die Proteinzufuhr auf 1,0 g pro Kilogramm Körpergewicht täglich steigen. Wenn Sie beispielsweise 70 kg wiegen, würde das bedeuten:

- bis 65 Jahre: 0,8 x 70 = 56 g Eiweiß pro Tag,
- ab 65 Jahre: 1,0 x 70 = 70 g Eiweiß pro Tag.

Reicht das? Aus unserer Sicht nicht. Verschiedene wissenschaftliche Untersuchungen und auch Erfahrungswerte zeigen immer wieder, dass ein Muskelaufbau (und de facto möchten Sie genau das tun: nämlich dem physiologischen Muskelabbau ein „Mehr" an Aufbau entgegensetzen) in fortgeschrittenem Alter nur mit einer Eiweißzufuhr von mehr als einem Gramm pro Kilogramm Körpergewicht erfolgreich möglich ist. Da außerdem mit dem Älterwerden die Proteinverwertung aus der Nahrung ineffizienter wird, brauchen Sie einen Ausgleich – und dieser funktioniert nur über die aufgenommene Menge.

Wir möchten Ihnen deshalb eine tägliche Eiweißzufuhr von 1,2 bis 1,4 g pro kg Körpergewicht empfehlen. Bezogen auf die 70-kg-Beispielfrau von oben hieße das:

- 1,2 x 70 = 84 g Eiweiß pro Tag
- 1,4 x 70 = 98 g Eiweiß pro Tag

(Diese Angaben gelten nicht für Menschen mit Nierenproblemen.)

Wenn Sie 70 kg wiegen, sollten Sie also zwischen 84 und 98 g Eiweiß pro Tag zu sich nehmen. (Je älter Sie sind, desto mehr orientieren Sie sich an der höheren Zahl.) Wie Sie das praktisch anstellen, erfahren Sie ab Seite 99. Zunächst aber errechnen Sie jetzt bitte die Eiweißmenge, die für Ihr persönliches Körpergewicht optimal wäre.

Wichtig:
Wenn Sie sich zur Gruppe Stoffwechseltyp 1 zählen, rechnen Sie bitte mit Ihrem aktuellen Gewicht!

Frauen des Stoffwechseltyps 2 rechnen bitte mit Normalgewicht bezogen auf ihre Größe! (Normalgewicht = Körpergröße in cm minus 100)

Falls Sie sich jetzt fragen, ob noch mehr Eiweiß nicht vielleicht noch mehr helfen könnte, ist die Antwort: **Nein!** Mehr als 1,5 Gramm Eiweiß pro Kilogramm Körpergewicht am Tag aufzunehmen bringt nichts. Im Gegenteil: Es schadet! Bei der Verbrennung der überschüssigen Aminosäuren werden Ammonium-Ionen freigesetzt (diese sind giftig!), die in der Leber als Harnstoff gebunden werden, den wir dann mit dem Urin ausscheiden. Diesen Vorgang sollte man nicht über das normale Maß hinaus steigern, weil die Leber noch eine Menge andere wichtige Dinge zu tun hat.

Und während sich eine adäquate Proteinzufuhr positiv auf die Knochengesundheit auswirkt und einer Osteoporose vorbeugt, kann sich die Situation bei einer weit über den Bedarf hinausgehenden Aufnahme von Eiweiß ins Negative ändern. Besonders eine hohe Zufuhr an tierischen Proteinen verschiebt unseren Stoffwechsel ins saure Milieu. Um dies abzupuffern, wird Calciumbicarbonat aus dem Knochen abgebaut. Das macht die Knochen spröde und anfällig für Brüche.

Auch in puncto Wechseljahrsbäuchlein bringt noch mehr Eiweiß nichts: Bei einer zu hohen Proteinzufuhr wird Ihr Körper anfangen, die Eiweiße auch zur Energiegewinnung zu nutzen. Das aber ist unsinnig, denn wir möchten ja, dass Sie die ebenfalls mit der Nahrung aufgenommenen Kohlenhydrate und Fette als Energiequellen nutzen. Es besteht also keinerlei Anlass, in einen Eiweiß-Hype zu verfallen. Sorgen Sie einfach für eine gleichmäßige Zufuhr im Bereich von 1,2 bis 1,4 g pro Kilogramm Körpergewicht am Tag und versuchen Sie dabei bewusst, möglichst viele pflanzliche Eiweißquellen zu nutzen. Einzelheiten dazu ab Seite 105.

Was Lebensmittel sonst noch zu bieten haben

Eine ausreichende Eiweißversorgung in den Wechseljahren ist wichtig, sehr wichtig sogar, aber nicht alles. Denn natürlich enthalten unsere Lebensmittel noch andere Bestandteile, die Sie – wenn Sie es clever anstellen – zu Ihrem gesundheitlichen Vorteil nutzen können.

Günstige und weniger günstige Kohlenhydrate

Wahrscheinlich haben Sie schon einmal von Low Carb gehört. Vielleicht haben Sie diese Ernährungsweise, bei der der Verzehr von Kohlenhydraten minimiert wird, auch schon einmal selbst ausprobiert. Nachdem uns allen jahrzehntelang eingetrichtert wurde, dass man am schnellsten abnimmt, wenn man Fett einspart (weil Fett die meisten Kalorien enthält), wissen wir heute, dass Fett gar nicht so sehr unser Problem ist. Vielmehr ist es das Übermaß an raffinierten Kohlenhydraten, die in unserer gängigen Ernährung stecken: Zucker, reine Stärke (wie helles Mehl).

Wir schreiben hier bewusst „raffinierte Kohlenhydrate“ (gemeint sind hoch verarbeitete Kohlenhydrate), um den Unterschied zu natürlicherweise in Lebensmitteln enthaltenen Kohlenhydraten deutlich zu machen. Erstere sind wirklich gesundheitsschädlich, während wir Letztere nicht einfach mit in Sippenhaft nehmen, sondern uns stattdessen einen vernünftigen Umgang mit ihnen angewöhnen sollten.

Die verschiedenen Formen von Kohlenhydraten

Kohlenhydrate können Sie sich wie Perlenketten vorstellen: Jede Perle ist ein Zuckermolekül. Es gibt sehr kurze Ketten, das sind die süßen Zucker (= einfache Kohlenhydrate), und lange Ketten, das ist die Stärke in Getreide, Kartoffeln und Reis (= komplexe Kohlenhydrate). Je kürzer die Ketten, desto schneller verdauen wir die Kohlenhydrate und desto schneller tauchen die Zuckermoleküle in unserem Blut auf – was ungünstig ist. Der zweite Faktor, der die Verdauung beeinflusst, sind die Begleitnährstoffe. Stärke aus ballaststoffhaltigem Vollkornbrot wird sehr viel langsamer verdaut als Stärke aus Weißbrot.

Die nachfolgende Abbildung gibt Ihnen einen Überblick über die verschiedenen kohlenhydrathaltigen Lebensmittel, mit denen wir es im Alltag zu tun haben. Die Farben Rot und Grün kennzeichnen dabei die „bad guys“ und die „good guys“. Sie sehen also, dass es sowohl unter den einfachen Kohlenhydraten (Zucker) wie auch unter den komplexen Kohlenhydraten (Stärke) bessere und schlechtere Vertreter gibt.

Kohlenhydrathaltige Lebensmittel

Zucker

Süße Lebensmittel verarbeitet

- Zucker
- Süßigkeiten
- Kuchen
- Kekse
- Eis
- Milchshakes
- Softdrinks
- Fruchtsaftgetränke
- Bier

Süße Lebensmittel naturbelassen

- Honig
- Dicksaft
- Obst
- Säfte

Stärke

Stärkehaltige Lebensmittel raffiniert/ausgemahlen

- Helles Mehl
- Pasta
- Pizza
- Kuchen
- Kekse
- Heller Reis

Stärkehaltige Lebensmittel naturbelassen

- Vollgetreide
- Vollkornbrot
- Haferflocken
- Kartoffeln, Süßkartoffeln
- Naturreis
- Mais
- Hülsenfrüchte
- Cashews
- Kastanien
- Erdmandeln

Warum sind die roten „bad guys“ so problematisch? Egal, ob Sie Gummibärchen, einen Apfel oder Kartoffeln essen – am Ende des Verdauungsvorgangs taucht in Ihrem Blut Glukose (Traubenzucker) und gegebenenfalls auch Fruktose (Fruchtzucker) auf. Die Glukose ist unser wichtigster Energielieferant, der es uns ermöglicht zu laufen, zu springen, zu klettern und zu denken.

Alle unsere Systeme, vor allem aber die Muskulatur und das Gehirn, benutzen Glukose als Treibstoff. Wenn wir unseren Körper aber kontinuierlich mit Glukose „überbetanken“, was mit den „bad guys“ sehr schnell und einfach möglich ist, dann hat unser Stoffwechsel ein massives Problem. Wohin soll er mit dem Zuviel an Glukose?

Die Kohlenhydratspeicher in unserer Muskulatur und in der Leber (Glykogen) sind schnell gefüllt. Je nach Körperbau können wir 400 bis 600 Gramm Glykogen speichern. Also nicht viel. Der restliche Glukoseüberschuss wird zu Fett umgebaut und im Unterhaut-Fettgewebe abgelagert – das funktioniert zur Not kiloweise. Dadurch wird man dick. Irgendwann aber kommt der Körper der meisten Menschen an den Punkt, an dem er in der Unterhaut keine neuen Fettzellen mehr bilden kann. Die bestehenden Fettzellen vergrößern sich, entzünden sich und machen dann ihre Schotten dicht.

Ab diesem Moment wird alles weitere Fett in die Bauchhöhle geschleust. Die Organe dort – Leber, Bauchspeicheldrüse, Nieren, Herz – werden mit Fett überflutet. Es entsteht ein harter, sich nach vorn wölbender Bauch. Dieses Fett, das dort nicht hingehört, wird als „viszerales Fett“ bezeichnet. Es ist im negativen Sinn stoffwechselaktiv und erhöht das Risiko für Diabetes Typ 2 und Herzerkrankungen erheblich.

Zuckergehalt ausgewählter Fertiglebensmittel

Lebensmittel	Portion	Zuckergehalt
Currywurst aus dem Kühlregal	220 g	18–26 g
Tiefkühlpizza	340 g	10–12 g
Fertiglasagne	400 g	10–12 g
Ravioli aus der Dose	400 g	10–12 g
Rotkohl aus dem Glas	150 g	11–21 g
Heringssalat	150 g	8–15 g
Ketchup	30 g	5–7 g
BBQ-Sauce	30 g	7–14 g
French Dressing	100 ml	6–11 g
Bananenmilch	500 ml	50 g
Erdbeerjoghurt	150 g	16–19 g
Apfelsaft	200 ml	20 g
Eiskaffee aus dem Kühlregal	220 ml	20 g

In den Wechseljahren führen der Hormonumschwung und der Muskelabbau dazu, dass sich auch der Fettstoffwechsel im weiblichen Körper verändert. Es sammelt sich jetzt eher Fett im Bauchraum an als an den bis dato typischen Stellen wie Hüfte, Gesäß oder Oberschenkeln. Auch bei vielen schlanken 50er-Frauen werden deshalb die weiblichen Rundungen weniger, dafür wächst ein kleines Bäuchlein. Das Gewicht auf der Waage kann dabei mehr oder weniger konstant bleiben.

Je älter wir werden, desto wichtiger wird es also, sehr bewusst mit Kohlenhydraten umzugehen. Natürlich benötigen wir alle eine gewisse Menge an Glukose, um im Alltag sowohl körperlich als auch geistig fit zu sein. Dabei gilt jedoch die Devise: **So viel wie nötig, so wenig wie möglich!**

Wie viel nötig ist, hängt von Ihrem persönlichen Bewegungslevel ab. Je aktiver Sie leben, desto mehr Kohlenhydrate verbrennen und benötigen Sie. Wer zwei Stunden Tennis spielt, braucht also mehr als diejenige, die den ganzen Tag am Schreibtisch sitzt. Wer gerade den Wohnort wechselt und den ganzen Tag Kisten schleppt, braucht mehr als diejenige, die im Einkaufszentrum shoppen geht. **Und wer zu unseren Stoffwechseltyp-2-Frauen gehört, sollte den zweiten Teil des Satzes – „so wenig wie möglich" – besonders beherzigen.**

Vorsicht bei freier Fruktose

Fruktose kann zu Glukose umgebaut werden und liefert einem gesunden Körper im Normalfall ebenfalls Energie. Im Übermaß genossen sammelt sich Fruchtzucker jedoch in der Leber an und führt zu einer Fettleber. Das passiert häufig bei bereits überernährten Menschen, die sehr viele Lebensmittel essen und trinken, die mit HCFS (High Fructose Corn Syrup = Isoglukose) gesüßt sind. Freie Fruktoseverbindungen sind deshalb keine guten Süßungsmittel. Natürlicher Fruchtzucker in Obst löst diesen Effekt nicht aus, solange Sie das Obst in vernünftigen Mengen essen (ein bis drei Portionen pro Tag). Mit Fruchtsaft dagegen sollten Sie zurückhaltend sein.

Clever ist und isst, wer seine Glukose überwiegend aus den „good guys" bezieht, also aus vollwertigen Lebensmitteln. Das gilt für Stoffwechseltyp 1 und 2 gleichermaßen. Je mehr sich Ihr Verdauungssystem anstrengen muss, um die Kohlenhydrate aus den Lebensmitteln herauszulösen, desto besser. Auf diese Weise wird Ihr Blut nach einer Mahlzeit nicht ad hoc mit Glukose überschwemmt, sondern bekommt sie in moderaten Portionen nach und nach. Das sorgt für eine gleichmäßige Versorgung aller Zellen und hält satt.

Sie brauchen also nicht krampfhaft jedes Gramm „gute" bzw. natürliche Kohlenhydrate in Ihren Hauptmahlzeiten zu zählen. Reduzieren Sie jedoch konsequent Fast Food und hochverarbeitete Fertiglebensmittel (die oft Zucker als Geschmacksverstärker enthalten) sowie Softdrinks, Süßigkeiten, Kuchen, Teilchen vom Bäcker, Baguette, weißen Toast und helles Mischbrot. **Je mehr Sie im MetS-Bereich liegen, desto wichtiger ist dies für Sie!**

Zucker – einfach wieder abtrainieren

Falls Sie ein „Süßmäulchen" sind: Ja, Sie wurden als solches geboren. Im Alter von 50 ist das aber keine Entschuldigung mehr, denn Sie haben diese Vorliebe über all die Jahre aktiv trainiert und ausgebaut. Zum Glück können Sie sie sich aber genauso aktiv auch wieder abtrainieren. Denn die Schwelle, ab der man etwas als süß empfindet, lässt sich nach unten verschieben. Allerdings nicht von heute auf morgen, sondern nur in kleinen Schritten. Mit diesen Tipps klappt der Anfang:

- Statt 2 TL Zucker nurmehr 1 TL Zucker in Kaffee oder Tee geben.
- Softdrinks nach und nach mit immer mehr Sprudel verdünnen.
- Fertige Fruchtjoghurts mit Naturjoghurt strecken.
- Süßigkeiten pro Tag vorportionieren.
- Keine billigen Süßigkeiten kaufen. Teures macht den Genuss wertvoller und man isst nicht so viel davon.
- Keine großen Süßigkeitenvorräte im Haus haben.
- Kuchen mit weniger Zucker und einem Teil Vollkornmehl backen.
- Rohrohrzucker oder Vollrohrzucker ausprobieren (schmeckt intensiver, man verwendet dadurch weniger).
- Mit der natürlichen Süße von Obst arbeiten und Fruchtdesserts nicht zusätzlich süßen.
- Dunkle Schokolade anstelle von Milchschokolade verwenden.
- Keine gesüßten Müsli-Mischungen essen.
- Keine herzhaften Fertigprodukte mit Zuckerzusatz kaufen (Zutatenliste lesen!).

Begrenzen Sie zudem die Portionen an heller Pasta, hellem Reis und frisch gekochten Kartoffeln sowie Süßkartoffeln (siehe Kasten „Resistente Stärke“). Dann kommen Sie fast automatisch in die Situation, Ihre Ernährung auf der Basis von proteinbetonten, frischen, ballaststoffreichen Mahlzeiten zu gestalten. In solchen Gerichten steckt natürlicherweise immer auch ein gewisser Anteil an Kohlenhydraten. Und das ist auch gut so. Aber Sie werden erstaunt sein, wie schnell auf diesem Wege Heißhungerattacken der Vergangenheit angehören. Abgesehen davon, dass Ihr Fett im Bauchraum schmilzt und sich Ihre Blutwerte verbessern, sodass sich Ihr Herz-Kreislauf-System regenerieren kann.

Resistente Stärke

Normalerweise können wir die Stärke aus Kartoffeln, Nudeln und Reis ganz leicht verdauen. Eine Ausnahme macht die sogenannte resistente Stärke, die – wie der Name schon sagt – widerstandsfähig gegen unsere Verdauungsenzyme ist. Resistente Stärke entsteht, wenn man gekochte Kartoffeln, Nudeln oder Reis zwölf Stunden lang abkühlen lässt. Während dieser Zeit verklumpen einige Stärkemoleküle in den Lebensmitteln zu derart festen Knäueln, dass wir sie nicht mehr verdauen können. Das hat zwei Vorteile: Zum einen sinkt der Anteil an verdaulichen Kohlenhydraten und damit natürlich auch der Kaloriengehalt der Lebensmittel. Zum anderen wirkt resistente Stärke wie ein Ballaststoff, den unsere Darmbakterien lieben. Aus gesundheitlicher Sicht ist es also eine gute Idee, Kartoffeln, Pasta und Reis am Vortag zu kochen und dann zum Beispiel in Salaten, Aufläufen oder Kartoffel-/Reispfannen zu verarbeiten, anstatt sie frisch gekocht zu essen.

„Und was ist mit Milch?“, werden Sie jetzt vielleicht noch fragen. Milch und daraus hergestellte ungesüßte Produkte wie Joghurt, Quark, Kefir oder Käse sind ein Sonderfall. Deshalb sind sie in der Zucker-Stärke-Übersicht auf Seite 78 nicht aufgeführt. Milchprodukte enthalten drei bis vier Prozent Laktose (Milchzucker). Laktose schmeckt nicht besonders süß, deshalb werden Milch und Milchprodukte nicht zu den süßen Lebensmitteln gezählt. Milchzucker setzt sich aus zwei Zuckermolekülen zusammen, nämlich aus Glukose und Galaktose. Galaktose muss im Körper erst zu Glukose umgebaut werden, bevor sie als Energiequelle zur Verfügung steht. Deshalb, sowie wegen des enthaltenen Eiweißes, sind die Auswirkungen von ungesüßten Milchprodukten auf den Blutzuckerspiegel gering (siehe auch Seite 84).

Proteine brauchen Kohlenhydrate

Um Glukose aus dem Blut in die Körperzellen schleusen zu können, schüttet unsere Bauchspeicheldrüse Insulin aus. Dieses Hormon öffnet quasi die „Haustür" der Körperzellen und lässt Glukose eintreten. Im Inneren der Zellen erfolgt dann die Verbrennung der Glukose, sprich: die Energiegewinnung. Fehlt Insulin, staut sich Glukose im Blut an und richtet großen Schaden in den Gefäßen an. (Genau dieses Problem haben Diabetikerinnen und müssen deshalb Insulin ersetzen.) Insulin lässt aber nicht nur Glukose in die Zellen rein, sondern in deren Gefolge auch die Aminosäuren. Insofern ist es sehr praktisch, dass selbst eiweißreiche natürliche Lebensmittel, wie Milchprodukte, immer auch eine kleine Menge Kohlenhydrate enthalten. Auf diese Weise wird die Verwertung aller Nährstoffe garantiert. Auch den industriellen Eiweißpulvern werden aus diesem Grund häufig Kohlenhydrate zugesetzt. Achten Sie hier unbedingt auf die Menge, mehr als drei bis vier Prozent sind nicht nötig!

Die guten Seiten von Fett

„Fett macht fett" – diesen Satz kennt jede Frau. Schließlich erscheint er logisch, weil Fett mit 9,3 Kilokalorien (kcal) pro Gramm mehr als doppelt so viele Kalorien enthält wie Kohlenhydrate oder Eiweiß mit 4,1 Kilokalorien pro Gramm. Dass der Satz in seiner Einfachheit und Ausschließlichkeit allerdings nicht stimmt, spricht sich leider nur langsam herum.

Tatsächlich machen in erster Linie zu viele schlechte Kohlenhydrate fett (siehe Seite 77ff.). Zudem lässt uns die Kombination aus zu vielen schlechten Kohlenhydraten plus zu vielen ungünstigen Fetten fett werden. Fett per se ist jedoch weder ein Feind des Stoffwechsels noch der Figur. Wie in so vielen Bereichen des Lebens muss man auch beim Fett etwas genauer hinschauen.

Grundsätzlich brauchen wir Fett. Jede einzelne Körperzelle enthält in ihrer Außenhaut Fettsäuren, ansonsten wäre sie nicht lebensfähig. Fette sind die Vorstufe für Hormone und Gallensäuren. Ohne Fette könnten wir keine fettlöslichen Vitamine verdauen, unser Blutzuckerspiegel würde noch mehr schwanken, als er es manchmal eh schon tut, und wir würden ständig frieren. Unsere Organe müssten ohne schützende Isolierschicht auskommen und wir würden eine Fastenwoche wegen fehlender Reserven nicht überleben.

Nahrungsfette können Sie sich vom Aufbau her wie ein großes E vorstellen. Die drei waagerechten Linien des E symbolisieren dabei drei Fettsäuren. Je nach Art dieser drei Fettsäuren unterscheiden wir:

- Fette mit überwiegend gesättigten Fettsäuren (zum Beispiel Fleisch, Butter, Milch, Kokosfett)
- Fette mit überwiegend einfach ungesättigten Fettsäuren (zum Beispiel Olivenöl und Avocados)
- Fette mit überwiegend mehrfach ungesättigten Fettsäuren (zum Beispiel Sonnenblumenöl, Nüsse, Fisch)

Vereinfacht gesagt, überwiegen in tierischen Lebensmitteln die gesättigten Fettsäuren, während pflanzliche Lebensmittel vor allem ungesättigte Fettsäuren enthalten. Aber auch dieses Schema greift zu kurz, denn bei Fisch und Kokosfett ist es genau umgekehrt. Und Rindfleisch beispielsweise enthält zwar rund 50 Prozent gesättigte Fettsäuren, aber je nach Fütterung eben auch 25 bis 50 Prozent einfach ungesättigte Fettsäuren, vor allem die gesunde Ölsäure.

Gesättigte Fettsäuren aus Fleisch, Milch und Butter wurden lange Zeit als sehr ungesund erachtet. Vor allem ein erhöhtes Herzinfarkt-Risiko wurde den gesättigten Fettsäuren in die Schuhe geschoben. Diese Einschätzung ist inzwischen überholt. Neuere Untersuchungen haben gezeigt, dass die gesättigten Fettsäuren aus Milch, Sahne, Butter, Käse & Co sogar eher vor einem Herzinfarkt schützen können, als diesen zu provozieren. Das liegt daran, dass von den vielen gesättigten Fettsäuren in Lebensmitteln nur drei in der Lage sind, das sogenannte schlechte LDL-Cholesterin anzuheben. Ein hoher LDL-Spiegel gilt als Risikofaktor für Gefäßerkrankungen. Diese drei Fettsäuren heben aber gleichzeitig auch das gute HDL-Cholesterin an. Zwei von ihnen tun dies sogar überproportional. HDL-Cholesterin ist der Gegenspieler zu LDL und schützt die Blutgefäße. Im Milchfett sind zudem sehr viele kurzkettige gesättigte Fettsäuren enthalten. Diese haben überhaupt keinen Einfluss auf den Cholesterinspiegel. Sie tun also gut daran, Milchprodukte mit natürlichem Fettgehalt zu kaufen, denn bei den fettarmen Varianten hat automatisch die Laktose (Milchzucker) einen stärkeren Effekt auf den Blutzuckerspiegel, weil weniger Fett da ist, das die Zuckeraufnahme „bremst".

Auch in Fleisch, insbesondere Schweinefleisch, sind nicht die gesättigten Fettsäuren problematisch, sondern (besonders bei Tieren aus Massentierhaltung) der erhöhte Gehalt an Arachidonsäure, einer mehrfach ungesättigten Omega-6-Fettsäure (siehe unten). Im Übermaß genossen kann deshalb fettes Schweinefleisch Entzündungen auf zellulärer Ebene fördern.

Einfach ungesättigte Fettsäuren sind vor allem in Olivenöl, Rapsöl, Erdnussöl, Avocados, Nüssen und natürlich in Oliven enthalten. Im Fett dieser Lebensmittel finden sich größere Mengen der bekanntesten einfach ungesättigten Fettsäure: der Ölsäure. Diese wird als sehr gesund eingestuft, denn sie reguliert den Blutdruck, beugt einer Insulinresistenz vor beziehungsweise macht die Zellen wieder empfindlicher für Insulin, schützt vor Herzinfarkt und einigen Krebsarten.

Tatsächlich ist es sogar so, dass Sie über Olivenöl Ihre Leber entfetten können, wenn Sie allen Zucker und alle Stärke in Ihrem Essen durch Olivenöl ersetzen. So kommt es nicht von ungefähr, dass die mediterrane Ernährung, in der sehr viel Olivenöl verwendet wird, als gesündeste Kostform der Welt gilt. Wenn Sie stattdessen lieber auf heimische Produkte setzen, so ist Rapsöl eine gute Alternative.

Mehrfach ungesättigte Fettsäuren finden sich vor allem in pflanzlichen Ölen sowie in fettem Kaltwasser-Seefisch (Lachs, Thunfisch, Hering, Makrele). Sonnenblumenöl, Maiskeimöl, Distelöl, Kürbiskernöl, Leinöl sowie Algenöl sind Beispiele für Öle mit einem hohen Gehalt an mehrfach ungesättigten Fettsäuren.

Mehrfach ungesättigte Fettsäuren gelten als die herzgesunden Fettsäuren, weil sie die Außenhaut der roten Blutkörperchen (Erythrozyten) elastisch halten. Je besser sich die Erythrozyten verformen können, desto besser können sie sich durch die kleinsten und engsten Blutgefäße quetschen.

Nichtsdestotrotz ist es eine starke Vereinfachung, sämtliche mehrfach ungesättigten Fettsäuren mit dem Label „supergesund“ zu belegen. Denn auch in dieser Gruppe verstecken sich leider ein paar problematische Kandidaten. Sie heißen Omega-6-Fettsäuren.

Omega-6-Fettsäuren sind den bekannteren Omega-3-Fettsäuren vom Aufbau her sehr ähnlich. Beides sind hoch ungesättigte Fettsäuren, die unser Körper nicht selbst herstellen kann, die aber lebenswichtig (essenziell) sind. Wir müssen beide deshalb unbedingt über die Nahrung aufnehmen!

- Die beiden Omega-3-Fettsäuren DHA und EPA aus Fisch, Fischöl und Algenöl wirken stark entzündungshemmend, steigern die Durchblutung, halten den Blutdruck stabil und sind wichtige Bestandteile der Hirnsubstanz und des Auges.
- Die beiden Omega-6-Fettsäuren Linolsäure und Arachidonsäure sind in einem gesunden Körper quasi die Gegenspieler der Omega-3-Fettsäuren. Sie verengen die Gefäße im Falle von Verletzungen (das beugt Blutverlust vor) und fördern Entzündungen als Abwehr gegen Krankheitserreger. Außerdem sind sie ebenfalls Bestandteile der Zellmembranen und werden für Reparaturprozesse gebraucht.

Während die Omega-3-Fettsäuren uneingeschränkt empfehlenswert sind und insbesondere auch Frauen in den Wechseljahren gut beraten sind, ihren Konsum zu steigern – bei Bedarf mit Algenöl oder Krillöl supplementieren! –, enthält unsere westliche Nahrung leider viel zu viele Omega-6-Fettsäuren. Dadurch gerät das Gleichgewicht aus der Balance und unser Körper bekommt ständig das Signal, die Gefäße zu verengen und Entzündungsstoffe auszuschütten. Das ist natürlich ein vollkommen unerwünschter Zustand. Das Verhältnis von Omega-6- zu Omega-3-Fettsäuren in der Nahrung sollte im Idealfall bei 1:1 liegen (maximal bei 2,5:1). Tatsächlich liegt es bei einem Großteil der Bevölkerung bei 15:1. Viele Menschen essen also 15-mal so viele Omega-6-Fettsäuren wie Omega-3-Fettsäuren. Das ist nicht gut!

Genau hingeschaut bei Omega-3-Fettsäuren

Grundsätzlich kommen Omega-3-Fettsäuren sowohl in tierischen Lebensmitteln (Fische, Bio-Eier, Weiderinder) wie auch in pflanzlichen Lebensmitteln vor (u. a. Leinöl, Walnussöl, Chiasamen, Hanfsamen, Algen). Jedoch mit einem sehr entscheidenden Unterschied: tierische Lebensmittel enthalten DHA (Docosahexaensäure) und EPA (Eicosapentaensäure), während Pflanzen ALA (Alphalinolensäure) aufweisen.

Die gesundheitsfördernden Wirkungen in unserem Körper werden ausschließlich von DHA und EPA ausgelöst. Damit ALA wirken kann, muss sie erst zu DHA und EPA umgebaut werden. Das passiert allerdings nur zu durchschnittlich 5 Prozent. Das heißt im Alltag: Nur 5 Prozent der Omega-3-Fettsäuren aus Leinöl oder anderen pflanzlichen Quellen sind wirklich physiologisch wirksam. Bei Fisch oder Fischölen sind es 100 Prozent.

Die einzige Ausnahme macht das Algenöl. Algen sind die Quelle, aus der die Fische ihre Omegas beziehen. Deshalb enthält Algenöl kein ALA, sondern ebenfalls zu 100 Prozent wirksames DHA und EPA. Damit ist es die beste Omega-3-Quelle für alle, die keinen Fisch oder generell keine tierischen Produkte essen.

Versuchen Sie deshalb, Lebensmittel mit einem sehr hohen Gehalt an Omega-6-Fettsäuren zu reduzieren. Das betrifft vor allem Sonnenblumenöl, Sojaöl, Maiskeimöl, Margarine, Fleisch aus Massentierhaltung und daraus hergestellte Wurstwaren sowie Fertigprodukte mit Sonnenblumenöl (Chips, Brotaufstriche etc.). Über natives Olivenöl, Rapsöl, Walnussöl, Leinöl, Butter, Bio-Eier, Hühnchenfleisch sowie Fisch und/oder maritime Öle bekommt Ihr Körper alle Omegas, die er braucht.

Fettkonsum für Stoffwechseltyp 2

Auch wenn Ihnen Ihr Arzt erhöhte Triglyzeridwerte, eine Hypercholesterinämie oder sogar ein metabolisches Syndrom mit erhöhtem viszeralem Fett im Bauchraum bescheinigt hat, sollten Sie nicht allein das Fett in Ihrer Nahrung dafür verantwortlich machen. Tatsächlich sind es hauptsächlich zu viele ungünstige Kohlenhydrate, die den Fettstoffwechsel entgleisen lassen. Streben Sie unbedingt eine Gewichtsabnahme an, jedoch nicht über eine Low-Fat-Ernährung! Passen Sie Ihren Fettkonsum an Ihren Energieverbrauch an (siehe Seite 101), setzen Sie auf natürliche Fette, essen Sie ausreichend Eiweiß und so wenig Zucker und raffinierte Stärke wie möglich – und kombinieren Sie das Ganze mit einem regelmäßigen Training.

Fettkonsum für Stoffwechseltyp 1

Auch kleine Mengen an viszeralem Fett werden Sie nicht durch eine fettarme oder kalorienreduzierte Ernährung los. Decken Sie Ihren Kalorienbedarf täglich, und zwar durch eine eiweißbetonte Ernährung mit ausreichend natürlichen Fetten. Reduzieren Sie nur Zucker und raffinierte Stärke. Dadurch müssen Sie sogar etwas mehr Eiweiß und Fett essen, als Sie es bis dato gewohnt waren. Nur so können Sie sicher sein, dass Sie keine Muskelmasse verlieren, aber gleichzeitig Fett im Bauchraum abbauen.

Nach 50 Lebensjahren haben wir alle so einiges „auf dem Buckel". Über die Jahre haben wir viele Schad-, Fremd- und Giftstoffe aufgenommen und eingeatmet und diese zum Teil im Körper abgelagert. Hinzu kommen oft ungünstige Essgewohnheiten und eine weit verbreitete Bewegungsfaulheit. Dies bedeutet, dass unsere *total body burden* (Gesamtkörperlast = alles, was den Körper belastet) inzwischen deutlich höher ist als mit 20 Jahren – was dazu führt, dass Fettstoffwechselstörungen in der Lebensmitte häufiger werden.

Die Wahrheit über Cholesterin

Frau B. ist um die 50 und pflegt seit Jahren einen lausigen Lebensstil. Sie raucht, trinkt, macht so gut wie keinen Sport und ernährt sich überwiegend von Fast Food. Das alles hat die Wände ihrer Blutgefäße angegriffen. Kleine innerliche Entzündungen an vielen Stellen ihrer Adern. Der Körper von Frau B. reagiert darauf wie bei Wunden auf der Haut: Er versucht, sie so schnell wie möglich abzudichten. Das Dichtungsmaterial dafür heißt Cholesterin. Es wirkt wie ein Pflaster. Allerdings werden die Blutgefäße durch die vielen Pflaster innen enger. Leider bleiben auch immer wieder andere Substanzen an den Pflastern hängen. So entsteht Plaque und die Blutgefäße werden noch enger. Dadurch steigt für Frau B. das Risiko, einen Herzinfarkt oder Schlaganfall zu erleiden.

So weit, so gut. Doch jetzt überlegen Sie einmal: Ist Cholesterin ursächlich schuld an der ganzen Misere? Oder hat die Misere nicht schon angefangen, bevor Cholesterin ins Spiel kam? Cholesterin ist ein Marker, ein Signalstoff, der – wenn plötzlich zu viel davon in unserem Blut auftaucht – anzeigt: Hier stimmt etwas nicht. Einfach nur einen zu hohen Cholesterinspiegel mit Medikamenten zu senken, löst deshalb nicht das eigentliche Problem. Richtig ist: Weniger Cholesterin bedeutet weniger Herzinfarktrisiko. Deshalb greifen Ärzte bei hohen Blutcholesterinspiegeln medikamentös ein. Wenn Sie als Betroffene allerdings nicht Ihr Leben lang Medikamente schlucken möchten, sollten Sie Ihren Lebensstil überprüfen. Mehr Bewegung, mehr natürliche Lebensmittel, weniger Zucker, weniger Zigaretten sind Ihre Selbstrettungsmaßnahmen.

Fett ist nicht gleich Fett

Lassen Sie sich beim Thema Fett nichts vormachen: Naturbelassene Fette sind gesunde und wichtige Nährstoffe. Low Fat können Sie im Hinblick auf natürliche Fette getrost vergessen – je weniger Kohlenhydrate Sie dabei essen, umso mehr. In der Regel ist es nämlich nicht das wohldosiert in der eigenen Küche verwendete Olivenöl, das Ihr Fettkonto überlaufen lässt, sondern es sind die vielen versteckten, raffinierten, billigen und gehärteten Fette in Fertigprodukten, Junkfood und zum Teil auch im Restaurant- und Außer-Haus-Essen.

Insbesondere die sogenannten **Transfette** wirken sich nachweislich negativ auf unser Herz aus, weshalb sie auch als Killerfette bezeichnet werden. Bei der Härtung der zumeist minderwertigen Öle wird die Struktur der Fettsäuren auf eine Weise verändert, die unsere Blutgefäße schädigt.

Finger weg deshalb von industriell hergestellten Produkten, in deren Zutatenliste Formulierungen wie „gehärtete Fette“, „Pflanzenfett, zum Teil gehärtet“, „hydrogenisiertes Pflanzenfett“ oder Ähnliches auftauchen. Das betrifft beispielsweise Croissants, Berliner, Donuts, Kekse, Chips, Flips, Pommes, Pizza, einige Margarinen und Ähnliches. Aber auch bei starkem und mehrfachem Erhitzen von Öl, etwa in einer Fritteuse, entstehen Transfette. Ja, wir wissen, dass eine Menge Spaßlebensmittel in die Kategorie „nicht empfehlenswert“ fallen und dass solche Empfehlungen nicht gerne gehört werden. Deshalb unser Tipp: Schauen Sie sich einmal in einem Naturkostmarkt um. Es gibt auch Pizza, Kekse & Co, die ohne gehärtete Fette hergestellt wurden.

Ölwechsel im Alltag

- Kochen und braten Sie mit Oliven-, Raps- oder Walnussöl, weil diese Öle mehrfach und einfach ungesättigte Fettsäuren in einem guten Verhältnis enthalten.
- Zum Braten können Sie raffinierte Öle verwenden.
- Erhitzen Sie die Fette niemals so stark, dass sie rauchen.
- Erhitzen Sie kein Leinöl.
- Nehmen Sie für Salate und kalte Speisen kaltgepresste, native Öle.
- Verwenden Sie möglichst wenig Sonnenblumenöl, Sojaöl und Maiskeimöl, denn sie enthalten viele Omega-6-Fettsäuren.
- Schauen Sie bei Margarine, Brotaufstrichen, Backwaren, TK-Menüs und Fertiggerichten auf die Zutatenliste und vermeiden Sie Produkte mit Sonnenblumen-, Soja-, Maiskeimöl.
- Meiden Sie sämtliche Produkte mit gehärteten Fetten.
- Essen Sie regelmäßig fetten Fisch oder nutzen Sie Fischöl oder veganes Algenöl für eine sichere Omega-3-Versorgung.
- Wählen Sie Fisch aus Wildfang und nicht aus Aquakultur.
- Verwenden Sie Milch und Milchprodukte mit natürlichem Fettgehalt (3,8 %).
- Kaufen Sie Eier, Milch und Fleisch von Tieren aus Weidehaltung. Diese Produkte enthalten ein natürliches Fettsäuremuster inklusive Omega-3-Fettsäuren.

Natürlich ist es auf dem Papier richtig, dass Fett mehr als doppelt so viele Kalorien hat wie Kohlenhydrate. Aber das sollte Sie weniger kümmern, als es wahrscheinlich bisher getan hat. Denn es gibt einen entscheidenden Unterschied zwischen Fett- und Kohlenhydratkalorien: Bei Kohlenhydraten haben wir keine Bremse, bei Fett hingegen schon. Weißes Brot und Süßigkeiten können Sie in großen Mengen futtern, ohne dass Ihr Körper auf STOP schaltet. Große Mengen reines Olivenöl oder Butter hingegen bekämen Sie nicht runter. Nur, wenn man die Butter oder das Öl mit Zucker und Stärke vermischt (Schokolade, Chips ...), klappt das mit den großen Mengen wieder.

Denken Sie immer dran: Körperfett wird vornehmlich aus Kohlenhydraten gebildet. Und auch ein erhöhter Cholesterinspiegel mit einem Zuviel an LDL wird durch ein Übermaß an Zucker und Stärke ausgelöst und nicht durch Nahrungsfette.

Wenn Sie überwiegend selbst kochen und Ihre Mahlzeiten aus frischen, unverarbeiteten Lebensmitteln zubereiten, gibt es keinen Grund, beim Fett übertrieben sparsam zu sein. Betrachten Sie Olivenöl, Butter, Avocados, Nüsse als das, was sie sind: Lebensmittel mit äußerst wertvollen Nährstoffen. Im Gegensatz zu den fettigen „Schrottlebensmitteln" wie Chips, Flips, Donuts, Billig-Pizzen & Co.

Setzen Sie bei Fett also auf Qualität und auf einen Drittel-Mix der verschiedenen Fettsorten: ein Drittel gesättigte Fettsäuren, ein Drittel einfach ungesättigte Fettsäuren, ein Drittel mehrfach ungesättigte Fettsäuren. Auf diese Weise werden Oliven- und Rapsöl automatisch zu Hauptakteuren in Ihrer Küche – und das ist sehr wünschenswert.

Unverzichtbar: die Vitalstoffe

Wir müssen Ihnen sicher nicht erzählen, wie wichtig eine gute Vitamin- und Mineralstoffversorgung für Ihre Gesundheit ist. Das wissen Sie. Mikronährstoffe wie Vitamine und Mineralstoffe sind die Treiber unseres Stoffwechsels. So wie Ihr Computer einen Treiber braucht, damit ein bestimmtes Programm ruckelfrei läuft, so benötigt auch unser Körper bestimmte Substanzen, damit alle Stoffwechselreaktionen korrekt ablaufen können.

Je abwechslungsreicher und ausgewogener Sie sich ernähren, desto sicherer können Sie sein, dass Sie gut mit Vitaminen und Mineralstoffen versorgt sind. Eine Ergänzung durch Pillen und Pulver, auch Substitution oder Supplementierung genannt, ist im Allgemeinen nur bei sehr einseitiger Ernährung (etwa bei Veganerinnen), einer nachgewiesenen Unterversorgung (aufgrund einer Krankheit, Unverträglichkeit) oder in Lebensphasen mit einem erhöhten Bedarf (Schwangerschaft, Stillzeit, Leistungssport) notwendig.

Nichtsdestotrotz gibt es in den Wechseljahren einige kritische Nährstoffe, die Sie im Auge behalten sollten. Sie brauchen jetzt aber nicht sofort in die Drogerie zu laufen und sich mit entsprechenden Nahrungsergänzungsmitteln einzudecken. Die Versorgung mit den meisten der unten genannten Nährstoffe können Sie sehr elegant und vor allem lecker über natürliche Lebensmittel regeln (siehe Tabelle Seite 93). Wo das nicht der Fall ist, haben wir es erwähnt.

Vitamin D ist ein Schlüsselnährstoff für die Knochendichte sowie das Gute-Laune- und Fitnessvitamin. Unser Körper kann es in der Haut aus einer Cholesterinvorstufe selbst herstellen. Dies funktioniert allerdings nur bei ausreichend Sonneneinstrahlung (UVB-Licht). Theoretisch ist es möglich, in den Sommermonaten seinen Vitamin-D-Bedarf über diese Eigensynthese zu decken. Allerdings blockiert Sonnencreme bereits ab Schutzfaktor 8 das Geschehen. Das im

Sommer gebildete und zum Teil gespeicherte Vitamin D reicht auch nicht über den Winter. Leider gibt es nur wenige Vitamin-D-haltige Lebensmittel, sodass diverse medizinische Fachgesellschaften eine Substitution von Oktober bis März empfehlen. Bitte sprechen Sie diesbezüglich mit Ihrem Arzt. Vitamin-D-haltige Nahrungsergänzungsmittel sollten Sie immer zu einer fetthaltigen Mahlzeit einnehmen, dann klappt die Aufnahme am besten.

Folsäure gehört zur Gruppe der B-Vitamine. Folsäure wird unter anderem zur Bildung der roten Blutkörperchen gebraucht. Bei einer Unterversorgung kommt es zu einer Blutarmut, die wiederum die Eisenversorgung gefährdet. Wenn Sie bei körperlichen Anstrengungen rasch ermüden, sollten Sie versuchen, mehr dunkelgrünes Gemüse zu essen, denn dieses enthält in der Regel viel Folsäure. Folsäure unterstützt außerdem Ihr Immunsystem und beugt schädlichen Ablagerungen in den Gefäßen vor. In der Schwangerschaft schützt Folsäure den Embryo vor Fehlbildungen des Nervensystems.

Kalzium ist der Mineralstoff, der maßgeblich am Aufbau von Knochen und Zähnen beteiligt ist. Damit ist er auch der Mineralstoff, der maßgeblich vor Osteoporose (Knochenabbau) schützt. Kalzium hilft aber auch dabei, Bewegungsimpulse über die Nerven an die Muskeln weiterzugeben – auch in der Herzmuskulatur. Dass unser Körper den Herzmuskel immer und jederzeit funktionsfähig halten möchte, dürfte jedem einleuchten. Was also passiert, wenn nicht genug Kalzium im Blut ist? Dann wird die Reserve angegriffen: unsere Knochen. Eine Kalziumunterversorgung führt deshalb immer dazu, dass Knochensubstanz abgebaut wird. Besonders bei einer unterkalorischen Ernährung ist die Gefahr groß, dass zu wenig Kalzium aufgenommen wird. Natürliche Kalziumlieferanten sind in erster Linie Milch und Milchprodukte. Aber auch Grünkohl – roh im Smoothie oder gekocht auf dem Teller – kann zur Versorgung beitragen. Als „Kalziumräuber“ hingegen gelten zu hohe Eiweißmengen in industriellen Proteinshakes. Vitamin D erhöht die Verfügbarkeit von Kalzium. Auch das ist ein Grund, auf einen passenden Vitamin-D-Spiegel zu achten.

Magnesium sorgt für Entspannung im Körper. Muskelsteifigkeit oder Spannungskopfschmerzen können Sie unter Umständen mit einer Erhöhung der Magnesiumzufuhr lindern. Zudem wird Magnesium auch bei der Bildung von Eiweißen im Körper gebraucht. Ohne Magnesium funktioniert kein Muskelaufbau. Und: Magnesium spielt eine entscheidende Rolle bei der Verbrennung von Glukose. Deshalb wird Magnesium auch als „Energieaktivator“ bezeichnet. Frauen, die gut mit Magnesium versorgt sind, sind deutlich fitter und energiegeladener als diejenigen mit einem Magnesiumdefizit. Sie können Ihren Magnesiumbedarf übrigens (außer über Lebensmittel wie Vollkornmehl, Hülsenfrüchte und Nüsse) sehr leicht über Mineralwässer mit hohem Magnesiumgehalt (über 100 Milligramm/Liter) decken. Nahrungsergänzungsmittel sollten nicht mehr als 250 Milligramm Magnesium pro Portion enthalten, weil der menschliche Körper nicht in der Lage ist, größere Mengen Magnesium auf einmal zu resorbieren. Außerdem blockieren hochdosierte Magnesiumgaben die Aufnahme von Kalzium und Zink.

Eisen ist der Mineralstoff, mit dem menstruierende Frauen am häufigsten unterversorgt sind. Ein Defizit an Eisen hat zur Folge, dass die roten Blutkörperchen weniger Sauerstoff binden. Das führt zu Leistungseinbußen, macht müde und schlapp. Unser Körper kann Eisen aus tierischen Lebensmitteln besser verwerten als aus pflanzlichen Lebensmitteln. Während tierisches Eisen zu 20 bis 30 Prozent aufgenommen wird, sind es bei pflanzlichem Eisen nur rund 8 Prozent. Tierisches Eisen wird also rund dreimal besser aufgenommen als Eisen aus pflanzlichen Quellen. Die gleichzeitige Gabe von Vitamin C (etwa in Form von Gemüse) fördert die Eisenaufnahme. Hingegen blockieren sie Milchprodukte, Kaffee, schwarzer und grüner Tee sowie Rotwein. Zudem kann Eisen nur verwertet werden, wenn Vitamin B_{12} oder Folsäure in ausreichender Menge vorhanden sind. Das zeigt wieder einmal, dass Nährstoffe am besten im natürlichen Zusammenspiel funktionieren und nicht einzeln oder in Höchstdosen eingenommen werden sollten. Wichtig: Frauen nach der Menopause sollten Eisen ausschließlich unter ärztlicher Kontrolle substituieren, denn durch die ausbleibende Monatsblutung verbessert sich häufig die Eisenversorgung.

Jod ist ein elementarer Bestandteil der Schilddrüsenhormone. Diese regulieren unseren Energiehaushalt und die Taktung des Herzens. Die beste Vorbeugung gegen Schilddrüsenerkrankungen ist eine ausreichende Versorgung mit Jod. Deshalb sollten Sie beim Kochen Jodsalz verwenden! Bei einer Jodunterversorgung kann sich die Schilddrüse vergrößern und einen Kropf bilden. Schilddrüsenprobleme (Über- und Unterfunktion) werden mit zunehmendem Alter häufiger und können ernsthafte Herzprobleme nach sich ziehen. Lassen Sie die Schilddrüse deshalb regelmäßig kontrollieren und nehmen Sie bitte keine Jodtabletten ohne ärztliche Verordnung ein. Die Tabletten enthalten sehr viel höhere Mengen Jod als Lebensmittel, selbst wenn Letztere mit Jod angereichert wurden. Über natürliche Lebensmittel ist es für gesunde Menschen so gut wie nicht möglich, zu viel Jod aufzunehmen.

Zink ist eine Schlüsselsubstanz in diversen Stoffwechselprozessen. Da Zink bei der Zellteilung gebraucht wird, führt eine gute Zinkversorgung zu einer besseren Wundheilung, einer starken Immunabwehr sowie zu einer schnelleren Entgiftung problematischer Substanzen in der Leber. Leider ist Zink nur in sehr wenigen Lebensmitteln in größeren Mengen enthalten. Hauptsächlich in Austern, rotem Fleisch sowie Kürbis- und Sonnenblumenkernen. Dabei wird die Aufnahme von Zink aus pflanzlichen Lebensmitteln durch sogenannte Antinährstoffe (Phytate) vermindert. Zink ist der Mineralstoff, mit dem Frauen, nach Eisen, am zweithäufigsten unterversorgt sind, weil sie oft weniger Fleisch essen als Männer und unsere Böden heutzutage an Zink verarmt sind. Wichtig:

Wenn Sie ein Zink-Supplement nutzen, nehmen Sie es stets mit deutlichem Abstand zu einer Mahlzeit ein, etwa eine halbe Stunde vor dem Frühstück oder abends vor dem Schlafengehen.

Selen aktiviert Enzyme, die unseren Körper vor Angriffen sogenannter freier Radikale (Substanzen, die unsere Zellen schädigen) schützen. Damit gehört Selen in die Gruppe der antioxidativ wirksamen Mineralstoffe. Selen wird auch bei der Bildung von Abwehrzellen und Schilddrüsenhormonen benötigt. Bei einer längerfristigen Unterversorgung kann es zu Haarausfall, Gelenk- und Muskelschmerzen kommen. Da unsere Böden als selenarm eingestuft werden, mangelt es Vegetarierinnen und Veganerinnen häufiger an diesem Mineralstoff. Tierfutter hingegen darf in der EU mit Selen angereichert werden, deshalb ist in tierischen Lebensmitteln mehr Selen zu finden.

So decken Sie Ihren Bedarf an einzelnen Mikronährstoffen

Nährstoff	Bedarf pro Tag* (ab 51 Jahre)	Gute Quellen**
Vitamin D	20 µg	Hering, Forelle, Sardelle, mit Vitamin D angereicherte Champignons
Folsäure	300 µg	Grünkohl, Feldsalat, Spinat, Rosenkohl, Brokkoli
Kalzium	1000 mg	Milch, Joghurt, Kefir, Hartkäse, Grünkohl, Mohn
Magnesium	300 mg	Edamame, Mandeln, Kürbiskerne, Cashewnüsse, Quinoa, Amarant, Kleie
Eisen	10 mg	Rindfleisch, Pistazien, Hirse, Amarant, Spinat
Jod	150 µg	Meeresfisch, Algen, Hartkäse, Jodsalz, Champignons
Zink	10 mg	Fleisch, Eier, Hartkäse, Kürbiskerne, Cashews, Weizenkeime
Selen	60 µg	Fisch, Fleisch, Steinpilze, Edamame, Kokosnuss, Paranüsse, Haferflocken

*Quelle: Deutsche Gesellschaft für Ernährung e. V., 2022
**Quelle: Bundeslebensmittelschlüssel

Häufig unterschätzt wird die Wirkung der sogenannten sekundären Pflanzenstoffe, zu denen zum Beispiel die Farb- und Geruchsstoffe in Pflanzen zählen. Viele dieser Stoffe dienen den Pflanzen als Schutzstoffe gegen Fressfeinde oder Bakterien. Wahrscheinlich gibt es mehr als 100.000 verschiedene sekundäre Pflanzenstoffe, aber „nur“ etwa 5000 bis 10.000 davon kommen in den Pflanzen vor, die wir essen. Und wie der Name schon sagt: ausschließlich in pflanzlichen Lebensmitteln, also in Obst, Gemüse, Getreide, Nüssen, Samen und Hülsenfrüchten. Vielleicht haben Sie schon von Beta-Carotin in Möhren gehört. Oder von Lycopin in Tomaten. Oder von Quercetin in Zwiebeln. Oder Flavonolen in dunkler Schokolade. Das alles sind sekundäre Pflanzenstoffe – ebenso wie die blaue Farbe der Heidelbeeren.

Für uns Menschen sind sekundäre Pflanzenstoffe echte Immunbooster. Es gibt Untersuchungen, wonach ein hoher Konsum vor verschiedenen Krebsarten schützt. Auch wirken sekundäre Pflanzenstoffe blutdrucksenkend, entzündungshemmend und antibakteriell. So ergab beispielsweise eine Studie, dass nach dem Verzehr eines Tellers Zwiebelsuppe die Verklumpung der Blutplättchen so sehr gemindert war, dass man von einer echten Senkung des Thromboserisikos sprechen konnte.

Man kann diese Wirkungen allerdings nicht einzelnen sekundären Pflanzenstoffen zuordnen, sodass die Empfehlung lautet: Essen Sie so bunt wie möglich! Je farbenfroher das Gemüse und Obst auf Ihrem Teller ist, desto mehr sekundäre Pflanzenstoffe enthält es. Lassen Sie deshalb beim nächsten Obsteinkauf die trendigen weißfleischigen Pfirsiche liegen und nehmen Sie lieber die mit gelbem Fruchtfleisch.

Ballaststoffe und Probiotika für einen flachen Bauch

Ein Bauch wird nicht immer nur durch Fett verursacht. Bei schlanken Frauen entsteht ein kleiner sichtbarer Bauch natürlicherweise nach jeder Mahlzeit – liebevoll auch als „food baby“ bezeichnet. Das ist nicht tragisch, denn dieses Bäuchlein verschwindet in der Regel wieder. Manchmal tut es das allerdings nicht. Nämlich dann, wenn die Mahlzeit Blähungen verursacht oder die Verdauung stockt. Viele Frauen des Stoffwechseltyps 2 kennen das Problem ebenfalls, hier fällt es äußerlich nur nicht ganz so stark auf.

Eine regelmäßige Verdauung ist Wohlfühlsache und hat auch etwas mit „der schlanken Linie“ zu tun. Eine regelmäßige Verdauung ist aber noch viel mehr. Sie sorgt dafür, dass Lebensmittelinhaltsstoffe optimal verwertet werden, dass Darmbakterien gesundheitsfördernde Stoffe bilden können, dass wir Giftstoffe gleichmäßig ausscheiden und somit verschiedensten Erkrankungen im Darm und im restlichen Körper vorbeugen. Ein gesunder Körper scheidet alle ein bis drei Tage seine Stoffwechselreste aus. Folgendes können Sie tun, um den Vorgang auf natürliche Weise zu fördern:

Erste Maßnahme: Bewegen! Wenn Sie den ganzen Tag im Sitzen verbringen, wird Ihr Darm träge. Der Darm ist nichts anderes als ein Muskelschlauch und dessen innere Bewegungen können Sie durch Bewegung von außen anregen. Vielleicht haben Sie schon einmal einen Wanderurlaub gemacht und dabei erlebt, wie viel leichter Ihnen in diesen Tagen der Stuhlgang fiel.

Zweite Maßnahme: Trinken! Nur wenn Sie ausreichend trinken, kann Ihr Körper den Darminhalt geschmeidig halten. Trinken Sie zu wenig, wird Ihr Stuhl fest und hart. Eine Binsenweisheit, die Sie wahrscheinlich schon x-mal gehört haben. Trotzdem trinken sehr viele Frauen in der Hektik des Alltags deutlich zu wenig. Unser Tipp: Messen Sie ein paar Tage lang Ihre Getränke ab und schauen Sie, ob Sie wirklich auf 1,5 bis 2 Liter reine Trinkflüssigkeit – am besten Wasser – pro Tag kommen.

Dritte Maßnahme: Ballaststoffreich essen! Pflanzliche Lebensmittel enthalten für Menschen unverdauliche Anteile, die sogenannten Faserstoffe oder unlöslichen Ballaststoffe. Das sind keine Nährstoffe, aber sie sind trotzdem sehr wertvoll, denn sie machen satt und erhöhen das Stuhlvolumen. Faserstoffe ziehen Wasser in den Darm (vorausgesetzt, Sie haben ausreichend getrunken!) und halten dadurch den Stuhl geschmeidig. Gleichzeitig wird auf diese Weise die Darmmuskulatur angeregt, sich zu kontrahieren und den Kot weiterzubefördern. Wichtig: Trinken Sie zu wenig, führen Faserstoffe zu Verstopfung! Reich an unlöslichen Ballaststoffen sind faserreiche Gemüsesorten, gemahlenes Vollgetreide und Vollkornflocken, Nüsse, Mandeln, Pistazien, Kürbiskerne sowie Erbsen, Linsen, Bohnen und Edamame.

Vierte Maßnahme: Die Darmflora (Mikrobiota) pflegen! Hier kommen jetzt die sogenannten löslichen Ballaststoffe ins Spiel. Auch sie sind für uns Menschen unverdaulich, für unsere guten Darmbakterien sind sie allerdings die Leibspeise. Stellen Sie sich die Mikrobiota wie eine innere Blumenwiese vor, die aus Billionen (!) von Bakterien besteht. Sie alle wollen gefüttert bzw. gedüngt werden.

Das Ökosystem im Darm

In Ihrem Darm gelten die gleichen Regeln wie in der Pflanzenwelt. Ihre innerliche Blumenwiese ist umso gesünder, je mehr unterschiedliche Blumen (= Darmbakterien) dort wachsen, je größer also die biologische Vielfalt ist. Und so, wie es auf einer Wiese schöne Blumen und Unkräuter gibt, besteht die Mikrobiota aus guten und schlechten Bakterien. Einer schönen Blumenwiese schadet ein bisschen Unkraut nicht – erst wenn es überhandnimmt, geht die Blumenwiese kaputt. So ist es auch in Ihrem Darm: Die schlechten Bakterien sollten sich nicht zu stark vermehren. Zum Glück haben Sie es über Ihre Nahrungsmittelauswahl selbst in der Hand, ob Sie verstärkt gute oder schlechte Darmbakterien züchten.

Darmbakterien leben von bestimmten Inhaltsstoffen in unserer Nahrung. Die schädlichen Bakterien mögen Zucker und Stärke. Daraus bilden sie Giftstoffe, die unsere Darmschleimhaut und Darmwand schädigen und auf diese Weise Entzündungen auslösen. Die nützlichen Bakterien hingegen ernähren sich von löslichen Ballaststoffen, den sogenannten Präbiotika. Sie bilden daraus Stoffe, die unsere Darmschleimhaut intakt halten, das Sättigungsgefühl fördern, das Immunsystem unterstützen, Krankheitserreger hemmen und noch viel mehr Gutes tun.

Wir wissen heute, dass Menschen, deren Mikrobiota eine große Anzahl unterschiedlicher Keimstämme aufweist, weniger anfällig gegen Krankheitserreger sind, weniger zu Allergien und Unverträglichkeiten neigen und sich körperlich und geistig leistungsfähiger fühlen. Auch gibt es erste Hinweise, dass die Zusammensetzung unserer Mikrobiota Einfluss auf das Körpergewicht hat.

Die guten Darmbakterien gut zu pflegen ist also aus vielerlei Gründen schlau. Denn je gesünder Ihre Mikrobiota, desto gesünder und fitter sind auch Sie. Entsprechende Maßnahmen verstärken sich übrigens selbst, denn je mehr gute Darmbakterien Sie haben, desto mehr wird das Wachstum der schlechten Kollegen gehemmt.

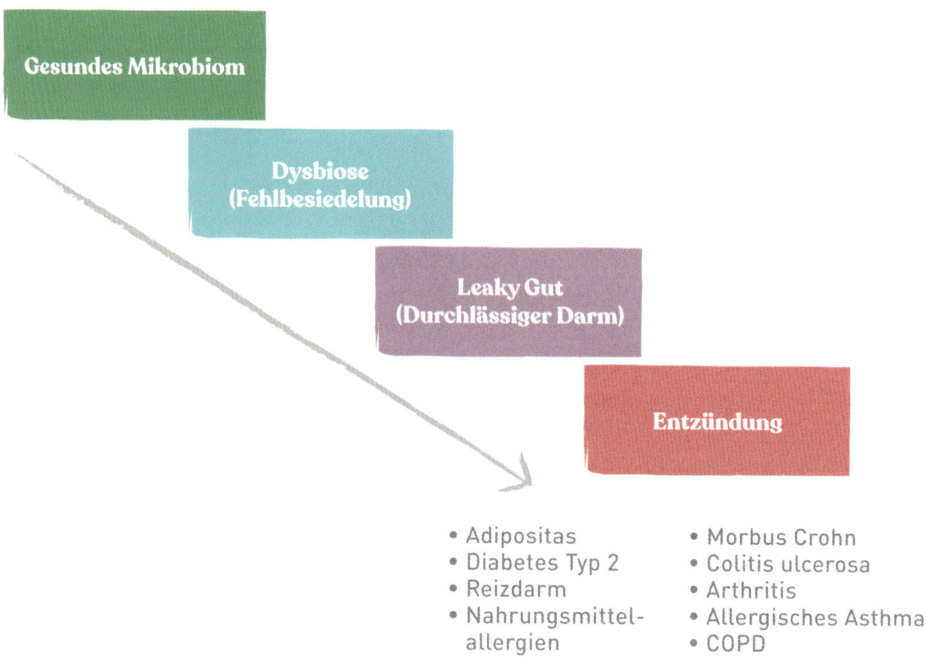

Krankheiten, die im Zusammenhang mit einer bakteriellen Fehlbesiedelung des Darmes stehen

Wenn Sie zum Stoffwechseltyp 2 zählen, sind ballaststoffhaltige Nahrung und probiotische Lebensmittel (siehe unten) ganz besonders wichtig für Sie. Aktuelle Studien zeigen, dass sowohl das metabolische Syndrom als auch Diabetes Typ 2 mit einer Beeinträchtigung der Darmbarriere einhergehen können. Man nennt diesen Zustand „Leaky Gut" (durchlässiger Darm) und er führt dazu, dass Gift- und Schadstoffe ungehindert die Darmwand passieren sowie ins Blutsystem gelangen. Dort lösen sie Entzündungsvorgänge aus, die Adipositas und Diabetes weiter befeuern.

Lösliche Ballaststoffe sind vor allem in Obst und in Gemüse enthalten. Aber auch die resistente Stärke (siehe Seite 82) gilt als Präbiotikum. Folgende Lebensmittel sind besonders reich an löslichen Ballaststoffen:

- Artischocken, Chicorée, Spargel
- Zwiebeln, Lauch, Knoblauch
- Pastinaken, Schwarzwurzeln, Topinambur
- Äpfel, Blaubeeren, Quitten, Trockenpflaumen
- Haferflocken, Gerstenflocken
- Leinsamen, Chiasamen, Flohsamenschalen
- Johannisbrotkernmehl, Guarkernmehl (= pflanzliche Bindemittel)

Blähungen oder Durchfall durch Ballaststoffe

Ballaststoffreiche Lebensmittel können unangenehme Blähungen und/oder Durchfall verursachen. Allerdings nur, wenn wir sie nicht gewohnt sind. Das wiederum heißt: Wenn die Mikrobiota noch zu viele schlechte Bakterien enthält. Deshalb sollten Sie die Zufuhr an ballaststoffreichen Lebensmitteln langsam steigern. So geben Sie dem Ökosystem in Ihrem Darm die Zeit und die Chance, die nützlichen Bakterien heranwachsen zu lassen. Nach einer Weile wird Ihr Darm in der Lage sein, mit ballaststoffreicher Kost umzugehen. Faserreiche Lebensmittel sollten Sie trotzdem immer besonders gut kauen.

Fünfte Maßnahme: Probiotische Lebensmittel essen! Probiotische Lebensmittel sind Nahrungsmittel, die lebende Mikroorganismen (vor allem Milchsäurebakterien oder Bifidobakterien) enthalten. Entweder, weil diese natürlicherweise in dem Lebensmittel gewachsen sind oder weil sie während des Produktionsprozesses zugesetzt wurden. Diese Bakterien sind in der Lage, die Besiedelung unserer Mikrobiota in die gute Richtung zu verändern. Allerdings müssen Sie Probiotika wirklich jeden Tag essen, damit sich die enthaltenen Keime dauerhaft in Ihrem Darm ansiedeln. Probiotische Lebensmittel sind etwa fermentiertes Gemüse (Sauerkraut, Kimchi, saure Gurken), Sauermilchprodukte (Joghurt, Kefir, Buttermilch, Dickmilch), Käse, Sauerteigbrot, Kombucha, Apfelessig, Parmesan, Tempeh, Miso.

Die vier K für einen gesunden Darm

Merken Sie sich als Eselsbrücke die vier K für eine gesunde Darmflora, die stellvertretend für die entsprechenden Lebensmittelgruppen stehen: Kraut, Kimchi, Kefir und Kombucha.

Eine große Untersuchung aus dem Jahr 2022 hat erstmalig gezeigt, dass die veränderte Hormonsituation von Frauen in den Wechseljahren auch dazu führt, dass sich die Mikrobiota verändert. Bei typisch westlicher Ernährungsweise vermehren sich überdurchschnittlich jene Mikroben, die ungünstige entzündungsfördernde Stoffe produzieren. Ein Grund mehr, auf eine darmfreundliche Ernährung (= Ballaststoffe + Probiotika) zu setzen und so sich selbst zu schützen. Gemüse zu fermentieren ist übrigens recht einfach und macht Spaß. Ein Grundrezept finden Sie auf Seite 186.

Functional Foods

Es gibt Lebensmittel, denen werden die probiotischen Bakterien (in der Regel Laktobazillen oder Bifidobakterien) nachträglich zugesetzt. Damit zählen sie dann zu den sogenannten „functional foods". Bei regelmäßiger Verwendung können diese Produkte einen Beitrag zu einer gesunden Darmflora leisten. Im Supermarkt finden Sie sie normalerweise im Kühlregal bei den Milchprodukten. Wichtig: Kaufen Sie möglichst Ware, deren Mindesthaltbarkeitsdatum noch weit in der Ferne liegt. Denn die enthaltenen Bakterien werden mit längerer Lagerzeit immer weniger.

Zünden Sie den Eiweiß-Turbo

Auch in der Mitte des Lebens ist es noch längst nicht zu spät für eine Veränderung des Lebensstils. Im Gegenteil: Vielleicht ist sogar gerade jetzt der perfekte Zeitpunkt. Denn nun legen Sie den Grundstein für die dritte Phase Ihres Lebens. Alles, was Sie von jetzt an für sich und Ihre körperliche und mentale Gesundheit tun, wird Ihnen nicht nur die Wechseljahre erleichtern, sondern auch das spätere Alter lebenswerter machen.

In den folgenden Kapiteln möchten wir Ihnen zeigen, wie eine proteinbetonte, ausgewogene, frische, gesunde und schmackhafte „Ernährung Ü50" konkret aussieht und was dabei zukünftig bei Ihnen auf den Tisch kommen könnte. Für den Fall, dass Sie das Eiweiß inzwischen ein wenig aus den Augen verloren haben, eine kleine Erinnerung:

Je älter wir werden, desto mehr Eiweiß benötigt unser Körper!
Denn ...

- ab dem 50. Lebensjahr nimmt die Muskelmasse jährlich um 1 bis 2 Prozent ab,
- ist der Körper weniger gut in der Lage, Proteine in Muskelgewebe umzuwandeln (anabole Resistenz),
- verändert sich unser Stoffwechsel dahingehend, dass Proteine nicht mehr ganz so effizient verdaut werden wie früher,
- behalten Leber und Darm die Aminosäuren aus der Nahrung zunehmend für ihren eigenen Bedarf ein, was dazu führt, dass im Muskel und anderen peripheren Geweben nicht mehr so viel ankommt,
- kann eine krankhafte oder altersbedingte Insulinresistenz dazu führen, dass das Nahrungsprotein nicht vollständig in den Zielzellen ankommt,
- ist die Wahrscheinlichkeit groß, dass das Immunsystem einige sogenannte „stille Entzündungen" in unserem Körper bekämpfen muss,
- können auch chronische oder akute Krankheiten das Immunsystem herausfordern,
- führt nachlassender Bewegungsdrang dazu, dass die weniger geforderte Muskulatur weniger Eiweiß „anfordert".

Es gibt also eine Menge gute Gründe, die eigene Eiweißzufuhr zu überprüfen. Ab 50 Jahren sollten Sie anders essen als mit 30, denn mit der richtigen Menge Eiweiß können Sie Ihren Körper dazu bringen, die vorhandene Muskelmasse zu erhalten und im besten Fall sogar zu erhöhen sowie die Zunahme an Fettgewebe zu stoppen oder gar zu reduzieren. Beides formt nicht nur eine bessere Figur, sondern vor allem ein besseres Leben im Sinne von: „Mir geht es besser!"

Weniger essen ist keine Lösung

Viele Frauen glauben, dass sie ihre Figur und Fitness am besten durch ein Defizit an Kalorien erhalten. Das ist – zum Glück! – ein großer Irrtum. Der Weg zu einem gesunden, leistungsstarken und schlanken Körper führt nicht über Diäten und Kalorienbeschränkung, sondern über qualitativ hochwertige Lebensmittel, ausreichend Eiweiß und eine bedarfsgerechte Kalorienzufuhr. Das heißt: Wenn Sie schlank und gesund werden und bleiben wollen, müssen Sie essen! Wenn Sie Ihren Körper dahingehend verändern möchten, dass Sie im Verhältnis mehr aktive Zellmasse (Muskulatur) als passive Zellmasse (Speck) haben, dann müssen Sie essen!

Denn was passiert, wenn Sie sich selbst unterernähren? Zunächst verbrennt Ihr Körper natürlich ein bisschen Fett, aber lange nicht so viel, wie Sie sich wahrscheinlich wünschen, und vor allem an den falschen Stellen: im Gesicht, an der Brust, den Oberarmen und dem Po – der Bauch jedoch bleibt in den meisten Fällen erhalten. Relativ rasch wird auch Ihre Muskelmasse abgebaut. Auf diese Weise stoßen Sie mehrere gesundheitlich und figurtechnisch extrem ungünstige Prozesse an:

- Der Verlust an schützendem Unterhautfett führt zu schlabberigen Armen, faltigen Beinen und einem knittrigen Gesicht. Das Bauchfett hingegen wird auffälliger und gefährlicher.
- Weniger Muskelmasse macht Arme und Beine noch wabbeliger und führt dazu, dass Ihr Grundumsatz sinkt. Denn Muskeln verbrauchen ständig Energie, selbst wenn Sie nur auf dem Sofa herumsitzen. Weniger Muskeln heißt also per se weniger Energieverbrauch. Dadurch sinkt Ihr Kalorienbedarf und Sie müssen noch weniger essen, um Ihr Gewicht zu halten.
- Weniger Muskelmasse führt automatisch auch zu einem Verlust an Muskelkraft. Dadurch werden Stürze und Verletzungen (Knochenbrüche) während des Älterwerdens wahrscheinlicher.
- Ihr Körper lernt, mit weniger Kalorien halbwegs zu funktionieren. Sobald Sie wieder mehr essen, bunkert er jede zusätzliche Kalorie als Fett – für den Fall, dass Sie ihn noch einmal in so eine Hungerperiode bringen.
- Durch die Nährstoffunterversorgung, in die Sie zwangsläufig kommen, wenn Sie dauerhaft diäten, schwächen Sie Ihren gesamten Stoffwechsel, das Immunsystem, die Entgiftungsleistung der Leber, Haut-, Haar-, Nagelbildung sowie Ihre allgemeine Leistungsfähigkeit.

Treiben Sie nun zusätzlich zu Ihrer Reduktionsdiät auch noch Sport, dann schicken Sie sich selbst in eine doppelte Hungersnot. Wenn nicht genug Energie und Baustoffe für die Muskulatur zur Verfügung stehen, wird jede Bewegungsleistung zur Qual und führt eben *nicht* dazu, dass Sie Muskelmasse aufbauen, egal, wie hart Sie trainieren. Hungern plus Sport bringt also rein gar nichts. Außer Frust über ausbleibende Erfolge.

Die wahre Erfolgsformel lautet deshalb: Training plus ausreichend Eiweiß plus ausreichend Energie. Und die gute Nachricht dabei ist, dass Ihr Körper sogar ein paar zusätzliche Kalorien braucht, um Muskelgewebe zu bilden!

Errechnen Sie Ihren Energiebedarf

In der Alltagssprache wird das Wort „Kalorien" verwendet, wenn man ausdrücken möchte, wie viel Energie ein Lebensmittel enthält oder wie viel Energie wir bei einer Tätigkeit verbrauchen. Eigentlich ist das nicht ganz korrekt, denn der Energiegehalt von Lebensmitteln und der Energiebedarf eines Menschen werden offiziell in Kilokalorien (oder Kilojoule) gemessen. Definitionsgemäß ist der Energiebedarf eines Menschen die Menge an Nahrungsenergie in Kilokalorien, die zur Aufrechterhaltung aller Körperfunktionen sowie der körperlichen Leistung erforderlich ist. Unser Energiebedarf setzt sich dabei aus drei Komponenten zusammen – dem Grundumsatz, dem Leistungsumsatz sowie der Thermogenese:

- **Der Grundumsatz (GU)** ist das, was unser Körper an Energie braucht, um alle lebenswichtigen Funktionen wie Atmung, Herzschlag und Nierenfunktion aufrechtzuerhalten. Der Grundumsatz ist völlig unabhängig von jeglicher Bewegung. Diese „Basismenge" an Kilokalorien brauchen wir, wenn wir liegen und nichts weiter tun – also einfach nur „überleben". Der Grundumsatz ist umso höher, je mehr Muskeln ein Mensch hat. Er ist außerdem vom Alter, Geschlecht und Gewicht abhängig.
- **Der Leistungsumsatz (LU)** ist die zusätzliche Energie, die wir benötigen, um uns zu bewegen, zu arbeiten, zu trainieren. Der Leistungsumsatz ist umso höher, je aktiver ein Mensch ist.
- **Als Thermogenese** wird die Steigerung des Energieumsatzes nach der Nahrungsaufnahme bezeichnet. Sie spüren dies, wenn sich Ihre Körpertemperatur nach dem Essen erhöht. Der Organismus verbraucht jetzt kurzfristig mehr Energie. Die Thermogenese ist umso ausgeprägter, je mehr Eiweiß das Essen enthält.

Möchte man seinen täglichen Grundumsatz (GU) exakt ermitteln, so kann man eine sogenannte spiroergometrische Untersuchung durchführen lassen, bei der anhand der ausgeatmeten Luft die Kalorienzahl ermittelt wird, die der Körper in Ruhe verbraucht. Das ist allerdings recht aufwendig und kostspielig. Deshalb nutzen wir folgende sehr einfache Faustformel:

- **Grundumsatz (GU) für Frauen ab 50:** 0,9 x Körpergewicht in kg x 24

Unsere 70-kg-Beispielfrau (normalgewichtig, sitzende Tätigkeit) hätte also einen Grundumsatz von 0,9 x 70 x 24 = 1512 kcal pro Tag.

Zu diesem Grundumsatz wird jetzt der Leistungsumsatz (LU) addiert. Frau Beispiel ist nicht besonders aktiv, deshalb rechnen wir mit 20 Prozent ihres Grundumsatzes (das sind gerundet 300 kcal): 1512 + 300 = 1812 kcal. Frauen mit aktivem Alltag können mit bis zu 30 Prozent des GU rechnen. Und an richtig sportlichen Tagen kann der LU auch noch einmal deutlich höher liegen.

Um nun noch die Thermogenese zu berücksichtigen, wird die bis hierhin errechnete Kalorienzahl mit 1,06 multipliziert, weil die Thermogenese im Schnitt 6 Prozent des Gesamttagesbedarfs ausmacht: 1812 x 1,06 = 1921 kcal. Dies wäre also der Energiebedarf unserer Beispielfrau an einem normalen Bürotag.

Nun gehen wir davon aus, dass Sie – anders als Frau Beispiel – unseren Ratschlägen folgen, indem Sie trainieren und eiweißbetont essen. Dadurch kommt noch der „Eiweiß-&-Training-Effekt" hinzu! Da es für Sie ja weniger darum gehen soll, Fettmasse abzubauen, sondern mehr darum, Muskelmasse aufzubauen – sprich: mehr energieverbrauchendes Gewebe zu bilden –, müssen Sie Ihrem Körper auch entsprechend Energie für diesen Muskelaufbau zur Verfügung stellen. Denn die Neubildung von Muskelfasern braucht Energie. Dafür addieren Sie noch einmal 100 kcal zu Ihrem Tagesenergiebedarf hinzu.

Energiebedarf beim Muskelaufbau

Mit folgender Formel errechnen Sie, wie viel Energie Sie benötigen, wenn Sie gezieltes Training zum Muskelaufbau betreiben und eiweißbetont essen:

(GU + LU) x 1,06 + 100 kcal = Tagesbedarf kcal

Um diese Formel nun auf Ihre persönliche Situation zu übertragen und Ihren persönlichen Energiebedarf zu errechnen, legen Sie sich am besten ein Handy oder einen Taschenrechner sowie Zettel und Stift bereit. Und dann gehen Sie wie folgt vor:

1. Ermitteln Sie zunächst Ihr Normalgewicht. Da wir hier nicht mit zu spitzem Bleistift rechnen möchten, können Sie die einfache Formel „Körpergröße in cm minus 100". nutzen. Frauen, deren tatsächliches Gewicht unter dem so ermittelten Normalgewicht liegt, rechnen bitte mit ihrem tatsächlichen Gewicht in kg weiter. Frauen, deren aktuelles Gewicht *über* dem ermittelten Wert liegt, rechnen bitte mit dem hier ermittelten Normalgewicht in kg weiter.

2. Geben Sie dieses Normalgewicht (kg) in die Grundumsatzformel auf Seite 101 ein und ermitteln Sie Ihren Grundumsatz.

3. Errechnen Sie anschließend Ihren Leistungsumsatz (20 bis 40 Prozent des GU).

4. Zählen Sie Grundumsatz und Leistungsumsatz zusammen.

5. Multiplizieren Sie die Summe mit 1,06.

6. Addieren Sie zu der Summe noch einmal 100 kcal hinzu.

Wahrscheinlich werden Sie überrascht sein, dass die Zahl, die Sie errechnet haben, gar nicht so klein ist. Sie wird weit entfernt von irgendwelchen 1000-Kalorien-Diäten und den Vorgaben anderer radikaler Abnehmprogramme sein. Denn genau von dieser Idee sollten Sie sich verabschieden: Abnehmen durch maximale Kalorienreduktion.

Richtig ist, dass Frauen in den Wechseljahren aufgrund der Veränderung in der Körperzusammensetzung (weniger aktive Muskelmasse, mehr passive Fettmasse) etwa 100 bis 200 kcal pro Tag weniger benötigen, als es in ihren 30ern der Fall war – das ist in der GU-Formel oben „eingepreist". Sobald Sie jedoch gezielt zusätzlich trainieren und Ihre Eiweißzufuhr erhöhen, benötigen Sie genau diese Energie, um das Eiweiß im Muskel und anderswo einzubauen. Abgesehen davon kommen Sie, sollten Sie derzeit übergewichtig sein, mit obiger Rechnung automatisch in ein gewisses Kaloriendefizit. Denn wir errechnen Ihren Grundumsatz ja anhand Ihres theoretischen Normalgewichts. Sprich: anhand Ihres Zielgewichts. In der Realität ist Ihr Grundumsatz höher (aufgrund Ihres höheren Gewichts). Die Rechnung mit dem Zielgewicht schlägt also zwei Fliegen mit einer Klappe: Sie eliminiert überflüssige Kalorien und stellt gleichzeitig sicher, dass Sie nicht unter Ihrem Bedarf essen.

Wenn Sie sicher, fröhlich, belastbar und leistungsstark durch die Wechseljahre kommen möchten, dann sollten Sie nicht ausschließlich auf die Zahl auf der Waage schielen. Denn es gibt kein gesundes Gewicht, es gibt nur einen gesunden Körper. Genau das sollte Ihr erklärtes Ziel sein: ein gesunder Körper mit einem gut funktionierenden Stoffwechsel sowie einer guten muskulären Ausstattung. So ein Körper braucht allerdings Nährstoffe und Energie. Von Letzterer nicht zu viel, aber eben auch nicht zu wenig. Die Devise lautet deshalb: Besser essen, nicht weniger essen. Wenn Sie regelmäßig trainieren, auf die erhöhten Eiweißmengen im Essen kommen und genügend Energie zu sich nehmen, dann können Sie in vier Wochen übrigens rund ein Kilo Muskelmasse aufbauen.

Proteinversorgung und Proteintiming

Mit 50 sind wir zwar noch keine Oldtimer, an denen ständig herumgeschraubt und herumgewienert werden muss, aber unser Stoffwechsel braucht jetzt trotzdem mehr gezielte Pflege als mit 30 Jahren. Bezogen auf Eiweiß bedeutet dies, dass es nicht mehr ausreicht, so ungefähr hinzukommen. Als Sie 20 waren, konnten Sie einfach einen Joghurt essen (etwa 8 g Eiweiß) und Ihr Körper hat auf dieses Signal hin die Proteinbildung anlaufen lassen. Mit 50 funktioniert das nicht mehr. Sie müssen *mehr* Eiweiß essen, damit etwas passiert. Außerdem müssen Sie *öfter* Eiweiß essen, damit Sie nicht ständig wieder in eine katabole Stoffwechselsituation (Muskelabbau) rutschen.

Neben der ausreichenden Menge (siehe Seite 75/76) ist deshalb ab der Lebensmitte eine kontinuierliche Eiweißversorgung über den gesamten Tag wichtig. Das heißt konkret: Jede Hauptmahlzeit sollte mindestens 20 g hochwertiges Eiweiß enthalten! Dabei liegt die Betonung auf „mindestens". Ideal wären nämlich 25 bis 35 g Eiweiß pro Mahlzeit, was allerdings beim Frühstück schwer zu schaffen ist. Snacks oder Zwischenmahlzeiten sollten bei 7 bis 10 g Eiweiß liegen. Durch diese gleichmäßige Verteilung des Eiweißangebotes über den Tag erreichen Sie, dass Ihr Stoffwechsel in einen anabolen (muskelaufbauenden) Zustand kommt und – ganz wichtig! – auch dort bleibt.

Die eigentlichen Stimulatoren für den Muskelaufbau sind die unverzichtbaren Aminosäuren – allen voran die drei sogenannten verzweigtkettigen Aminosäuren (BCAA = Branched-Chain Amino Acids) Leucin, Isoleucin und Valin. Sie sind die Haupttrigger und der Grund, warum wir so viel Wert auf Eiweiß mit einer hohen biologischen Wertigkeit legen. Denn bezogen auf die unverzichtbaren Aminosäuren gibt es offenbar eine Schwelle, die wir überwinden müssen. 2,5 g unverzichtbare Aminosäuren scheinen das absolute tägliche Minimum zu sein, das für einen Muskelzuwachs nötig ist. Mit einer Zufuhr von 5 bis 15 g unverzichtbaren Aminosäuren pro Tag stimulieren Sie den Muskelaufbau zunehmend, Mengen über 15 g haben keinen weiteren Vorteil.

Damit Sie einen Eindruck bekommen, was diese Mengen im Alltag bedeuten, hier eine Einordnung: Um auf die Gesamtmenge von 15 g unverzichtbare Aminosäuren an einem Tag zu kommen, müssten Sie mindestens drei Mahlzeiten mit jeweils 35 g biologisch hochwertigem Protein essen. Also eher tierische Lebensmittel. Bei einer überwiegend pflanzlichen Ernährung, deren Eiweiß weniger hochwertig ist, brauchen Sie noch höhere Eiweißgesamtmengen.

Da wir aber nicht im Bereich des Bodybuildings unterwegs sind, sondern nur eine gesunde Muskelmasse erreichen und erhalten wollen, sollten 5 bis 10 g unverzichtbare Aminosäuren täglich Ihr Ziel sein. Der Fokus liegt dabei auf Leucin (siehe Tabelle Seite 119). Denn Leucin begrenzt den gesamten Vorgang

Eiweißgehalt tierischer Lebensmittel

Tierische Lebensmittel	Portion	Eiweißgehalt*
Hühnerbrustfilet (roh)	150 g	35 g
Steak (roh)	150 g	33 g
Lachs (roh)	150 g	30 g
Seelachs (roh)	150 g	29 g
Magerquark	200 g	27 g
Hackfleisch Schwein/Rind (roh)	100 g	19,5 g
Räucherforelle	50 g	10 g
Emmentaler (45% Fett i. Tr.)	30 g	9 g
Gouda (40% Fett i. Tr.)	30 g	8 g
Naturjoghurt (3,5% Fett)	200 g	7,8 g
Camembert (45% Fett i. Tr.)	30 g	7 g
Buttermilch	200 ml	7 g
Hühnerei	1 Stück	7 g
Vollmilch, Kefir	200 ml	6,6 g

*Quelle: Bundeslebensmittelschlüssel

des Muskelaufbaus. Das heißt übersetzt: Wenn nicht genügend Leucin im Spiel ist, startet das Spiel erst gar nicht richtig. Leucin ist sozusagen die Königin unter den Aminosäuren und dreht den Schalter für den Muskelaufbau auf „an“.

Nun wird dieser Tage viel diskutiert, welches die beste Ernährungsform sei – flexitarisch, vegetarisch oder vegan? Unbestritten ist dabei sicherlich, dass der Ansatz der pflanzenbasierten Ernährung in vielerlei Hinsicht sinnvoll ist. Aus gesundheitlichen Gründen (Säure-Basen-Gleichgewicht, Ballaststoffaufnahme), aber auch aus ökologischen Gründen (Klimaschutz). Pflanzenbasiert bedeutet, dass der Hauptteil der Nahrung aus pflanzlichen Lebensmitteln bestehen sollte. Es bedeutet nicht, dass man gar keine tierischen Lebensmittel mehr essen soll oder darf. Wenn Sie bis hierher aufmerksam gelesen haben, wird es Sie nicht überraschen, dass wir durchaus empfehlen, moderate Mengen an Bio-Fleisch, Bio-Eiern, Fisch, Käse und anderen Milchprodukten in den Speiseplan einzubauen. Als sogenannte Flexitarierin wird es Ihnen am leichtesten fallen, die empfohlenen Eiweißmengen mit allen unverzichtbaren Aminosäuren zu erreichen.

Auch als Vegetarierin werden Sie keine großen Probleme mit der Eiweißzufuhr haben, weil Ihnen mit Käse, Feta, Kefir, Joghurt und Eiern hochwertige tierische Eiweißquellen zur Verfügung stehen, um die pflanzliche Kost zu ergänzen. Als Veganerin hingegen müssen Sie deutlich genauer planen und rechnen. Nüsse, Soja, Erbsen, Linsen, Getreide & Co enthalten mengenmäßig nicht so viel

Eiweiß wie tierische Lebensmittel. Und zudem ist die biologische Wertigkeit des pflanzlichen Eiweißes niedriger. Veganerinnen sollten also wirklich darauf achten, dass sie ausreichend essen und Lebensmittel mit einem hohen Gehalt an Leucin berücksichtigen. Eine gute Nährwerttabelle oder App kann helfen, die Versorgungslage im Auge zu behalten.

Unser persönlicher Tipp: Lassen Sie sich nicht in die Irre führen von Tabellen, in denen die Proteingehalte von Lebensmitteln ausschließlich pro 100 g

Eiweißgehalt pflanzlicher Lebensmittel

Pflanzliche Lebensmittel	Portion	Eiweißgehalt*
Tofu (fest)	100 g	15,5 g
Mungbohnen (gegart)	60 g	13,8 g
Sojaflocken	30 g	13 g**
Sojabohnen/Edamame (gegart)	100 g	12 g**
Eiweißbrot	45 g	9,7 g**
Linsen (gegart)	100 g	9,4 g
Erdnüsse	30 g	9 g
Amarant	60 g	8,7 g
Kichererbsen (gegart)	100 g	7,5 g
Kürbiskerne	20 g	7 g
Hanfsamen	20 g	7 g**
Mandeln	30 g	7 g
Grüne Erbsen (gegart)	100 g	6,6 g
Sojamilch	200 ml	6,6 g
Haferflocken	50 g	6,6 g
Pistazien	30 g	6,3 g
Quinoa	60 g	6 g
Weizenkeime	20 g	5,7 g

*Quelle: Bundeslebensmittelschlüssel
**Quelle: Herstellerangaben

Der Umgang mit Nährwerttabellen

Wenn man es ganz genau nimmt, dann entsprechen die Eiweißgehalte von Lebensmitteln, die in offiziellen Nährwerttabellen angegeben sind, nicht ganz dem, was wirklich an Eiweiß in unserem Körper ankommt. Denn diese Werte berücksichtigen weder die Wertigkeit noch die Verdaulichkeit des Eiweißes. Zahlen in Nährwerttabellen sind mit physikalisch-chemischen Methoden im Labor ermittelt worden. Hierbei wird stets die Gesamtmenge des jeweiligen Nährstoffs erfasst. Wir Menschen verwerten unsere Nährstoffe jedoch physiologisch. Das ist ein Unterschied: Bei uns im Körper treten Verdauungsverluste auf, es kommt also weniger Eiweiß im Blut an, als ursprünglich im Lebensmittel enthalten war. – Das gilt übrigens ähnlich für alle anderen Stoffe, die unser Körper aus Lebensmitteln zieht. – Außerdem kann der Organismus 10 g Sojaeiweiß nicht so gut verwerten wie 10 g Milcheiweiß. Das heißt konkret: Nehmen Sie die Zahlen in den Tabellen als Orientierung – aber versuchen Sie Ihren rechnerischen Bedarf auf dem Teller lieber zu übertreffen als nur knapp zu erreichen.

angegeben sind. Denn dies verfälscht die Wahrnehmung. Es ist sicher interessant zu wissen, dass es 100 g Leinsamen auf 24 g Eiweiß bringen – aber wer isst schon 100 g Leinsamen? Die gängige Portionsgröße für Leinsamen ist 1 EL (also 10 g) und diese Menge enthält entsprechend „nur" 2,4 g Eiweiß. Im Rezeptteil des Buches finden Sie eiweißreiche Rezeptvorschläge mit Nährwertangaben.

In dem Moment, in dem Sie anfangen sich um die oben genannten Eiweißmengen pro Mahlzeit zu bemühen, werden Sie auch merken, dass einige beliebte „PiPaPo"-Essen (Pizza, Pasta, Pommes) nicht ins Schema passen. Hier müssen Sie tatsächlich umdenken. Zum Beispiel kann man einen Pizzateig auch mit Blumenkohl und Kichererbsenmehl anstatt mit Weizenmehl herstellen. Bei Nudeln können Sie auf Pasta aus Linsen oder Erbsen umsteigen, die es fertig zu kaufen gibt. Und Pommes? Nun ja... die sollten sowieso die Ausnahme sein, aber mit einem Dip aus Magerquark oder Hummus und einem Salat mit Kürbiskernen oder auch einem Stück gebratener Hühnerbrust können Sie ausreichend Eiweiß hinzufügen.

Eiweiß in Pflanzendrinks

Milchersatz-Drinks aus Soja, Hafer, Dinkel, Reis, Mandeln, Haselnüssen oder Cashews erfreuen sich zunehmender Beliebtheit. Aus Sicht des Klimaschutzes sind diese Produkte eine gute Sache, denn ihr ökologischer Fußabdruck ist kleiner als der von Kuhmilch. In gesundheitlicher Hinsicht muss man diese Drinks allerdings differenziert betrachten. Mit Ausnahme von Soja erreicht kein einziger Pflanzendrink den Eiweißgehalt von Milch. Und selbst das Sojaeiweiß stimuliert die Muskelproteinsynthese nicht in gleichem Maße wie Milcheiweiß. Drinks aus Hafer, Dinkel, Reis, Mandeln, Haselnüssen und Cashews liegen bei maximal ein Prozent Eiweiß, die meisten deutlich darunter. Sollten Sie also ein Fan von Hafermilch & Co sein, so denken Sie daran, dass Sie sich durch diese Ersatzprodukte einer Eiweißquelle „berauben", und sorgen Sie für Ersatz an anderer Stelle.

Das Frühstück macht den Unterschied

Für die meisten Frauen wird es vermutlich am schwierigsten werden, mehr als 20 g Eiweiß im Frühstück unterzubringen, besonders wenn sie auf Milchprodukte verzichten. Doch das Frühstück macht tatsächlich den entscheidenden Unterschied: Untersuchungen zeigen, dass Frauen, die morgens zu wenig Eiweiß aufnehmen, unter Umständen den ganzen Tag in einer katabolen (muskelabbauenden) Stoffwechsellage bleiben. Das heißt jetzt nicht, dass die erste Mahlzeit des Tages direkt um 8 Uhr morgens stattfinden muss. Aber es heißt, dass Sie sich gut überlegen sollten, was Sie am Vormittag essen. Ein schwarzer Kaffee mit Croissant wäre nicht ganz so schlau und ein einzelner Apfel tut es eben auch nicht.

Viele Frauen sind ja bemüht, am Vormittag, wenn die Mahlzeit noch keine so große soziale Komponente hat, Kalorien einzusparen. Um sich dann am Mittag oder abends, beim Essen mit Familie und Freunden, mehr gönnen zu können. Das ist ein nachvollziehbarer Ansatz, wenn ... ja, wenn Sie Ihr Essen und Lebensmittel generell rein als Dickmacher betrachten. Wenn Ihr Bewertungsmaßstab allein die Kalorien sind.

Wenn Sie allerdings die Perspektive ändern und Lebensmittel als Fitmacher betrachten, als Substanzen, mit denen Sie einen leistungsstarken und gesunden

Körper erschaffen, dann ist der Verzicht auf Essen und aufs Frühstück nicht mehr sinnvoll, ja sogar kontraproduktiv. Stattdessen geht es aus dieser Perspektive darum, das Richtige zu essen – und das dann auch zur richtigen Zeit. Wir möchten Ihnen deshalb ein clever zusammengestelltes Frühstück beziehungsweise eine vormittägliche Mahlzeit ans Herz legen. Ob diese um 7:30 Uhr, 8:30 Uhr oder 9:30 Uhr stattfindet, ist zweitrangig. Passen Sie die Frühstückszeit gerne individuell an Ihr persönliches Morgenprogramm an. Wenn Sie morgens sehr knapp an Zeit sind, dann planen Sie Ihr Frühstück bitte vor. In unserem Rezeptteil hinten im Buch finden Sie auch Ideen für Overnight- und To-go-Frühstücke.

Doch selbst wenn Sie „ordentlich" frühstücken und dies sogar in dem Glauben tun, ein gesundes Frühstück zu sich zu nehmen, können Sie in Bezug auf Eiweiß ganz schön danebenliegen. Schauen wir uns ein typisches Frauen-Frühstück an, das von vielen Menschen als gesund angesehen wird: Unsere Frau Beispiel isst gerne **Müsli**. Sie schneidet sich morgens ein Stück Obst klein, etwa einen Pfirsich, und vermischt die Fruchtstücke mit 50 g einer Beerenmüsli-Mischung sowie 200 ml zuckerfreier Hafermilch. Dieses vegane Frühstück enthält:
- 318 kcal, 44 g Kohlenhydrate, 10 g Ballaststoffe, 6 g Fett und **7 g Eiweiß.**

Würde sie ihr Müsli alternativ so zusammensetzen: ein Pfirsich + 200 g Naturjoghurt (3,5% Fett) + 35 g Beerenmüsli + 15 g Kürbiskerne, dann wäre ihr Frühstück zwar nicht mehr vegan, enthielte aber:
- 420 kcal, 44 g Kohlenhydrate, 7 g Ballaststoffe, 17 g Fett und **18 g Eiweiß.**

Würde Frau B. nun in der zweiten Mischung den Naturjoghurt durch extrem eiweißreichen (und fettarmen) Skyr austauschen, könnte sie das Ganze noch weiter optimieren:
- 407 kcal, 35 g Kohlenhydrate, 7 g Ballaststoffe, 10 g Fett und **32 g Eiweiß.**

Sie sehen also, welchen großen Effekt kleine Veränderungen in der Lebensmittelauswahl auf die Nährstoffzusammensetzung des gesamten Frühstücks haben. Haben Sie das bitte immer im Kopf, wenn Sie morgens an den Kühlschrank gehen und sich Ihr Essen zusammenstellen – und zu den anderen Tageszeiten natürlich auch.

Für alle, die keine Müslifans sind, spielen wir das Ganze auch am Beispiel eines **Frühstücksbrotes** durch. Wenn Frau B. morgens eine Scheibe Vollkornbrot mit Butter und 2 EL Marmelade essen würde, käme sie damit auf:
- 331 kcal, 47 g Kohlenhydrate, 4 g Ballaststoffe, 13 g Fett, **4 g Eiweiß.**

Würde sie jetzt einfach nur die Butter durch Frischkäse austauschen und die Marmelade etwas reduzieren (= eine Scheibe Vollkornbrot + 60 g Frischkäse + 1 EL Marmelade) käme ihr Frühstück schon auf:
- 283 kcal, 35 g Kohlenhydrate, 4 g Ballaststoffe, 11 g Fett, **10 g Eiweiß.**

Äße sie eine Scheibe Vollkornbrot mit Butter und 40 g Emmentaler, dann wären das:

- 369 kcal, 20 g Kohlenhydrate, 4 g Ballaststoffe, 25 g Fett, **15 g Eiweiß.**

Eine Scheibe Vollkornbrot mit einer halben Avocado, einem weichen Ei und 1 EL Hanfsamen läge bei:

- 345 kcal, 23 g Kohlenhydrate, 7 g Ballaststoffe, 20 g Fett, **15 g Eiweiß.**

Eine Scheibe Vollkornbrot mit 50 g Frischkäse, Rucola und 50 g Räucherlachs bringt es auf:

- 304 kcal, 21 g Kohlenhydrate, 4 g Ballaststoffe, 15 g Fett, **19 g Eiweiß.**

Die vegane Variante aus einer Scheibe Vollkornbrot mit 60 g Hummus, 1 EL gerösteten Pinienkernen und 25 g Mungbohnensprossen enthält:

- 366 kcal, 26 g Kohlenhydrate, 7 g Ballaststoffe, 23 g Fett, **11 g Eiweiß.**

Mahlzeitenzusammensetzung im Verlauf des Tages

Wenn Sie ausreichend Eiweiß in Ihr Frühstück eingebaut haben, ist dieses ansonsten die Mahlzeit, bei der Sie am lockersten mit Kohlenhydraten umgehen können. Vor Ihnen liegt noch der ganze Tag und Sie werden die gefrühstückten Kohlenhydrate ganz sicher als Treibstoff brauchen und verbrauchen. Abgesehen davon, wachen viele Frauen morgens mit einer leichten Unterzuckerung im Blut auf. Die macht schlechte Laune – und lässt sich durch gute Kohlenhydrate im Frühstück wunderbar abpuffern. Je weiter der Tag fortschreitet, desto mehr sollten Sie den Kohlenhydratanteil in den Hauptmahlzeiten herunterfahren. Heißt konkret: Wenn Sie Pasta essen möchten, dann tun Sie dies lieber mittags als abends. Das Abendessen sollte idealerweise nur noch wenige Kohlenhydrate enthalten und stattdessen überwiegend aus eiweißreichen Komponenten bestehen. Sie müssen dabei aber nicht mit dem Taschenrechner mitrechnen – schauen Sie einfach, dass die Tendenz stimmt.

Um mit den Eiweißgehalten von Lebensmitteln vertrauter zu werden, ist es am Anfang hilfreich, stets einen Blick auf die Nährwerttabellen zu werfen, die auf den Packungen abgedruckt sind. Die Angaben dort beziehen sich in der Regel auf 100 g des Lebensmittels. Damit Sie realistisch einschätzen können, wie viel Eiweiß davon tatsächlich in Ihrem Bauch landet, sollten Sie Ihre Portionen zu Beginn ruhig einmal abwiegen. Die Erfahrung zeigt nämlich, dass die meisten Menschen sich verschätzen.

Und bitte: Frühstücken Sie! Selbst wenn Sie phasenweise Intervallfasten betreiben (mehr dazu ab Seite 125), ist es sehr viel cleverer, nicht das Frühstück, sondern das Abendessen auszulassen, um die Fastenperiode von 14 bis 16 Stunden einzuhalten. Was Sie auf keinen Fall tun sollten, ist, sich mit „ein bisschen Obst" bis zum Mittagessen durchhangeln. Denn auf diese Weise geraten Sie genau in die Situation, die Sie vermeiden möchten: Sie haben dann nur Zucker im Blut und sonst nichts.

Anja und Kerstin – der Eiweißvergleich

Anja und Kerstin sind Freundinnen, zwei Frauen in den Fünfzigern. Beide sind recht sportlich und beide versuchen, sich gesund zu ernähren. Anja joggt zwei- bis dreimal die Woche, erledigt ihre Einkäufe mit dem Fahrrad und geht im Büro immer die Treppen, anstatt mit dem Aufzug zu fahren. Sie isst schon immer vegetarisch und ersetzt inzwischen auch öfter mal Milchprodukte durch pflanzliche Alternativen. Mit Mitte vierzig hat Anja plötzlich angefangen an Gewicht zuzulegen. Nicht viel, vielleicht ein halbes bis ein Kilo pro Jahr. Aber die Hosen und Kleider, die Anja mit 45 getragen hat, passen ihr heute nicht mehr. Und das, obwohl sie weder an ihrer Ernährung noch an ihrem Sportprogramm etwas Grundlegendes geändert hat. Darüber ist Anja sehr unglücklich. Denn sie kann nicht erkennen, wo bei ihr „der Fehler im System" liegt.

Kerstin hingegen trägt auch mit Mitte fünfzig noch die gleiche Kleidergröße wie mit Mitte vierzig. Ihre Figur hat sich in den vergangenen Jahren kaum verändert. Auch sie bewegt sich im Alltag viel, hasst aber Joggen und geht deshalb einmal in der Woche ins Fitnessstudio und an einem weiteren Abend zu einem Pilateskurs. Sie isst klassisch flexitarisch, das heißt Fleisch und Fisch in kleinen Mengen, wenn sie Lust darauf hat und die Qualität stimmt.

Kerstin und Anja leben also ein recht ähnliches Leben. Wir müssen sehr genau hinschauen, um den Grund für Anjas langsame, aber stetige Gewichtszunahme zu erkennen. Dafür vergleichen wir nachfolgend die Essensmengen sowie die Mahlzeitengestaltung der beiden Freundinnen an einem beispielhaften Tag. Die Menüpläne weisen auch sämtliche Nährwerte der Mahlzeiten aus.

Menüpläne von Anja und Kerstin im Vergleich

Anja					Kerstin				
Frühstück									
1 Pfirsich + 200 ml Hafermilch + 50 g Beerenmüsli					1 Pfirsich + 80 g Blaubeeren + 200 g Skyr natur + 40 g Beerenmüsli + 20 g Kürbiskerne				
E 7	F 6	KH 44	BS 10	kcal 318	E 35	F 13	KH 43	BS 12	kcal 492
Snack									
1 Müsliriegel Schoko-Banane (25 g)					nichts				
E 1	F 4	KH 22	BS 1	kcal 106	E 0	F 0	KH 0	BS 0	kcal 0
Mittagessen									
Baguettebrötchen Tomate/Mozzarella und ein Latte macchiato mit Hafermilch					Vegetarischer Linseneintopf mit Möhren, Kartoffeln und Crème fraîche				
E 17	F 23	KH 36	BS 4	kcal 436	E 20	F 15	KH 44	BS 15	kcal 422
Zwischenmahlzeit									
150 g fettarmer Fruchtjoghurt + 1 Apfel					150 g Quark + 150 g Erdbeeren + 30 g Pistazien +1 EL Hanfsamen				
E 6	F 2	KH 38	BS 4	kcal 209	E 30	F 23	KH 18	BS 5	kcal 414
Abendessen									
Spaghetti mit vegetarischer Bolognese und Parmesan					Hühnchengeschnetzeltes mit Brokkoli, Spargel und Reis				
E 22	F 16	KH 80	BS 11	kcal 578	E 33	F 26	KH 42	BS 5	kcal 557
Snack									
50 g Salzstangen					150 ml Sojamilch				
E 3	F 0	KH 38	BS 0	kcal 177	E 5	F 1	KH 2	BS 2	kcal 44
Gesamt									
E 56	F 51	KH 258	BS 30	kcal 1824	E 123	F 78	KH 149	BS 39	kcal 1929

E = Eiweiß, F= Fett, KH = Kohlenhydrate, BS = Ballaststoffe

Schauen Sie in der Tabelle bitte nicht als Erstes auf die Kalorienaufnahme der beiden Frauen! Lassen Sie uns in der Spalte ganz links beginnen: Obwohl Anjas Ernährung auf den ersten Blick recht gesund aussieht, kommt sie am Vormittag gerade mal auf 8 Gramm Eiweiß. Damit ist dieser Tag im Prinzip schon jetzt ein verlorener Tag in Sachen Muskelerhaltung. Denn auch wenn Anja beim Mittagessen und Abendessen noch mal ein bisschen „Boden gutmacht", erreicht sie mit 56 Gramm Eiweiß insgesamt nur das absolut notwendige Tagesminimum. Keine Chance, dass sie mit dieser Eiweißmenge im Alter von Ü50 ihre Muskeln erhält, geschweige denn weitere Muskulatur aufbaut. Wenn sie so weiterisst, wird ihr Körper stattdessen jeden Tag ein bisschen Muskeln abbauen. Und das, obwohl sie joggt. Joggen ist zwar ein wunderbares Herz-Kreislauf-Training, jedoch nicht dazu geeignet, Muskelfasern zu stärken. Egal also, wie viele Kilometer Anja läuft, es wird ihr muskulär nichts bringen.

Kerstin hingegen ist mit 123 Gramm Eiweiß insgesamt sehr gut versorgt. Außerdem startet sie mit einem sehr eiweißreichen Frühstück in den Tag und programmiert dadurch ihren Stoffwechsel direkt morgens auf „Aufbau". Krafttraining und Pilates führen dazu, dass sie ihre Muskulatur gezielt fordert, was den Einbau von Eiweiß fördert.

Dadurch, dass Kerstin ein eiweißreiches und fetthaltiges Frühstück isst, ist sie bis zum Mittagessen satt. Ihr Blutzuckerspiegel steigt moderat an (denn Eiweiß und Fett verlangsamen die Kohlenhydrataufnahme) und bleibt dann über mehrere Stunden stabil, sodass Kerstin zwischendurch keinen (Heiß-)Hunger bekommt und konzentriert arbeiten kann. Anja hingegen hat schon zweieinhalb Stunden nach dem Frühstück wieder Appetit. Der Müsliriegel, den sie in ihrer Büroschublade hat, kommt ihr jetzt gerade recht und feuert ihren gerade abgestürzten Blutzuckerspiegel wieder ordentlich in die Höhe. Willkommen auf der Blutzucker-Achterbahn (siehe Seite 120).

Beim Mittagessen versucht sich Anja aus Sorge um ihr zunehmendes Gewicht etwas zurückzuhalten und isst „nur" ein Brötchen mit vegetarischem Belag. Nicht ahnend, dass das Baguettebrötchen ihr nährstoffmäßig rein gar nichts bringt außer schlechten Kohlenhydraten, dass der Mozzarella nicht so viel Eiweiß enthält, wie sie eigentlich bräuchte, und dass diese Kombi obendrein genauso viele Kalorien enthält wie Kerstins Mittagessen. Allerdings ist der Linseneintopf von Kerstin die deutlich sättigendere, nährstoffreichere und auch eiweißreichere Mahlzeit.

Anjas Nachmittagssnack: viel Zucker bzw. Kohlenhydrate, wenig Eiweiß. Kerstin hingegen kombiniert sehr clever eine Top-Eiweißquelle (Magerquark) mit frischem Obst, Nüssen und Hanfsamen. Alleine durch diesen kleinen Snack nimmt sie noch mal 30 Gramm Eiweiß auf. Die enthaltenen Kalorien sind für sie völlig zweitrangig, denn Kerstin geht im Anschluss zum Sport und wird die Energie brauchen.

Auch Anja geht nachmittags joggen und kommt mit großem Hunger von ihrer Runde zurück. Sie hat gelesen, dass Pasta für Läuferinnen ideal sei, weil man zum Laufen Kohlenhydrate braucht. Deshalb kocht sie sich eine Portion Spaghetti. Da sie nach dem Laufen das Gefühl hat, sich etwas gönnen zu können, isst sie abends noch Salzstangen. Damit kommt sie auf 258 Gramm Kohlenhydrate insgesamt: Rund 60 Prozent ihrer aufgenommenen Energie stammt also aus Kohlenhydraten. Dabei hat sie noch nicht mal eine einzige echte Süßigkeit gegessen! Auch Kerstins Abendessen enthält einige Kohlenhydrate (Reis), zusätzlich aber eine starke Eiweißquelle (Hühnchen). Um die nächtliche Muskelproteinsynthese bestmöglich anzukurbeln, trinkt Kerstin vor dem Schlafengehen noch ein Glas Sojamilch.

Fazit: Beide Frauen essen pflanzenbasiert und damit ballaststoffreich – das ist sehr positiv. Kerstin stellt zudem mit einer hohen Eiweißzufuhr und einer moderaten Kohlenhydrataufnahme ihrem Stoffwechsel genau die Bausteine zur Verfügung, die ihr Körper im Alter von Mitte fünfzig braucht, um fit zu bleiben. Ihre Muskulatur, ihr Immunsystem, Haut, Haare, Nägel und alle Organe profitieren von der guten Eiweißversorgung. Die aufgenommenen Kohlenhydrate verbraucht sie allesamt als Energie, nichts davon wird zu Fett umgebaut und am Bauch abgelagert. Dass sie insgesamt mehr Fett und auch mehr Kalorien zu sich nimmt als Anja, spielt überhaupt keine Rolle. Kerstins anaboler Stoffwechsel braucht diese Energie zur Muskelbildung.

Anja hingegen bringt sich mit dem Versuch, auf Kalorien zu achten, in eine schlechte Stoffwechselsituation. Dadurch, dass sie so wenig eiweißreiche Lebensmittel isst, nimmt sie zwangsläufig mehr Kohlenhydrate auf. Im Alter von 30 hätte ihr das noch nicht groß geschadet. Denn sie war und ist ja ein aktiver Mensch. Im Alter von 50 kommt sie mit dieser Ernährung jedoch in eine katabole Stoffwechsellage. Jeden Morgen, wenn sie aufwacht, hat ihr Körper wieder etwas mehr Muskulatur abgebaut sowie die nicht verbrauchten Kohlenhydrate des Abendessens zu Fett umgebaut und auf den Hüften oder am Bauch abgelegt.

Damit kennen Sie jetzt also den Grund, warum Frauen wie Anja mit Eintritt in die Wechseljahre ganz langsam und kontinuierlich zunehmen, obwohl sie sich auf den ersten Blick recht ausgewogen ernähren. Und warum Frauen wie Kerstin nicht in die Kategorie „Die kann eh essen, was sie will, und nimmt nicht zu“ gehören, sondern dass ihre schlanke Figur das Ergebnis einer cleveren Lebensmittelauswahl und klugen Mahlzeitengestaltung ist. Wir hoffen, dass wir Ihnen mit diesen beiden Beispielen zeigen konnten, dass es hilfreich ist, sich mit der Zusammensetzung seiner eigenen Ernährung auseinanderzusetzen.

Wenn Sie nun wissen möchten, ob Sie persönlich auf ausreichend Eiweiß kommen, dann machen Sie sich die Mühe und schreiben Sie einmal eine Woche lang auf, was Sie über den Tag verteilt essen. Es gibt heutzutage tolle Apps, in denen eine Menge Lebensmittel (mit Markennamen) erfasst sind und mit denen Sie auswerten können, wie Ihre einzelnen Mahlzeiten hinsichtlich der Makronährstoffe (Eiweiß, Fett, Kohlenhydrate) zusammengesetzt sind. Alternativ können Sie diese Auswertung auch von einer Ernährungsfachkraft vornehmen lassen. Das hat den Vorteil, dass Sie auch Ihre Versorgung mit Mikronährstoffen ermitteln lassen können. Wie auch immer Sie es angehen – es ist eine Analyse, die sich wirklich lohnt und durch die Sie eine Menge über sich lernen können.

KISS = keep it smart and simple

Um nicht tagtäglich den Nährstoffgehalt Ihrer Mahlzeiten tracken zu müssen, beherzigen Sie im Alltag folgenden Grundsatz: In jede Mahlzeit gehört eine hochwertige Eiweißkomponente! Besonders wenn Sie sich teilweise im Speiseplan von Anja wiedererkannt haben, sollten Sie darauf achten, eiweißreiche Lebensmittel zu den einzelnen Gerichten hinzuzufügen oder bestimmte Lebensmittel durch eiweißreichere Varianten auszutauschen.

Lebensmittel clever tauschen für noch mehr Eiweiß:

Hafermilch	→	Sojamilch
Joghurt	→	Skyr/Quark
Frischkäse	→	Hüttenkäse
Mischbrot	→	Saatenbrot
Reis	→	Quinoa
Mais	→	Erbsen
Croûtons	→	Kürbiskerne
Nuss-Nougat-Creme	→	Erdnusscreme
Marmorkuchen	→	Käsekuchen

Ein differenzierter Blick auf Eiweiß-Supplemente

Der Speiseplan von Kerstin zeigt, dass es problemlos möglich ist, mit natürlichen Lebensmitteln auf ausreichende Eiweißmengen zu kommen. Trotzdem könnte die eine oder andere von Ihnen an dieser Stelle auf die Idee kommen, mit Eiweiß-Supplementen (Nahrungsergänzungsmitteln) nachzuhelfen – ein Gedanke, der angesichts der Werbung für solche Produkte naheliegend ist. Grundsätzlich gibt es auf dem Markt vier Formen von Eiweißergänzungsprodukten. Die bekanntesten sind sicherlich die verschiedenen Pulver für die klassischen Shakes. Daneben gibt es auch Fertigdrinks, die teilweise als kompletter Mahlzeitenersatz angeboten werden. Außerdem Eiweißriegel und sogenannte Aminosäurepresslinge.

Shakes: Die meisten Eiweißpulver werden aus Molkenprotein (Whey) hergestellt, weil Molkeneiweiß eine sehr hohe biologische Wertigkeit hat und besonders viele verzweigtkettige Aminosäuren enthält. Diese werden bevorzugt in den Muskel eingebaut. Hauptklientel dieser Eiweißpulver sind Sportler und Bodybuilder. Bei entsprechendem Training lässt sich mit Wheyprotein-Shakes der Muskelaufbau gezielt triggern. Man kann die Pulver auch esslöffelweise in sein Müsli oder einen Smoothie geben und auf diese Weise natürliche Mahlzeiten mit Eiweiß anreichern. Doch Vorsicht: Da die Pulver extrem konzentriert sind, kann man sie auch sehr leicht überdosieren. Bei Verwendung von Eiweißpulvern ist es deshalb wichtig, viel zu trinken, damit der Körper gegebenenfalls überschüssigen Harnstoff ausscheiden kann (siehe Seite 76). Eine überhöhte Eiweißzufuhr birgt außerdem das Risiko der Knochenerweichung, weil über den Urin vermehrt Kalzium ausgeschieden wird (siehe Seite 76).

Ist das noch natürlich?

Das Eiweiß der Kuhmilch besteht zu 80 Prozent aus Casein und zu 20 Prozent aus Molkenprotein. Molkenprotein fällt als Abfallprodukt bei der Herstellung von Käse an. Denn Käse wird ausschließlich aus Casein gemacht, während die Molke – eine trübe, wässrige Restflüssigkeit der Milch – abgeschieden wird. Diese Molkenflüssigkeit enthält knapp 1 Prozent Molkenprotein (entspricht rund 1 g Protein pro 100 ml), das herausgefiltert und konzentriert wird. Danach folgt die eigentliche Herstellung des Proteinpulvers. Je nach Verfahren werden Molkenprotein-Präparate als Hydrolysate, Isolate und Konzentrate vertrieben, mit Proteingehalten zwischen 70 und 96 Prozent. Kein natürliches Lebensmittel hat einen vergleichbar hohen Eiweißgehalt.

Neben den Whey-Präparaten, die ja allesamt tierischen Ursprungs sind, gibt es auch pflanzliche Eiweißpulver. Diese werden aus Soja-, Mandel-, Erbsen, Reis-, Hanf-, Kürbiskern- oder Lupinenprotein hergestellt. Auch diese Produkte sind hochverarbeitet, meist sind es Proteinisolate. Die hochwertigste Aminosäurenzusammensetzung weist Sojaprotein auf. Bei Verzicht auf Soja wäre ein „Mehrkomponentenpulver“ (hergestellt aus mehreren verschiedenen Pflanzeneiweißen) die beste Alternative.

Fertigdrinks: Nicht nur in den Regalen der Fitnessstudios, auch in Supermärkten und Drogeriemärkten findet man immer häufiger fertige Eiweißdrinks, die zum Teil mit Vitaminen, Mineral- und Ballaststoffen angereichert wurden, sodass sie als vollwertige Mahlzeit herhalten können. Unsere Meinung dazu: Das können Sie gelegentlich machen, wenn Sie unterwegs sind und ansonsten nur eine Portion Pommes die Alternative wäre. Die Produkte sind in der Regel auf Milchbasis hergestellt, enthalten 20 bis 50 g Eiweiß und sättigen gut. Schauen Sie aber unbedingt auf die Zutatenliste. Die Kohlenhydrate sollten aus natürlichen Quellen stammen, sodass der Zuckergehalt 4 bis 5 Prozent nicht überschreitet. Künstliche Süßstoffe und Zuckeraustauschstoffe meiden Sie besser. Die Vitamin- und Mineralstoffgehalte pro Portion sollten maximal 20 bis 30 Prozent des Tagesbedarfs abdecken. Auf absurd hohe Gehalte verzichten Sie besser. Häufig kommen Zusatzstoffe zum Einsatz, damit das Produkt cremig schmeckt. Darum werden Sie wahrscheinlich nicht ganz herumkommen, aber eben deshalb sollten diese Produkte auch keine tägliche Nahrung darstellen.

Riegel: Einen Eiweißriegel in der Handtasche zu haben, ist keine so schlechte Idee. Besser jedenfalls als Kekse oder Schokolade. Aber auch hier gilt es, ein qualitativ hochwertiges Produkt zu finden. Es gibt sehr künstliche Riegel mit all den oben beschriebenen Nachteilen (Isolate, Zusatzstoffe, Süßstoffe, Zuckeraustauschstoffe). Es gibt aber auch Riegel auf Basis echter Nüsse und Trockenfrüchte. Aber auch bei diesen gilt: Etikett lesen und Zuckergehalt beachten! Solche Riegel kann man übrigens auch selbst machen. Ein Rezept dafür finden Sie auf Seite 177.

Presslinge: Aminopresslinge oder „Eiweißlinge“ sind Tabletten, die in der Regel acht unverzichtbare Aminosäuren enthalten. Die Aminosäure Histidin ist oft noch nicht dabei, weil sie erst seit Kurzem zu den unverzichtbaren Aminosäuren gezählt wird. Presslinge werden häufig aus einem pflanzlichen Eiweiß hergestellt, sodass sie für Veganerinnen geeignet sind. Die einzelnen Tabletten sind relativ groß und schmecken ziemlich gewöhnungsbedürftig. Für eine Tagesportion muss man mehrere Presslinge schlucken. Allerdings enthalten sie keine Zusatzstoffe. Auch mit Aminopresslingen kann man schnell in den Bereich der Überdosierung geraten, wenn man sich ansonsten nicht völlig einseitig ernährt oder extrem wenig isst. Orientieren Sie sich bei Verwendung von Presslingen deshalb am unteren Bereich der Verzehrsempfehlungen des Herstellers.

High-Protein-Produkte

Bestimmt sind Sie auch schon über „High Protein"-Produkte gestolpert. Pudding, Grießbrei, Eis & Co gibt es neuerdings auch mit einer extra Portion zugesetztem Molkenproteinpulver. Achten Sie auf den Zuckergehalt! Ein höherer Eiweißgehalt macht einen Pudding oder ein Eis noch nicht zu einem gesunden Snack.

Damit keine Missverständnisse aufkommen: Dieses Kapitel dient Ihrer Information im Rahmen einer umfassenden Darstellung des Themas „Eiweißversorgung". Es stellt *keine generelle Empfehlung* zur Verwendung von Eiweißpräparaten dar! Wie der exemplarische Speiseplan von Kerstin auf Seite 112 zeigt, ist es möglich, sich über eine ausgewogene Ernährung mit ausreichend Eiweiß zu versorgen. Dennoch können Eiweißpräparate in manchen Lebenssituationen hilfreich sein – bei Krankheit, auf Reisen, im Leistungssport, für Veganerinnen oder für Frauen, die sehr wenig essen.

Referenzwerte für unverzichtbare Aminosäuren

Bevor Sie Nährstoffe – egal welche! – substituieren oder supplementieren, sollten Sie eine belastbare Aussage darüber einholen, wie es um Ihre persönliche Versorgungslage bestellt ist. In Bezug auf Aminosäuren können Sie bei Ihrem Hausarzt ein sogenanntes **Aminosäuren-Profil** bzw. **Aminogramm** erstellen lassen. Dafür wird Ihr Arzt Ihnen Blut abnehmen und dieses in ein Labor schicken. (Das müssen Sie jedoch selbst bezahlen. Rechnen Sie mit Kosten von 30 bis 50 Euro.) Der Tabelle können Sie die angestrebten Werte im Blutserum für die neun unverzichtbaren Aminosäuren sowie Arginin (teilweise unverzichtbar) entnehmen. Wünschenswert ist es, bei jeder einzelnen aufgeführten Aminosäure im oberen Drittel des Referenzbereichs zu liegen.

Sollte die Analyse Ihres Blutes ergeben, dass Sie mit ein oder zwei Aminosäuren unterversorgt sind, so können Sie diese gezielt auffüllen, indem Sie die entsprechenden Lebensmittel vermehrt in Ihren Speiseplan einbauen. Wenn Sie bei mehreren Aminosäuren im unteren oder mittleren Referenzbereich liegen, sollten Sie Ihre Eiweißzufuhr generell erhöhen und dabei eventuell auch etwas mehr tierisches Eiweiß in Ihre Ernährung einbauen. Beachten Sie das Timing und starten Sie mit einem eiweißreichen Frühstück in den Tag. Alternativ können Sie, wie im vorangegangenen Kapitel erläutert, mit Eiweißpulver oder Aminopresslingen substituieren.

Vereinbaren Sie unbedingt nach sechs bis acht Wochen einen Kontrolltermin bei Ihrem Arzt, um zu schauen, ob sich die Versorgungslage verbessert hat. Höchstwahrscheinlich werden Sie dies aber vorher schon selbst merken, denn sobald Sie besser mit Eiweiß versorgt sind, werden Sie sich deutlich besser fühlen.

Wichtig: Wenn der Versorgungsstatus einer oder mehrerer Aminosäuren deutlich nach oben abweicht, ohne dass Sie mit einem Nahrungsergänzungsmittel eingegriffen haben, sollten Sie dies mit einem Arzt besprechen.

Unverzichtbare Aminosäuren: Blutwerte, Funktion, Lebensmittel

Amino-säure	Referenzbereich weiblich (µmol/l)*	Aufgabe im Stoffwechsel	Gute Quellen**
Arginin	15–128	Proteinbildung, Regulation Blutdruck, Bildung von Kreatin (Energieträger)	Kürbiskerne, Erdnüsse, Pinienkerne, Walnüsse, Mandeln, Cashews, Erbsen, Sojabohnen, Garnelen, Rindfleisch
Histidin	72–124	Proteinbildung, Sauerstofftransport, Bestandteil der Muskelfasern, Vorläufer von Histamin	Erdnüsse, Sojabohnen, Mungbohnen, Spirulina, Weizenkeime, Hefeflocken, Hartkäse, Thunfisch, Fleisch
Isoleucin (BCAA)	30–108	Muskelaufbau, Glukoseverwertung im Training	Kürbiskerne, Erbsen, Sojabohnen, Mungbohnen, Hefeflocken, Hartkäse, Eier, Fleisch
Leucin (BCAA)	72–201	Muskelaufbau, Muskelregeneration, Bildung von Ketonkörpern (Energielieferanten)	Kürbiskerne, Nüsse, Erbsen, Sojabohnen, Weizenkeime, Mais, Hartkäse, Weichkäse, Thunfisch, Heilbutt, Fleisch
Lysin	40–390	Muskelaufbau, Knochenwachstum, Wundheilung, Kollagenbildung, Immunsystem	Kürbiskerne, Haferflocken, Erbsen, Sojabohnen, Mungbohnen, Saubohnen, Linsen, Weizenkeime, Fisch, Fleisch
Methionin	10–42	Proteinbildung, Entgiftung, Hormonbildung, Antioxidans	Kürbiskerne, Paranüsse, Sojabohnen, Hartkäse, Eier, Fisch, Huhn, Rindfleisch
Phenylalanin	35–85	Hormonbildung, Bildung von Neurotransmittern, Bildung von Melanin, Appetitregulation	Kürbiskerne, Erdnüsse, Mandeln, Pistazien, Leinsamen, Hülsenfrüchte, Quark, Hartkäse, Eier, Fisch, Fleisch
Threonin	60–225	Proteinbildung, Bildung von Kollagen und Elastin, Elastizität der (Herz-) Gefäße	Kürbiskerne, Buchweizen, Weizenkeime, Hartkäse, Quark, Eigelb, Hülsenfrüchte, Fisch, Fleisch
Tryptophan	10–140	Bildung von Serotonin (stimmungsaufhellend), Appetitregulation, Schlafrhythmus, Schmerzempfinden	Kürbiskerne, Cashews, Sojabohnen, Mungbohnen, Roggenkeime, Hartkäse, Weichkäse, Eier, Fisch, Fleisch
Valin (BCAA)	119–336	Muskelaufbau, Muskelregeneration	Kürbiskerne, Erdnüsse, Pistazien, Cashews, Hülsenfrüchte, Weizenkeime, Roggenkeime, Hartkäse, Eier, Fisch, Fleisch

*Quelle: Labor Dr. Wisplinghoff, Köln; Anmerkung: Die Referenzbereiche können sich etwas nach oben oder unten verschieben (je nach auswertendem Labor), liegen jedoch grundsätzlich im Bereich der hier dargestellten Werte.
**Quelle: Bundeslebensmittelschlüssel

Machen Sie mal Pause beim Essen!

Welche wichtige Rolle Eiweiß für einen schlanken und gesunden Körper spielt, können Sie inzwischen sicher nachvollziehen. Es gibt aber noch einen anderen Mechanismus beim Essen, der stark auf unsere Gesundheit und gleichzeitig auf unsere Figur einwirkt: die Häufigkeit der Mahlzeiten. Während es bis in die 1970er-Jahre noch völlig normal war, Frühstück, Mittag- und Abendessen zu verzehren und dazwischen vielleicht einen Apfel zu essen, hat sich in den darauffolgenden Jahrzehnten eine „Snack-Kultur" entwickelt. Handliche kleine Mahlzeiten und Snacks sind immer und überall verfügbar, niemand muss mehr auf die Hauptmahlzeiten warten, der „kleine Hunger" kann jederzeit sofort gestillt werden. Das aber ist fatal, denn der kleine Hunger ist eigentlich ein ziemlich figurfreundliches kleines Kerlchen.

Blutzucker-Jo-Jo muss nicht sein

Wenn Sie nicht gerade Speck pur essen oder ein Glas Öl trinken, beeinflusst fast jede Mahlzeit Ihren Blutzuckerspiegel. Denn eine gewisse Menge an Kohlenhydraten ist in unserem Essen immer enthalten. Diese Kohlenhydrate lassen unseren Blutzuckerspiegel ansteigen – und zwar umso höher, je mehr Kohlenhydrate und je weniger Fett und Eiweiß das Essen enthält.

Da die Kohlenhydrate jedoch nicht im Blut, sondern vor allem in den Muskelzellen gebraucht werden und ein dauerhaft erhöhter Blutzuckerspiegel Gefäße und Organe schädigt, ist Ihr Körper bemüht den Blutzuckerspiegel möglichst schnell wieder auf Normalniveau zu bringen. Dafür schüttet die Bauchspeicheldrüse Insulin aus. Haben Sie sehr viel Zucker gegessen, muss die Bauchspeicheldrüse sehr schnell reagieren. Und Schnelligkeit führt bekanntermaßen häufig zu Ungenauigkeit. So auch hier: Die Bauchspeicheldrüse liefert sicherheitshalber ein bisschen zu viel Insulin. Das führt jedoch dazu, dass Ihr Blutzucker unter Normalniveau fällt, was dummerweise (Heiß-)Hunger erzeugt. Auf diese Weise ist der Griff in die Keksdose quasi programmiert. Das führt wieder zu überhöhtem Blutzucker, auf den eine erneute starke Insulinausschüttung folgt, die den Blutzucker wieder zu weit nach unten drückt und Sie wieder auf die Suche nach etwas Essbarem schickt.

Dieses Blutzucker-Jo-Jo macht dick – und auf Dauer auch krank, Stichwort: Insulinresistenz (siehe Seite 23). Selbst, wenn es nur Kleinigkeiten sind, die Sie sich zwischendurch in den Mund stecken, ist Ihr Körper dadurch pausenlos mit der Verwertung von Zucker beschäftigt. Durch den immer wiederkehrenden Insulin-Push hat Ihr Stoffwechsel keine Ruhe und auch keinerlei Chance, Ihre

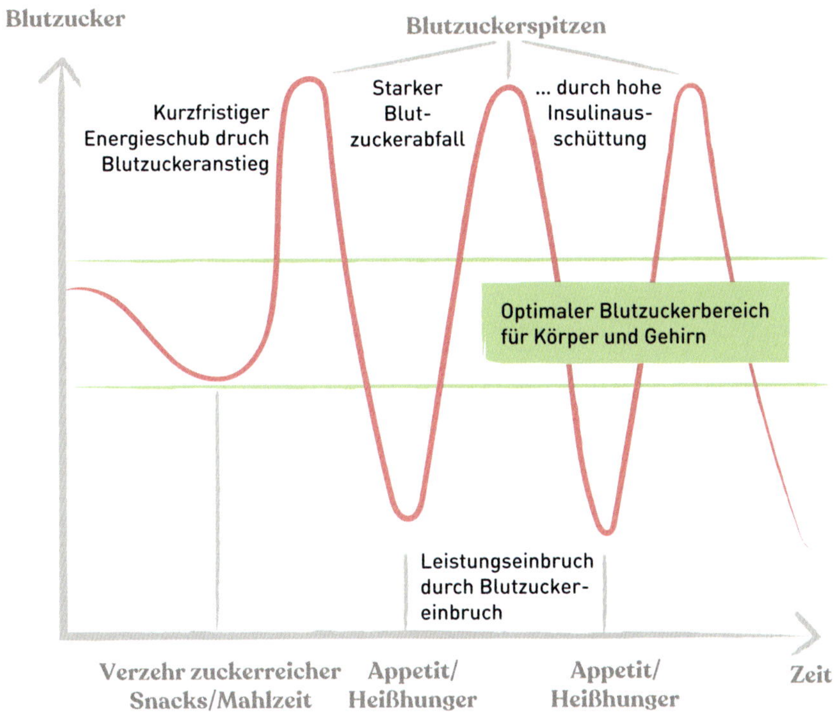

Blutzuckerschwankungen nach wiederholten, kohlenhydratreichen Mahlzeiten (modifiziert nach Ulrike Gonder et al.: Der Keto-Kompass, 2019)

Fettdepots als Energiequelle zu nutzen. Denn solange Insulin im Blut kreist, wird kein Gramm Fett abgebaut.

Die Wechseljahre machen die Situation leider wieder nicht einfacher. Im Gegenteil: Jüngste Studien konnten zeigen, dass Frauen in den Wechseljahren auf die gleichen Lebensmittel mit höheren Blutzuckerspitzen reagieren als junge Frauen. Auch in diesem Zusammenhang gilt also: Ihr Körper braucht mit 50 eine andere Behandlung als mit 30. Mit dem, was Sie essen, lösen Sie Ü50 schnellere und stärkere Blutzuckerschwankungen aus als früher. Umso wichtiger ist es für Sie, gar nicht erst in die Blutzuckerachterbahn einzusteigen.

Was bedeutet das im Alltag?

- Sie sollten sich (wieder) angewöhnen, ein gutes Frühstück, ein anständiges Mittagessen sowie ein vernünftiges Abendessen zu essen, und zwar in Form von Portionen, die Sie drei bis fünf Stunden satt halten. Nur so schaffen Sie es problemlos, die Zeitspanne bis zur nächsten Mahlzeit ohne kleine Snacks zu überbrücken.

- Sie sollten gleichzeitig versuchen, unbedachtes oder unbewusstes Snacken zu vermeiden. Die Bonbons im Auto, die Kekse auf dem Konferenztisch, die Trauben auf dem Schreibtisch, die Salzstangen in der Kinderbrotdose auf dem Spielplatz … all sowas steckt man sich ganz schnell in den Mund, ohne darüber nachzudenken.
- Sie sollten Ihre Hauptmahlzeiten bewusst und ausgewogen gestalten: reichlich Eiweiß, gute Fette und moderate Mengen an komplexen – und an Ballaststoffe gekoppelten! – Kohlenhydraten. Komplexe Kohlenhydrate aus ballaststoffreichen Lebensmitteln kommen mit Verzögerung im Blut an, weil sie im Verdauungssystem erst einmal aus der Matrix des Lebensmittels herausgelöst werden müssen. Eiweiß und Fett verlangsamen die Kohlenhydratverdauung zusätzlich. Auf diese Weise wird eine überschießende Insulinausschüttung vermieden. Reiner Zucker hingegen wird vom Darm quasi sofort ins Blut geschleust.

Richtig essen versus snacken

Je besser es Ihnen gelingt, Ihren Blutzucker über den Tag stabil zu halten, desto fitter werden Sie sich fühlen und desto konzentrierter können Sie arbeiten. Natürlich steigt der Blutzuckerspiegel zunächst einmal nach jeder Mahlzeit an: Das ist völlig normal! Wenn Sie jedoch die richtigen Inhaltsstoffe in Ihrer Mahlzeit haben, dann steigt Ihr Blutzucker moderat an, bildet für einige Zeit ein kleines Plateau, um dann langsam und kontinuierlich auf Normalniveau zurückzufallen. Auf diese Weise fühlen Sie sich über mehrere Stunden gesättigt. Es geht also darum, die oben beschriebenen starken Schwankungen zu vermeiden und stattdessen so zu essen, dass eine flachere, gleichmäßige Kurve entsteht.

Frauen des Stoffwechseltyps 2 schaffen dies am besten, wenn sie wirklich „nur" drei Hauptmahlzeiten essen. Das Wörtchen nur steht absichtlich in Anführungsstrichen, weil viele Frauen schon so lange daran gewöhnt sind, sich mit Miniportionen über den Tag zu hangeln, dass sie sich nicht mehr vorstellen können, wie man von drei Mahlzeiten satt werden soll. Deshalb noch einmal der Hinweis: Hauptmahlzeiten sind keine Snacks. Hauptmahlzeiten sind Mahlzeiten, von denen man satt wird. Wir wissen, dass es so manche von Ihnen anfangs Überwindung kosten wird, eine ordentliche Frühstücksportion zu essen. Erst recht, wenn Sie dann auch noch lesen, dass diese Portion 600 kcal enthält. Aber wir versichern Ihnen: Danach sind Sie vier Stunden satt. Mit etwas Übung und ausreichend Getränken werden Sie mit einem „richtigen" Frühstück problemlos über den Vormittag kommen – und Ihrer Gesundheit und Figur auf diese Weise den größten Dienst erweisen.

Frauen des Stoffwechseltyps 1 können sich ebenfalls an drei Hauptmahlzeiten halten oder nach der Formel „3 + 1" essen: drei Hauptmahlzeiten plus eine flexible Zwischenmahlzeit. Bei einem frühen Abendessen wäre die Zwischenmahlzeit ein eiweißreicher Snack am späteren Abend. Bei einem späten Abendessen und einer dementsprechend großen Zeitspanne zwischen Mittag- und Abendessen würde man die Zwischenmahlzeit auf den Nachmittag legen. Auch für die Zwischenmahlzeit gilt: Essen Sie moderate Mengen an Kohlenhydraten und viel hochwertiges Eiweiß. Rezepte finden Sie ab Seite 176.

Wenn Sie diesen beiden Schemata eine Weile folgen, werden Sie merken, wie Ihr Verlangen nach Süßem weniger wird. Auch werden Ihnen viele beliebte Süßspeisen oder Süßigkeiten plötzlich sehr süß vorkommen. Das kann ein sehr erleichterndes Gefühl sein. Denn man fühlt sich nicht mehr so „fremdgesteuert" und Bäckereien verlieren an Anziehungskraft.

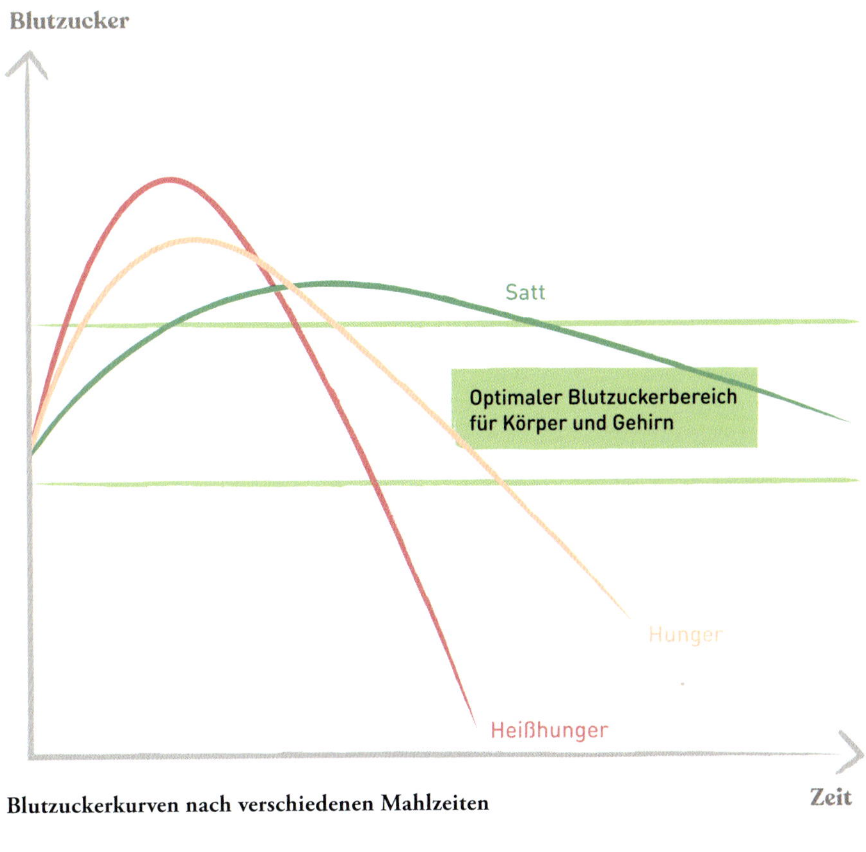

Blutzuckerkurven nach verschiedenen Mahlzeiten

Was man nicht sieht, macht keinen Appetit

Räumen Sie alle essbaren Dinge aus Ihrem Blickfeld. Obstteller, Keksdosen und Bonbongläser mögen zwar hübsch aussehen, triggern aber besonders am Anfang immer wieder Ihr Verlangen und geben Ihnen zudem dieses blöde „Darf-ich-nicht"-Gefühl. Bis Sie beim Anblick von Lebensmitteln ein „Möchte-ich-nicht"-Gefühl abrufen können, dauert es leider eine Weile.

Für den Fall, dass Sie weder Zeit noch Lust haben, für Zwischenmahlzeiten lange in der Küche herumzuwurschteln, hier einige Beispiele für kohlenhydratarme, eiweißreiche, unkomplizierte Snacks:

- Käsewürfel
- Feta mit Oliven und Walnüssen
- Nussmischungen, Mandeln oder geröstete Pistazien
- Geröstete Kichererbsen
- Edamame-Pops oder geröstete Edamame
- Kräuterquark oder Skyr mit Gurkenscheiben, Möhrensticks, Radieschen
- Naturjoghurt mit frischen Beeren
- Ein Glas Buttermilch
- Ein Glas Sojadrink
- Ein hart gekochtes Ei mit Kirschtomaten
- Wiener Würstchen
- (Mini-)Frikadellen
- Räucherfisch
- Eiweiß-Shake
- Proteinriegel

Die Mengen dieser Snacks orientieren sich natürlich an Ihrem Kalorienbedarf. Im Zweifelsfall gilt: lieber keinen Snack und eine vernünftige Hauptmahlzeit anstelle von Snack und eingeschränkten Hauptmahlzeiten.

Wenn es gelegentlich etwas Süßes sein muss, dann schauen Sie sich einmal in Bioläden oder gut sortierten Drogeriemärkten um. Dort gibt es inzwischen einige neue Süßigkeiten, die allemal besser und eiweißreicher sind als klassische Kekse oder Gummibärchen. Oftmals sind diese Produkte auf Basis von Hülsenfrüchten oder Nüssen hergestellt, mit Reissirup gesüßt oder mit dunkler Schokolade umhüllt, wie Kichererbsen-Schoko-Knuspies oder Ähnliches.

Umgang mit Hunger

Erinnern Sie sich einmal an Ihre Kindheit. Gab es da nicht immer mal wieder die Situation, dass Sie Ihre Mutter in der Stunde vor dem Mittag- oder Abendessen nach etwas Essbarem angebettelt haben, weil Sie bereits Hunger hatten? Und Ihre Mutter hat gesagt: „Tut mir leid Schatz, jetzt gibt es nichts mehr, in einer halben Stunde ist das Essen fertig." Sie fanden das wahrscheinlich nicht toll, aber geschadet hat es Ihnen auch nicht. Denn ein bisschen Hunger kann jeder Mensch aushalten. Hunger ist etwas völlig Normales und in der letzten Stunde vor einer Hauptmahlzeit bereits Hunger zu verspüren, ist nicht nur normal, sondern sogar erwünscht! Auf diese Weise wissen Sie, dass Ihr Magen jetzt leer ist, Ihr Blutzucker unten und die Nährstoffe der folgenden Mahlzeit nicht auf die Hüften gehen, sondern im Stoffwechsel gebraucht werden. Betrachten Sie Hunger also als wertvolles Signal, aber verwechseln Sie ihn nicht mit Appetit.

Richtig Intervallfasten

Wenn Sie in Sachen „Essenspausen" noch einen Schritt weiter gehen möchten, dann ist Intervallfasten eine Möglichkeit. Intervallfasten ist kein kompletter Nahrungsverzicht, sondern eine zeitlich begrenzte Nahrungskarenz. Zwischen diesen Intervallen können Sie normal essen. Die bekanntesten Methoden des Intervallfastens sind die 16:8-Methode und die 5:2-Methode. Beim 16:8-Prinzip wird im Verlauf eines Tages 16 Stunden lang auf jegliche Nahrung verzichtet und nur kalorienfrei getrunken, danach kann man 8 Stunden normal essen und trinken. Bei der 5:2-Methode wird jede Woche an zwei einzelnen Tagen gefastet, an denen jeweils maximal 500 kcal in Form von Brühen und Gemüsesäften getrunken werden.

Dieses sogenannte intermittierende Fasten ist nachweislich eine gute und gesunde Methode, um Blutzuckerschwankungen in den Griff zu bekommen, Gewicht zu verlieren und ein reduziertes Gewicht dauerhaft zu halten. Während der Fastenstunden sinkt der Blutzucker in den physiologisch normalen Bereich ab, es gibt keine Achterbahnfahrten mehr. Leichte Zustände von Unterzucker, die mitunter vorkommen können, fängt der Körper durch die Bereitstellung von Glukose aus der Leber ab sowie durch die Neubildung von Glukose aus

Proteinresten. In der Regel merkt man das aber überhaupt nicht, weil die meisten Intervallfastenden einen Großteil der Fastenstunden verschlafen.

Nach etwa zwölf Stunden ohne Nahrung fängt der Körper an, die Fettreserven als Energiequelle zu nutzen. Es wird also Körperfett abgebaut, damit das Gehirn und alle anderen Organe weiterhin funktionsfähig bleiben, sprich: mit Energie versorgt sind. Die Energiesubstanzen, die wir aus Fetten bilden können, nennt man „Ketonkörper“. Anstelle von Glukose nutzt das Gehirn nun also Ketonkörper als Brennstoff. Das ist der Moment, in dem die Pfunde anfangen zu schmelzen.

Intervallfasten kann aber noch viel mehr. Zunächst hilft es bei der Zellerneuerung. Durch die regelmäßige Essenspause von 16 Stunden wird der Stoffwechsel in den Zustand der sogenannten Autophagie gebracht. Dabei werden in den einzelnen Körperzellen kaputte oder unbrauchbare Strukturen abgebaut. Entartete Zellen, falsch strukturierte Proteine, Bakterien, Virenreste – sprich: zellulärer Müll – werden entsorgt. In Hungerzeiten (also bei unfreiwilligem Fasten) oder bei Unterzucker (siehe oben) dienen diese Abbauprodukte auch der Energiegewinnung. Gleichzeitig werden die Zellen durch diese „Müllverbrennung“ auch gereinigt. Wie ein Motor, der reibungsloser läuft, wenn er regelmäßig mit Druckluft von Staub und Ablagerungen befreit wird, arbeiten auch die menschlichen Zellen störungsfreier, wenn sie regelmäßig ihren Abfall entsorgen können.

Darüber hinaus hilft Intervallfasten aber auch beim Muskelaufbau. Denn im Hungerzustand produziert unser Körper mehr Wachstumshormone als in der Zeit, in der wir essen. Wenn Sie die tägliche 16-stündige Nahrungskarenz des Intervallfastens also mit einem kleinen Workout abschließen und anschließend eine eiweißreiche Mahlzeit zu sich nehmen, haben Sie allerbeste Chancen, den Muskelaufbau maximal stimuliert zu haben.

Untersuchungen zeigen, dass sich Intervallfasten auch positiv auf Blutdruck, Insulinsensitivität, Cholesterinspiegel, chronische Krankheiten und Schlaf auswirkt. Und dass diese Effekte auch eintreten, wenn Sie durch das Intervallfasten nicht abnehmen wollen. Intervallfasten ist also keine Diät, sondern eine Ernährungsform, die auch langfristig durchgeführt werden kann.

Viele Frauen kommen sehr gut mit dem 16:8-Intervallfasten klar, weil diese Methode klare zeitliche „Leitplanken“ setzt und man nicht bei jeder Mahlzeit überlegen muss, „ob man sie sich noch leisten kann“. Da man nur acht Stunden Zeit zum Essen zur Verfügung hat, reduziert sich die Mahlzeitenhäufigkeit meist ganz von selbst auf drei Mahlzeiten. Den gesundheitlich größten Effekt erzielen Sie, wenn Sie diese Mahlzeiten in die ersten Stunden des Tages legen – also etwa mit einem Frühstück gegen 9 Uhr beginnen, Mittagessen gegen 13 Uhr und die letzte Mahlzeit dann um 17 Uhr. Auf diese Weise bleiben Sie nicht nur sozialkompatibel, sondern essen zudem im Einklang mit Ihrem inneren Biorhythmus.

Ähnlich wie wir Menschen einen natürlichen, lichtgesteuerten Schlaf-wach-Rhythmus innerhalb eines 24-Stunden-Tages haben, haben wir nämlich auch einen natürlichen Ess-Rhythmus. Danach können wir Nährstoffe in der ersten Tageshälfte offenbar besser verwerten als am Abend oder nachts. Der Volksmund hat daraus den Merkspruch „Iss morgens wie ein Kaiser, mittags wie ein König und abends wie ein Bettelmann" gemacht. Was absolut richtig ist, denn genau wie Nacht- und Schichtarbeit wegen der Verschiebung des Schlaf-wach-Rhythmus auf Dauer krank machen, so scheint auch spätes und nächtliches Essen mit einem erhöhten Risiko für Fettleibigkeit und damit einer ganzen Reihe weiterer Krankheiten verbunden zu sein. Auch unter diesem Aspekt ist ein ordentliches Frühstück also eine wirklich gute Sache.

Wenn Sie dennoch zu den Menschen gehören, die entweder morgens nichts essen mögen oder (aus welchen Gründen auch immer) nicht aufs klassische Abendessen verzichten wollen, dann können Sie die Essensphase auch weiter nach hinten in den Tag schieben. Zum Beispiel auf 11 bis 19 Uhr oder 12 bis 20 Uhr. Je mehr Sie mit dem Essen in die Abendstunden rutschen, desto kleiner werden allerdings die guten Effekte des Intervallfastens.

Was Intervallfasten nicht ist: ein Alibi, um nach dem Fasten acht Stunden lang gedankenlos den Kühlschrank leer zu futtern. Wenn Sie mit Intervallfasten abnehmen und/oder Ihre Gesundheit verbessern möchten, dann funktioniert das am besten über eine Mahlzeitengestaltung, die Ihnen jetzt schon sehr vertraut sein dürfte:

- 1. Mahlzeit: viel Eiweiß, gesunde Fette, viele Vital- und Ballaststoffe, komplexe Kohlenhydrate
- 2. Mahlzeit: viel Eiweiß, gesunde Fette, viele Vital- und Ballaststoffe, moderate Mengen an Kohlenhydraten
- 3. Mahlzeit: viel Eiweiß, gesunde Fette, viele Vitalstoffe, wenig Kohlenhydrate
- Mehrstündige Pausen zwischen den Mahlzeiten
- Wenn überhaupt, dann bewusste Snacks

Denn auch, wenn Sie vielleicht von vielen Bekannten hören werden, dass es relativ einfach ist, mittels Intervallfasten sein Gewicht zu reduzieren, und dass es egal sei, was man während der 8 Stunden esse – vergessen Sie bitte die Trainings- und Eiweißvorgaben der vorangegangenen Kapitel nicht! Diese gelten selbstverständlich auch für die Tage und Mahlzeiten während einer Intervallfastenperiode. Ansonsten verlieren Sie möglicherweise Gewicht, aber ganz sicher auch wertvolle Muskulatur. Betrachten Sie die Sache so: Das System des Intervallfastens bietet Ihnen einen Rahmen für eine erfolgreiche Gewichtsreduktion. Die inhaltliche Ausgestaltung, um daraus eine gesunde Gewichtsreduktion mit entsprechendem Muskelerhalt zu machen, liegt jedoch bei Ihnen persönlich.

Die besten Lebensmittel für Frauen in den Wechseljahren

Dass Walnüsse und Vollkornbrot gesund sind, wissen Sie. Auch Kiwis und Möhren werden die meisten von Ihnen auf dem Zettel haben. Wunderbar! Wir möchten Ihr Augenmerk an dieser Stelle jedoch zusätzlich auf ein paar Lebensmittel lenken, die vielleicht bisher noch nicht zu Ihrem Standardrepertoire gehören. Die aber im Sinne unserer Philosophie – hochwertiges Eiweiß, gute Fette, Vitamine und Mineralstoffe, Probiotika, Ballaststoffe – sehr wertvolle Eigenschaften mitbringen und deshalb unbedingt auf Ihrem Einkaufszettel stehen sollten. Auf den nächsten Seiten kommen unsere Top-Lebensmittel für Flexitarierinnen, Vegetarierinnen und Veganerinnen. Die Eiweißmengen sind jeweils pro gängiger Portion angegeben. Falls Sie die Listen an Ihren Kühlschrank hängen möchten, können Sie sie unter www.goodfood-blog.de oder über die QR-Codes auf den jeweiligen Seiten herunterladen und ausdrucken.

Die Auswahl für Veganerinnen sieht aufgrund der komplett fehlenden tierischen Eiweißquellen logischerweise etwas anders aus. Bei einer veganen Ernährung sollten Sie darauf achten, die eiweißhaltigen Lebensmittel im Laufe des Tages so zu kombinieren, dass Aminosäure-Defizite einzelner Lebensmittel ausgeglichen werden. Wie bereits erwähnt, sind pflanzliche Proteine bezüglich ihrer Aminosäurenzusammensetzung nicht so hochwertig wie tierische Proteine. In der Regel sind ein bis zwei unverzichtbare Aminosäuren nur in sehr geringer Menge vorhanden, aber das lässt sich durch clevere Lebensmittelkombinationen ausgleichen.

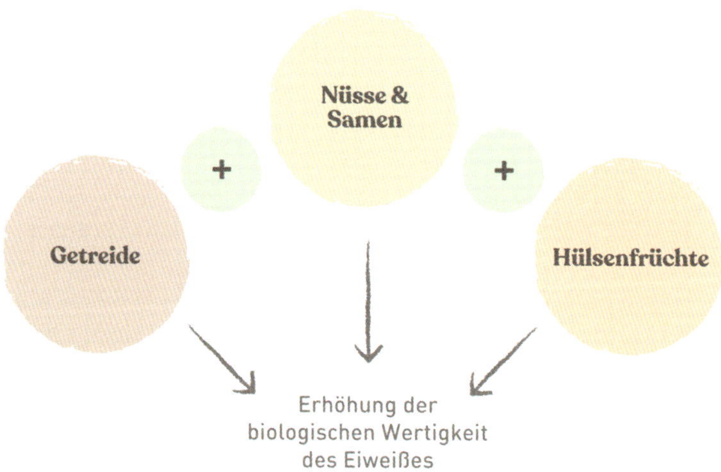

Günstige Lebensmittelkombinationen für Vegetarierinnen und Veganerinnen für eine ausreichende Eiweißzufuhr

Zum Beispiel sind Getreide und Nüsse relativ arm an Lysin – Hülsenfrüchte enthalten aber recht viel davon. In Hülsenfrüchten ist jedoch Methionin Mangelware – was sich durch Getreide ausgleichen lässt. Dem Getreide fehlt aber Tryptophan – das wiederum liefern Nüsse. Das Zusammenspiel dieser drei Lebensmittelgruppen (Getreide, Nüsse, Hülsenfrüchte) ermöglicht es also, alle unverzichtbaren Aminosäuren in ausreichender Menge zu sich zu nehmen. Im Alltag sieht das leider oft anders aus, denn für viele Veganerinnen ist Getreide die Haupteiweißquelle. Dadurch fehlt vielen von ihnen lebenswichtiges Lysin, sodass Muskelaufbau, Immunsystem, Zellteilung, Wundheilung und Knochengesundheit beeinträchtigt werden.

Durch verschiedene Zubereitungsarten, wie Kochen, Zerkleinern, Mixen und Einweichen, können Sie außerdem die Verdaulichkeit pflanzlicher Eiweiße erhöhen. Generell ist diese nämlich leider niedriger als die von tierischem Eiweiß. Das liegt daran, dass die Zellstruktur von Getreide, Nüssen und Hülsenfrüchten sehr stabil ist und unsere Verdauungsenzyme deshalb schwerer an das Eiweiß kommen. Allerdings scheint es so zu sein, dass sich die Verdaulichkeit von pflanzlichem Eiweiß erhöht, wenn man sich längerfristig vegan ernährt. Ein Körper, der darauf angewiesen ist, das pflanzliche Eiweiß bestmöglich zu verwerten, weil er nichts anderes bekommt, scheint diesbezüglich offenbar seine Effektivität zu erhöhen.

Bei guter Planung ist es also auch mit einer rein pflanzlichen Kost möglich, sich mit ausreichend Eiweiß zu versorgen. Trotzdem sollten Sie sich als Ü50-Veganerin am besten noch etwas über den auf Seite 76 errechneten Bedarfswerten bewegen, um auf der sicheren Seite zu sein. Sollten Sie merken, dass Sie dies mit natürlichem Essen mengenmäßig nicht schaffen, kann es durchaus sinnvoll sein, ein hochwertiges pflanzliches Protein-Ergänzungsprodukt zu nutzen.

Auch die Flexitarierinnen und Vegetarierinnen werden sehen, dass in ihren Listen auf den folgenden Seiten die pflanzlichen Lebensmittel deutlich überwiegen. Und das ist auch genau so gewollt. Machen Sie bitte nicht den Fehler, es mit tierischen Lebensmitteln zu übertreiben, nur weil es relativ einfach ist, auf diese Weise größere Mengen an Eiweiß aufzunehmen. Ihre Eiweißrechnung ginge so zwar auf, aber Sie tun Ihrer Gesundheit auf anderer Ebene keinen Gefallen. Nutzen Sie tierische Lebensmittel wie Eier, Milchprodukte, Fisch und Fleisch als wertvolle „Add-ons" (Zugaben) – unter anderem hochwertiges Protein, das Ihre Eiweißbilanz verbessert –, aber bleiben Sie bitte grundsätzlich bei einer pflanzenbasierten Kost. Die meisten Menschen, die von einer eher fleisch- und industrieproduktlastigen Ernährungsweise kommend auf eine frische, pflanzenbasierte Kost umstellen, berichten übrigens bereits nach sehr kurzer Zeit, dass sie sich deutlich wacher, fitter und leistungsfähiger fühlen.

Ü50-Superfoods für Flexitarierinnen

Brokkoli
- B-Vitamine für starke Nerven
- Kalzium für stabile Knochen
- Senföle zur Entgiftung

Grünkohl
- Vitamin C fürs Immunsystem
- Provitamin A für die Augen
- Kalzium für stabile Knochen
- Chlorophyll für die Sauerstoffversorgung

Blaubeeren
- Mangan für Bindegewebe, Knorpel, Knochen
- Lösliche Ballaststoffe für die Darmgesundheit
- Sekundäre Pflanzenstoffe zur Entgiftung

Himbeeren
- Zuckerarme Obstsorte
- Ballaststoffe für die Verdauung
- Sekundäre Pflanzenstoffe zur Entgiftung

Edamame
- 1 Portion = 60 g
- 20 g hochwertiges Pflanzeneiweiß
- Eisen für Leistungsfähigkeit und Immunsystem
- Kalium zur Blutdruckregulation

Lupinen
- 1 Portion = 50 g
- 21 g hochwertiges Pflanzeneiweiß
- Lösliche Ballaststoffe für die Darmgesundheit
- Magnesium zur Entspannung

Haferflocken
- 1 Portion = 50 g
- 6,6 g hochwertiges Pflanzeneiweiß
- Lösliche Ballaststoffe für die Darmgesundheit und zur Stabilisierung des Blutzuckers
- Magnesium zur Entspannung

Quinoa
- 1 Portion = 60 g
- 6 g hochwertiges Pflanzeneiweiß
- Magnesium zur Entspannung
- Zink für Entgiftung und Immunsystem

Hanfsamen
- 1 Portion = 2 EL
- 7 g hochwertiges Pflanzeneiweiß
- Pflanzliche Omega-3-Fettsäuren
- Eisen und Zink für Entgiftung und Immunsystem

Weizenkeime
- 1 Portion = 2 EL
- 5,7 g hochwertiges Pflanzeneiweiß
- B-Vitamine für starke Nerven
- Zink für Entgiftung und Immunsystem

Pistazien
- 1 Portion = 30 g
- 6,3 g hochwertiges Pflanzeneiweiß
- Sekundäre Pflanzenstoffe fürs Immunsystem
- Zink und Kupfer zur Entgiftung

Kürbiskerne
- 1 Portion = 2 EL
- 7 g hochwertiges Pflanzeneiweiß
- Ballaststoffe für die Verdauung
- Kupfer zur Entgiftung

Bio-Eier
- 7 g hochwertiges tierisches Eiweiß pro Ei
- Vitamin D für Knochenstabilität
- Vitamin B_{12} für Blutbildung und Zellteilung

Hartkäse
- 1 Portion = 30 g
- 9 g hochwertiges tierisches Eiweiß
- Vitamin A für Augen und Immunsystem
- Kalzium für stabile Knochen

Olivenöl
- Ölsäure für Herz und Gefäße
- Vitamin E als Antioxidans
- Sekundäre Pflanzenstoffe fürs Immunsystem

Leinöl
- Höchster Gehalt an pflanzlichen Omega-3-Fettsäuren
- Vitamin E als Antioxidans
- Sekundäre Pflanzenstoffe fürs Immunsystem

Skyr
- 1 Portion = 150 g
- 15 g hochwertiges tierisches Eiweiß
- Probiotische Bakterien für die Darmgesundheit
- Kalzium für stabile Knochen

Kefir
- 1 Portion = 200 ml
- 6,6 g hochwertiges tierisches Eiweiß
- Probiotische Bakterien für die Darmflora
- Kalzium für stabile Knochen

Wildlachs
- 1 Portion = 150 g
- 30 g hochwertiges tierisches Eiweiß
- Omega-3-Fettsäuren gegen stille Entzündungen
- Jod für Schilddrüsenhormone

Bio-Huhn
- 1 Portion = 150 g
- 35 g hochwertiges tierisches Eiweiß
- Vitamin B_3 (Niacin) zur Pflege der Darmflora
- Zink für Entgiftung und Immunsystem

Ü50-Superfoods für Vegetarierinnen

Brokkoli

- B-Vitamine für starke Nerven
- Kalzium für stabile Knochen
- Senföle zur Entgiftung

Grünkohl

- Vitamin C fürs Immunsystem
- Provitamin A für die Augen
- Kalzium für stabile Knochen
- Chlorophyll für die Sauerstoffversorgung

Blaubeeren

- Mangan für Bindegewebe, Knorpel, Knochen
- Lösliche Ballaststoffe für die Darmgesundheit
- Sekundäre Pflanzenstoffe zur Entgiftung

Himbeeren

- Zuckerarme Obstsorte
- Ballaststoffe für die Verdauung
- Sekundäre Pflanzenstoffe zur Entgiftung

Edamame

- 1 Portion = 60 g
- 20 g hochwertiges Pflanzeneiweiß
- Eisen für Leistungsfähigkeit und Immunsystem
- Kalium zur Blutdruckregulation

Tempeh

- 1 Portion = 100 g
- 19 g hochwertiges Pflanzeneiweiß
- Lösliche Ballaststoffe und probiotische Bakterien für die Darmgesundheit

Haferflocken

- 1 Portion = 50 g
- 6,6 g hochwertiges Pflanzeneiweiß
- Lösliche Ballaststoffe für die Darmgesundheit und zur Stabilisierung des Blutzuckers
- Magnesium zur Entspannung

Quinoa

- 1 Portion = 60 g
- 6 g hochwertiges Pflanzeneiweiß
- Magnesium zur Entspannung
- Zink für Entgiftung und Immunsystem

Hanfsamen

- 1 Portion = 2 EL
- 7 g hochwertiges Pflanzeneiweiß
- Pflanzliche Omega-3-Fettsäuren
- Eisen und Zink für Entgiftung und Immunsystem

Weizenkeime

- 1 Portion = 2 EL
- 5,7 g hochwertiges Pflanzeneiweiß
- B-Vitamine für starke Nerven
- Zink für Entgiftung und Immunsystem

Pistazien
- 1 Portion = 30 g
- 6,3 g hochwertiges Pflanzeneiweiß
- Sekundäre Pflanzenstoffe fürs Immunsystem
- Zink und Kupfer zur Entgiftung

Kürbiskerne
- 1 Portion = 2 EL
- 7 g hochwertiges Pflanzeneiweiß
- Ballaststoffe für die Verdauung
- Kupfer zur Entgiftung

Bio-Eier
- 7 g hochwertiges tierisches Eiweiß pro Ei
- Vitamin D für Knochenstabilität
- Vitamin B_{12} für Blutbildung und Zellteilung

Hartkäse
- 1 Portion = 30 g
- 9 g hochwertiges tierisches Eiweiß
- Vitamin A für Augen und Immunsystem
- Kalzium für stabile Knochen

Olivenöl
- Ölsäure für Herz und Gefäße
- Vitamin E als Antioxidans
- Sekundäre Pflanzenstoffe fürs Immunsystem

Algenöl
- Einziges veganes Lebensmittel mit maritimen Omega-3-Fettsäuren (EPA und DHA) für Herz, Augen, Gedächtnis, Entzündungshemmung

Skyr
- 1 Portion = 150 g
- 15 g hochwertiges tierisches Eiweiß
- Probiotische Bakterien für die Darmgesundheit
- Kalzium für stabile Knochen

Kefir
- 1 Portion = 200 ml
- 6,6 g hochwertiges tierisches Eiweiß
- Probiotische Bakterien für die Darmflora
- Kalzium für stabile Knochen

Linsen
- 1 Portion = 60 g
- 14 g hochwertiges Pflanzeneiweiß
- Lösliche Ballaststoffe für die Darmgesundheit
- Eisen und Zink fürs Immunsystem

Lupinen
- 1 Portion = 50 g
- 21 g hochwertiges Pflanzeneiweiß
- Lösliche Ballaststoffe für die Darmgesundheit
- Magnesium zur Entspannung

Ü50-Superfoods für Veganerinnen

Brokkoli
- B-Vitamine für starke Nerven
- Kalzium für stabile Knochen
- Senföle zur Entgiftung

Grünkohl
- Vitamin C fürs Immunsystem,
- Provitamin A für die Augen
- Kalzium für stabile Knochen
- Chlorophyll für die Sauerstoffversorgung

Blaubeeren
- Mangan für Bindegewebe, Knorpel, Knochen
- Lösliche Ballaststoffe für die Darmgesundheit
- Sekundäre Pflanzenstoffe zur Entgiftung

Himbeeren
- Zuckerarme Obstsorte
- Ballaststoffe für die Verdauung
- Sekundäre Pflanzenstoffe zur Entgiftung

Edamame
- 1 Portion = 60 g
- 20 g hochwertiges Pflanzeneiweiß
- Eisen für Leistungsfähigkeit und Immunsystem
- Kalium zur Blutdruckregulation

Lupinen
- 1 Portion = 50 g
- 21 g hochwertiges Pflanzeneiweiß
- Lösliche Ballaststoffe für die Darmgesundheit
- Magnesium zur Entspannung

Haferflocken
- 1 Portion = 50 g
- 6,6 g hochwertiges Pflanzeneiweiß
- Lösliche Ballaststoffe für die Darmgesundheit und zur Stabilisierung des Blutzuckers
- Magnesium zur Entspannung

Weizenkeime
- 1 Portion = 2 EL
- 5,7 g hochwertiges Pflanzeneiweiß
- B-Vitamine für starke Nerven
- Zink für Entgiftung und Immunsystem

Hanfsamen
- 1 Portion = 2 EL
- 7 g hochwertiges Pflanzeneiweiß
- Pflanzliche Omega-3-Fettsäuren
- Eisen und Zink für Entgiftung und Immunsystem

Kürbiskerne
- 1 Portion = 2 EL
- 7 g hochwertiges Pflanzeneiweiß
- Ballaststoffe für die Verdauung
- Kupfer zur Entgiftung

Pistazien
- 1 Portion = 30 g
- 6,3 g hochwertiges Pflanzeneiweiß
- Sekundäre Pflanzenstoffe fürs Immunsystem
- Zink und Kupfer zur Entgiftung

Erdnüsse
- 1 Portion = 30 g
- 9 g hochwertiges Pflanzeneiweiß
- Vitamin E als Antioxidans
- Zink für Entgiftung und Immunsystem

Tempeh
- 1 Portion = 100 g
- 19 g hochwertiges Pflanzeneiweiß
- Lösliche Ballaststoffe für die Darmgesundheit
- Probiotische Bakterien für die Darmflora

Sonnenblumenhack
- 1 Portion = 100 g
- 18 g hochwertiges Pflanzeneiweiß
- B-Vitamine für Haut, Haare, Nerven
- Magnesium zur Entspannung

Olivenöl
- Ölsäure für Herz und Gefäße
- Vitamin E als Antioxidans
- Sekundäre Pflanzenstoffe fürs Immunsystem

Algenöl
- Einziges veganes Lebensmittel mit maritimen Omega-3-Fettsäuren (EPA und DHA) für Herz, Augen, Gedächtnis, Entzündungshemmung

Quinoa
- 1 Portion = 60 g
- 6 g hochwertiges Pflanzeneiweiß
- Magnesium zur Entspannung
- Zink für Entgiftung und Immunsystem

Amarant
- 1 Portion = 60 g
- 8,7 g hochwertiges Pflanzeneiweiß
- Magnesium zur Entspannung
- Eisen für Sauerstoffversorgung

Linsen
- 1 Portion = 60 g
- 14 g hochwertiges Pflanzeneiweiß
- Lösliche Ballaststoffe für die Darmgesundheit
- Eisen und Zink fürs Immunsystem

Mungbohnen
- 1 Portion = 60 g
- 13,8 g hochwertiges Pflanzeneiweiß
- Lösliche und unlösliche Ballaststoffe
- Sekundäre Pflanzenstoffe zur Entgiftung

Qualität vor Quantität

Egal, ob Sie tierische Produkte essen oder nicht: Setzen Sie auf Qualität! Schauen Sie gern weiterhin im Restaurant kritisch auf die Preisliste (denn hier können Sie nicht beeinflussen und oft auch nicht beurteilen, welche Qualität an Lebensmitteln verwendet wurde), aber orientieren Sie sich bei Ihrem persönlichen Lebensmitteleinkauf nicht am niedrigsten Preis. Qualität bekommen Sie in der Regel nicht zu Billigkonditionen.

Wenn Sie möchten, dass das Tier, dessen Fleisch Sie essen, artgerecht gehalten und gefüttert wurde, kostet das mehr als ein Steak aus Massentierhaltung. Wenn Sie möchten, dass der Käse, den Sie essen, aus Biomilch hergestellt wurde und lange gereift ist, kostet das mehr als ein Gouda aus der Großmolkerei. Wenn Sie möchten, dass der Tofu, mit dem Sie kochen, aus gentechnik-freiem EU-Soja hergestellt wurde, kostet er mehr als ein Tofu aus genmanipulierten US-Sojabohnen. Wenn Sie möchten, dass das Öl, mit dem Sie Ihre Salatsauce zubereiten, schonend und kalt gepresst wurde, kostet das mehr als ein heiß gepresstes, raffiniertes Öl. Wenn das Obst für Ihr Müsli nicht gespritzt sein soll, hatte der Landwirt damit mehr Arbeit bei niedrigerem Ertrag – und das Endprodukt kostet mehr Geld.

Um naturbelassene und entsprechend gesunde Lebensmittel einzukaufen, muss man heutzutage wirklich genau hinschauen. Exemplarisch möchten wir Ihnen einige Lebensmittelgruppen zeigen, wo es sich wirklich lohnt, eine bewusste Kaufentscheidung zu treffen.

Brot: Ein Brot, das dunkel aussieht und mit ein paar Körnern bestreut ist, ist noch lange kein Vollkornbrot. Bei verpacktem Brot können Sie anhand der Zutatenliste erkennen, wie hoch der Vollkornanteil ist. Nur wenn Vollkornschrot oder Vollkornmehl als erste Zutat genannt werden, dann sind diese mengenmäßig auch wirklich die Hauptzutaten. Bei losem Brot in der Bäckerei müssen Sie fragen. Manche Bäcker schreiben den Vollkornanteil inzwischen auf die Regaletiketten.

Müsli: Haben Sie bereits auf der Packung Ihres Lieblingsmüslis geschaut, wie viel Zucker es enthält? Grundsätzlich enthält jedes Müsli Zucker, weil Getreideflocken, Rosinen oder andere getrocknete Früchte natürlicherweise Zucker enthalten. Dadurch kommt man aber in der Regel nicht über 8 bis 9 Gramm Zucker pro 100 g Müsli. Es gibt jedoch Müslimischungen, die bringen es auf mehr als 25 g Zucker pro 100 g Müsli – also besteht ein Viertel (oder mehr) dieser Müslimischungen aus Zucker, der zum größten Teil zugesetzt wurde! Diese Produkte gehören eigentlich in die Süßigkeitenabteilung. Deshalb sollten Sie auf Müsli-Packungen stets die Zahlen in der Zeile „Kohlenhydrate ... davon Zucker ...“ kontrollieren, bevor Sie ein Produkt kaufen.

Milch: Viele Menschen haben das Gefühl, empfindlich auf Milch zu reagieren. Das muss aber nicht unbedingt an der Milch selbst liegen, sondern daran, wie diese behandelt wurde. Die weiße Flüssigkeit in den Milchpackungen der Supermärkte ist ein hochverarbeitetes Produkt. In Großmolkereien wird die Milch tausender Kühe vermischt, erhitzt (um Keime abzutöten) und anschließend mit hohem Druck auf Platten gesprüht, damit die Fettkügelchen brechen. Verbraucherinnen möchten nämlich angeblich kein Fett in der Milch sehen. Bei dieser Homogenisierung wird jedoch die natürliche Molekülstruktur der Milch verändert und darauf reagieren manche Menschen empfindlich oder allergisch. Die Alternative ist sogenannte *nicht-homogenisierte Milch*, die Sie in Bioläden und inzwischen auch in gut sortierten Supermärkten bekommen. Diese Milch

Quick-Tipps für unterwegs

Die Situation, in der es am schwierigsten ist, sich mit halbwegs „vernünftigem" Essen zu versorgen, ist sicherlich, wenn man unterwegs ist und keine Zeit für eine richtige Mahlzeit hat: am Bahnhof, auf dem Flughafen, an der Autobahnraststätte, in der Stadt zwischen zwei Terminen. Zwar werden überall To-go-Snacks angeboten, die meisten davon sind aber klassisches Fast Food und entsprechen in keiner Weise dem, was Ihnen guttut. Wenn Sie unterwegs mit ausreichend Eiweiß versorgt sein möchten, dann sollten Sie deshalb vorausschauend agieren:

- Haben Sie stets eine kleine Tüte Nüsse, einen Nussriegel oder einen Proteinriegel in der Handtasche.
- Tauschen Sie auch die Bonbontüte im Auto gegen eine Tüte Cashews, Nüsse oder geröstete Kichererbsen aus.
- Bevor Sie am Bahnhof eine Butterbrezel oder eine Tüte Pommes kaufen, gehen Sie lieber in den dortigen Drogeriemarkt und holen Sie sich einen Eiweißfertigdrink.
- Auch wenn viele Bäckereien belegte Brötchen anbieten: Die selbst geschmierte Stulle aus Vollkorn- oder Eiweißbrot mit Käse und Kirschtomaten in der eigenen Brotbox ist die sehr viel smartere Variante.
- Falls ein Supermarkt in der Nähe ist: 500 ml Buttermilch liefern 18 g Eiweiß bei gerade mal 200 kcal.
- Wenn Sie die Wahl haben: Edamame und Sushi sind besser als Currywurst und Burger.

wird normalerweise in braune Flaschen abgefüllt. Das Milchfett sammelt sich oben im Flaschenhals als Pfropf. Wenn Sie es nicht mögen, können Sie es einfach mit einem Löffel entfernen.

Pflanzendrinks: Die Auswahl an Pflanzendrinks ist inzwischen riesig. Da Pflanzendrinks als Milchersatz genutzt werden und Milch eine wichtige Quelle für Kalzium ist, werden viele Pflanzendrinks mit Kalzium angereichert. In der Regel werden 120 mg Kalzium pro 100 ml zugesetzt – das entspricht dem natürlichen Kalziumgehalt von Kuhmilch. Diese Zusätze sind allerdings nur bei konventionell erzeugten Produkten erlaubt. Den Biopflanzendrinks darf kein Kalzium zugesetzt werden. Sie müssen sich also entscheiden: Möchten Sie Kalzium oder Bio?

Fleisch: „Du bist, was du isst", sagen wir zu Menschen – und das Gleiche gilt auch für Tiere. So weist das Fleisch von artgerecht gehaltenen und gefütterten Tieren eine andere Nährstoffzusammensetzung auf als das Fleisch von Tieren aus Massentierhaltung. Ebenso die von den Tieren stammenden Produkte wie Milch, Milcherzeugnisse und Eier. Der Gehalt an ungesättigten Fettsäuren ist höher, man findet sogar Omega-3-Fettsäuren. Ökologisch erzeugtes Fleisch ist zudem weniger mit Antibiotika-resistenten Keimen belastet. Natürlich hat das seinen Preis und bei Fleisch ist der Preisunterschied zu konventioneller Ware oftmals am größten. Das kann abschrecken, es kann aber auch motivieren. Denn die meisten Käuferinnen von Biofleischwaren berichten, dass sie aufgrund der hohen Preise extrem bewusst einkaufen, insgesamt weniger Fleisch essen und deutlich weniger wegwerfen. Ein Benefit für Sie persönlich und unser Klima.

Fertigmahlzeiten: Manchmal muss es schnell gehen und es bleibt keine Zeit, frisch zu kochen. Dafür gibt es tiefgekühlte fertige Mahlzeiten. Aber bevor Sie irgendwas aus der Eistruhe fischen und kaufen, lesen Sie bitte die Zutatenliste. Sind dort Dinge aufgelistet, die Sie nicht kennen oder die Sie selbst nicht zum Kochen verwenden würden? Dann kaufen Sie das Produkt lieber nicht. Suchen Sie nach Tiefkühlmenüs, die aus den gleichen Zutaten hergestellt sind, mit denen man das Gericht auch zu Hause kochen würde, und die keine chemischen Zusatzstoffe enthalten. Solche Gerichte gibt es!

Nährstoffreich kochen

Auch die besten Lebensmittel nutzen Ihnen natürlich wenig, wenn Sie die enthaltenen Nährstoffe am Ende totkochen. Oder auswaschen. Oder an der Luft kaputt gehen lassen. Denn etliche Vitamine sind hitzeempfindlich, andere mögen kein Licht oder werden durch Sauerstoff zerstört. Mineralstoffe hingegen werden über die Schnittstellen des Gemüses leicht ins Wasch- oder Kochwasser ausgewaschen.

Wenn Sie beispielsweise einen geschnittenen Apfel bei Zimmertemperatur tagsüber auf dem Küchentresen stehen lassen, dann wird er nicht nur braun, sondern der Sauerstoff zerstört mit der Zeit auch die Vitamine A, C und E. Das Licht greift außerdem Folsäure und Vitamin B_2 an. Je dünner Sie den Apfel geschnitten haben, desto mehr Vitamine gehen dabei kaputt. Legen Sie die Apfelstücke stattdessen in den dunklen und kühlen Kühlschrank und packen Sie sie zusätzlich in eine luftdichte Box, können Sie diesen Prozess deutlich verlangsamen.

Ähnlich beim Kochen. Wenn Sie geschälte Kartoffelstücke schwimmend in drei Liter Wasser kochen, hat das Wasser sehr viel Angriffsfläche an den geschnittenen Kartoffelwänden und wäscht sowohl Vitamine als auch Mineralstoffe aus. Sehr viel besser ist es deshalb, Kartoffeln mit Schale zu kochen. Und noch besser wäre es, die Knollen in einem Topf mit Siebeinsatz ohne direkten Wasserkontakt zu garen (= dämpfen). Das geht natürlich auch mit Kartoffelstücken.

Weitere Tipps für die nährstoffschonende Zubereitung von Gemüse, Obst & Co:

- Kartoffeln, Salat, Gemüse und Obst möglichst erst kurz vor dem Essen zubereiten, damit die geschnittenen Stücke nicht lange an der Luft herumstehen.
- Gemüse für Salate direkt mit dem Dressing vermischen, sodass es vor Sauerstoff geschützt ist.
- Obst und Gemüse nicht zerkleinert, sondern im Ganzen waschen.
- Zügig waschen und keine Stücke im Wasser herumliegen lassen.
- Gemüse und Kartoffeln nicht kochen, sondern in wenig Salzwasser dünsten oder mit Siebeinsatz dämpfen.
- Gemüse nur bissfest garen und nicht völlig durchgaren.
- Garwasser für Saucen verwenden.
- Reis, Quinoa, Amarant, Bulgur & Co nicht schwimmend in Wasser kochen, sondern in exakter Wassermenge (in der Regel 1 Tasse Lebensmittel und 2 Tassen Wasser) leise köcheln und dann bei geschlossenem Topf ausquellen lassen.
- Kein Essen warm halten. Lieber rasch abkühlen und neu erwärmen.

REZEPTE

Wer abnehmen möchte, muss essen, und wer Muskeln erhalten oder aufbauen möchte, muss dies erst recht tun. Auf den folgenden Seiten finden Sie 30 Rezepte, die Ihnen eine Idee geben, wie eine eiweißbetonte, ballaststoffreiche Ernährung aussieht – und wie lecker sie sein kann.

Alle Hauptgerichte sind für 4 Portionen ausgelegt. Bei den Frühstücksrezepten sind die Zutaten zum Teil nur für 2 Portionen angegeben, weil ja nicht immer alle Familienmitglieder gemeinsam frühstücken. Die Snacks variieren in der Anzahl der Portionen, da einiges auf Vorrat produziert werden kann. In den einzelnen Kategorien Frühstück, Mittagessen, Abendessen und Snacks sind die Rezepte nach aufsteigendem Eiweißgehalt sortiert. Je eiweißreicher ein Gericht ist, desto weiter hinten steht es also in der jeweiligen Kategorie. Überprüfen Sie Ihren Eiweiß- und Kalorienbedarf anhand unserer Vorgaben auf den Seiten 76 und 101 ff. und stellen Sie sich danach Ihren Speiseplan zusammen. Je aktiver Sie sind und je weniger Sie auf einen großen Gewichtsverlust aus sind, desto eher können Sie einen Snack als Zwischenmahlzeit einbauen. Frauen des Stoffwechseltyps 2, die möglichst bei drei Mahlzeiten pro Tag bleiben sollten, können die Snacks als Nachtisch nutzen.

Behalten Sie Ihren Energiebedarf insgesamt im Blick, aber rechnen Sie nicht mit zu spitzem Bleistift. Kalorien sind ein theoretisches Konstrukt. Sie spiegeln nicht immer die tatsächliche Verdauungsleistung Ihres Körpers wider. Besonders aus Nüssen, deren Fett ziemlich fest in die Pflanzenzellen eingebaut ist, wird nicht jede Fettkalorie verwertet. Sie können auch die Portionsgrößen variieren, um den Kaloriengehalt nach oben oder unten anzupassen.

Wir wünschen Ihnen einen guten Appetit!

Overnight Oats mit Mohn

Ballaststoffreich · To Go · Vegetarisch

Zubereitungszeit: 5 Minuten am Vorabend + 5 Minuten am Morgen

Für 2 Portionen

- 2 Bananen
- 2 EL Mohn
- 80 g Haferflocken
- 2 gehäufte EL Chiasamen
- 400 ml Vollmilch (oder Sojadrink ohne Zuckerzusatz)
- 200 g Erdbeeren
- 200 g Naturjoghurt
- einige Blätter frische Minze

Zubereitung

- Bananen schälen und auf einem Teller mit einer Gabel nicht zu fein zerdrücken. Mohn in ein Teesieb geben und unter warmem Wasser waschen.
- Bananenmus, Mohn, Haferflocken, Chiasamen und Milch miteinander vermengen. Die Masse in zwei etwas höhere Gläser (zum Beispiel Weckgläser) füllen, abdecken und über Nacht in den Kühlschrank stellen.
- Am nächsten Morgen den Naturjoghurt auf die Haferflockenmasse geben. Erdbeeren waschen, entstielen, in Stücke schneiden, mit Minze mischen und über dem Joghurt verteilen.

Tipp: Mohnkörner können bei der Herstellung mit der stark morphinhaltigen Mohnmilch in Berührung kommen. Um etwaige Reste zu entfernen, sollten Sie rohen Mohn immer waschen.

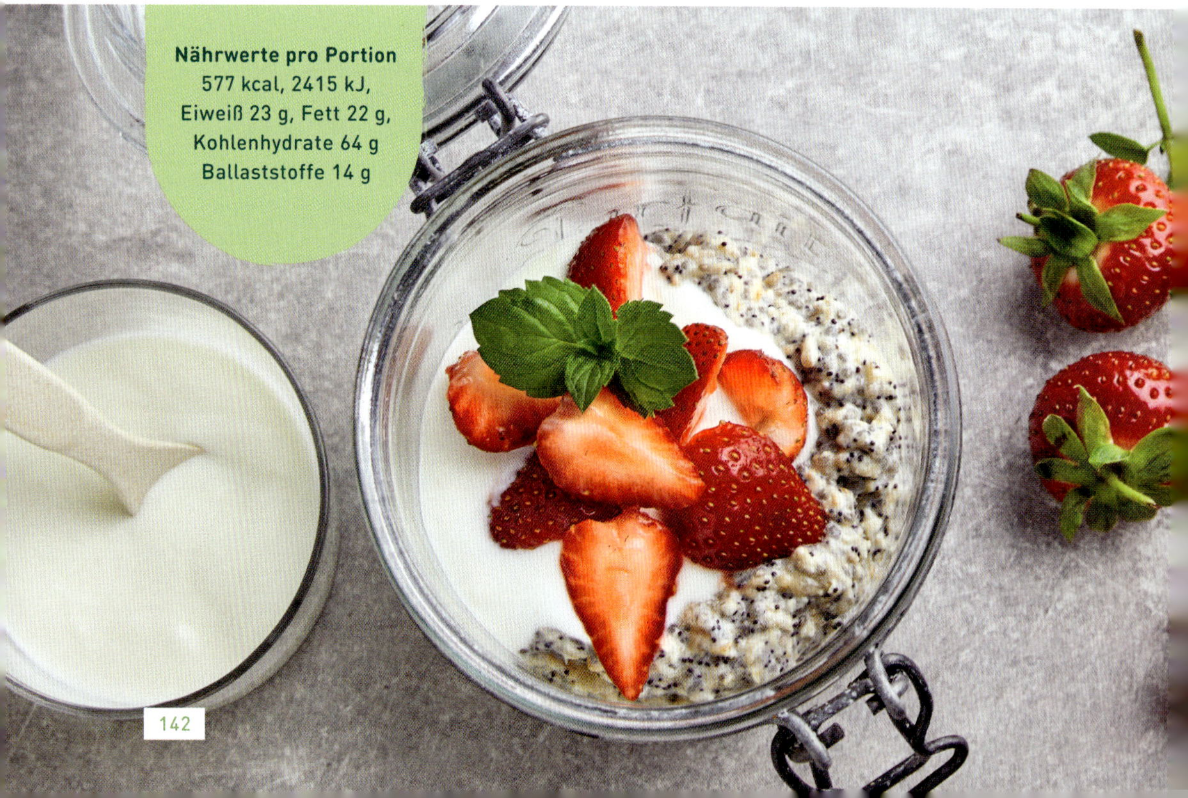

Nährwerte pro Portion
577 kcal, 2415 kJ,
Eiweiß 23 g, Fett 22 g,
Kohlenhydrate 64 g
Ballaststoffe 14 g

Gebackene Frühstücksflocken

Zubereitungszeit: 20 Minuten + Backzeit

Ballaststoffreich

Vegetarisch

Für 4 Portionen

- 600 ml Vollmilch
- 1 Banane
- 4 EL pflanzliches Proteinpulver
- 2 EL Mandelmus
- 1 EL Vollrohrzucker
- 1 Tütchen Bourbon-Vanillezucker
- 1 Messerspitze Zimtpulver
- abgeriebene Schale von ½ Bio-Orange
- 100 g Haferflocken
- 100 g Quinoaflocken
- 2 EL Chiasamen
- 2 EL Kakao-Nibs
- 1 TL Backpulver
- 125 g Blaubeeren, TK
- 2 EL blättrige Mandeln
- Fett für die Auflaufform

Zubereitung

- Backofen auf 180 Grad Umluft vorheizen. Eine Auflaufform einfetten.
- Milch, die geschälte Banane, Proteinpulver, Mandelmus, Zucker, Vanillezucker, Zimtpulver und Orangenschale in einen Mixer geben und pürieren.
- Hafer- und Quinoaflocken, Chiasamen, Kakao-Nibs und Backpulver in einer Rührschüssel vermischen. Die Milch-Bananen-Creme dazugeben und alles zu einer homogenen Masse verrühren. TK-Blaubeeren unterheben.
- Die Masse in der Auflaufform verteilen und mit Mandelblättchen bestreuen. 25 bis 30 Minuten backen.

Tipp: Ein wunderbares warmes Sonntagsfrühstück für die ganze Familie.

Nährwerte pro Portion
520 kcal, 2177 kJ,
Eiweiß 25 g, Fett 22 g,
Kohlenhydrate 51 g
Ballaststoffe 11 g

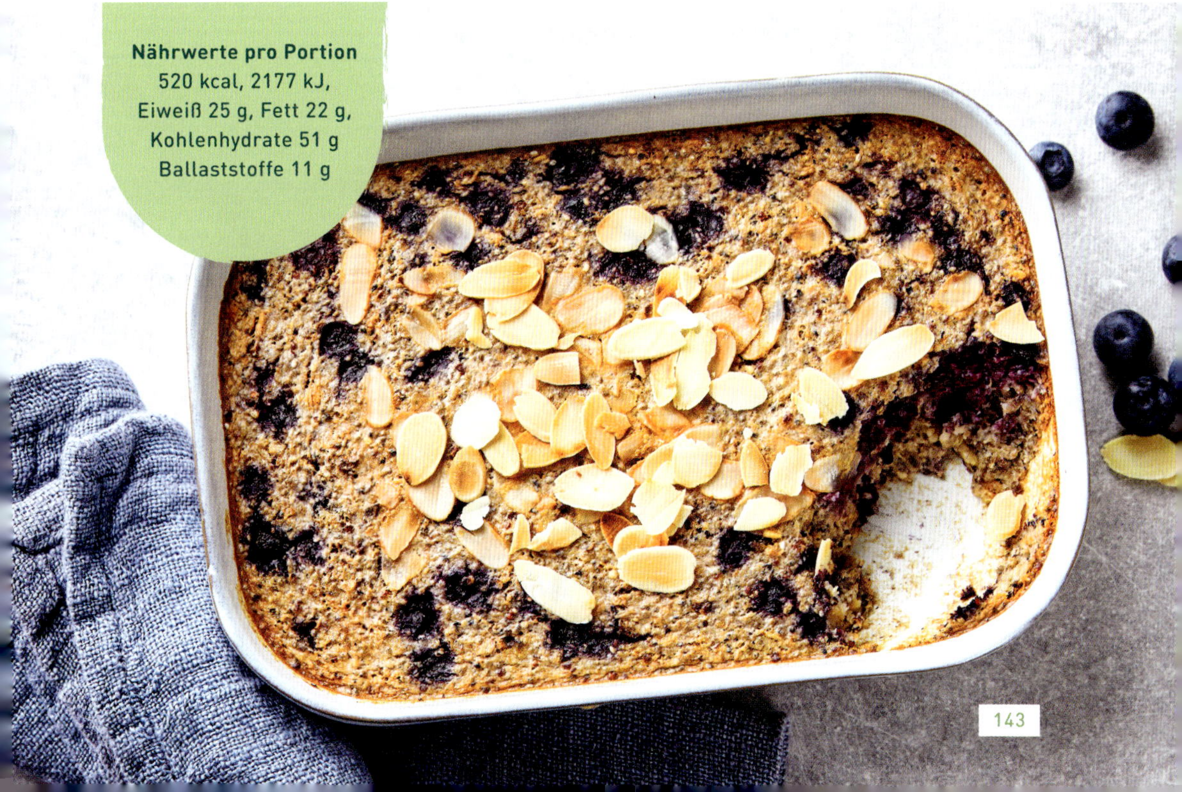

Grünkohl-Smoothie

Ballaststoffreich · To Go · Vegan

Zubereitungszeit: 10 Minuten

Für 2 Portionen

- 2 Äpfel
- 400 ml Sojadrink ohne Zuckerzusatz
- 40 g Grünkohl, TK
- 4 EL Quinoaflocken
- 4 EL geschälte Hanfsamen
- 4 EL Weizenkeime
- 30 g Walnüsse

Zubereitung

- Äpfel waschen, vierteln und die Kerngehäuse entfernen.
- Alle Zutaten in einen Mixer geben und zu einem Drink pürieren.

Tipp: Smoothies eignen sich für alle, die es morgens eilig haben. Sie können den Smoothie am Vorabend zubereiten, in ein To-Go-Trinkgefäß füllen und unterwegs (Bus, Bahn, Auto) oder später am Arbeitsplatz verzehren.

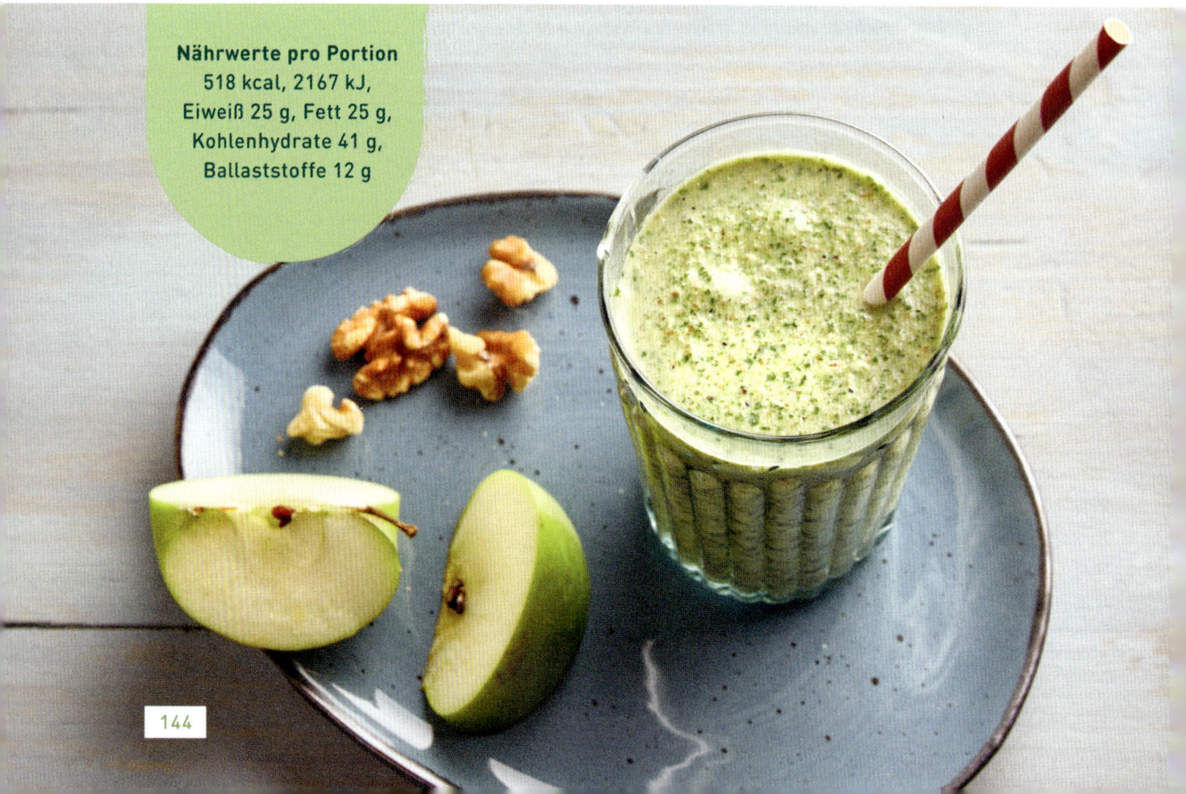

Nährwerte pro Portion
518 kcal, 2167 kJ,
Eiweiß 25 g, Fett 25 g,
Kohlenhydrate 41 g,
Ballaststoffe 12 g

Ballast-stoffreich

Vegetarisch

Avocado-Toast mit Hüttenkäse und Ei

Zubereitungszeit: 20 Minuten + Backzeit

Für 2 Portionen

- 2 Eier (Größe M)
- 1 Handvoll Rucola
- 1 Avocado
- 4 Scheiben Vollkorntoast
- 2–3 EL Tomatenmark
- 200 g körniger Frischkäse (Hüttenkäse)
- Kräutersalz
- schwarzer Pfeffer, frisch gemahlen

Zubereitung

- Eier in kochendem Wasser sechs Minuten kochen.
- Währenddessen Rucola waschen und trocken schütteln. Avocado halbieren, Kern entfernen, Schale abziehen und beide Hälften in Scheiben schneiden. Die Toastscheiben toasten und dünn mit Tomatenmark bestreichen.
- Je zwei Scheiben Toast auf einen Teller geben, mit Rucola belegen und Avocado fächerförmig darauflegen. Hüttenkäse auf die Avocado geben.
- Eier abschrecken, pellen, auf den Hüttenkäse legen und halbieren, sodass das weiche Eigelb herausläuft. Mit Kräutersalz und Pfeffer würzen.

Tipp: Körniger Frischkäse ist mit knapp 13 Gramm Eiweiß pro 100 g ein sehr proteinreiches Lebensmittel, das Sie sowohl in herzhaften als auch in süßen Gerichten verwenden können.

Nährwerte pro Portion
508 kcal, 2126 kJ,
Eiweiß 27 g, Fett 27 g,
Kohlenhydrate 35 g,
Ballaststoffe 10 g

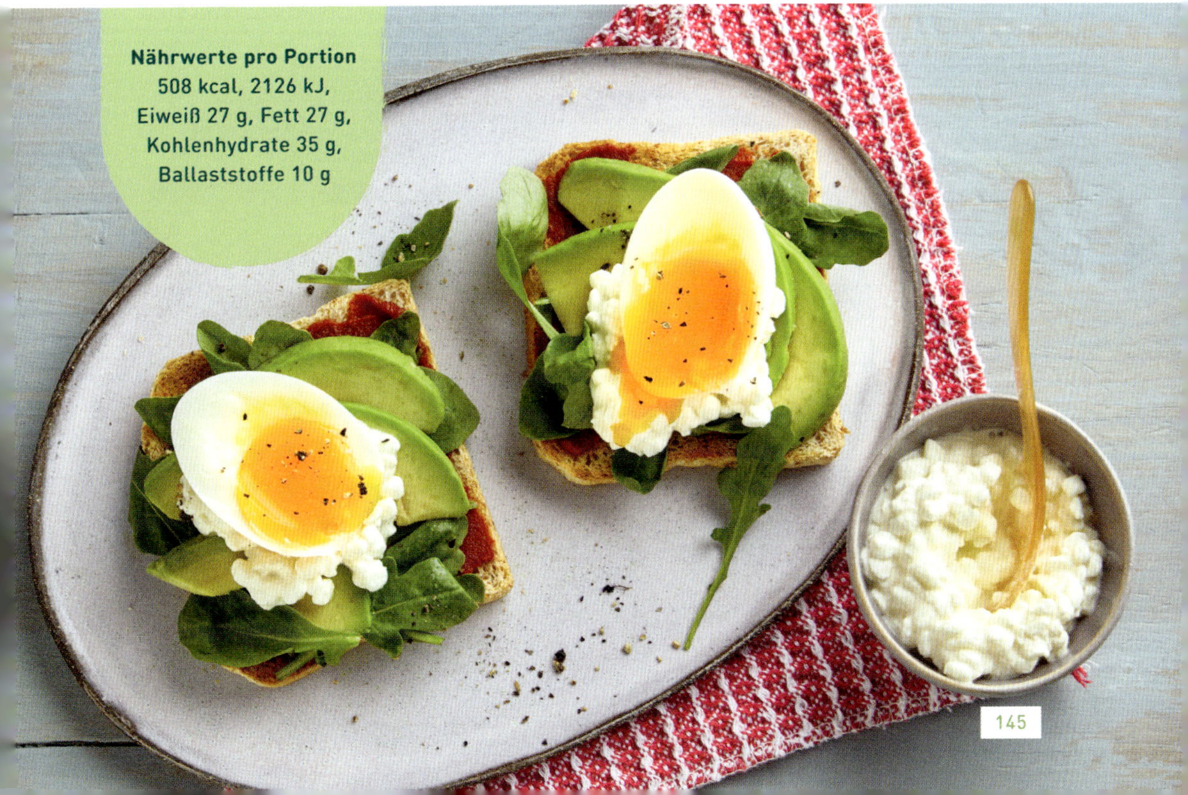

Frühstückswraps

To Go

Zubereitungszeit: 10 Minuten

Für 2 Portionen

- 2 Tomaten
- 2 Stangen Frühlingszwiebeln
- 60 g Babyspinat
- 2 Vollkorn-Tortillas
- 150 g Frischkäse
- 100 g Hähnchenbrustaufschnitt (gegrillt)
- 2 EL Pinienkerne
- 1–2 TL Schwarzkümmel
- Kräutersalz
- schwarzer Pfeffer, frisch gemahlen

Zubereitung

- Die Tomaten waschen, Stielansatz entfernen und würfeln. Frühlingszwiebeln waschen, putzen und den weißen und hellgrünen Teil in feine Ringe schneiden. Spinat waschen und trocken schleudern.
- Die Tortillas mit dem Frischkäse bestreichen und mit den Hähnchenbrustscheiben belegen. Dabei rund 1 Zentimeter Rand frei lassen. Spinatblätter gleichmäßig darüber verteilen, anschließend die Tomatenwürfel und Lauchringe.
- Pinienkerne in einer beschichteten Pfanne ohne Fett leicht anrösten. Die Wraps mit Pinienkernen und Schwarzkümmel bestreuen. Salzen und pfeffern.
- Tortillas links und rechts etwa 2 Zentimeter zur Mitte einklappen, dann die Wraps von vorne stramm aufrollen und die Rolle mittig halbieren.

Tipp: In Butterbrotpapier gewickelt und mit Küchengarn fixiert lassen sich die Wraps auch gut mitnehmen.

Nährwerte pro Portion
505 kcal, 2116 kJ,
Eiweiß 30 g, Fett 22 g,
Kohlenhydrate 42 g,
Ballaststoffe 9 g

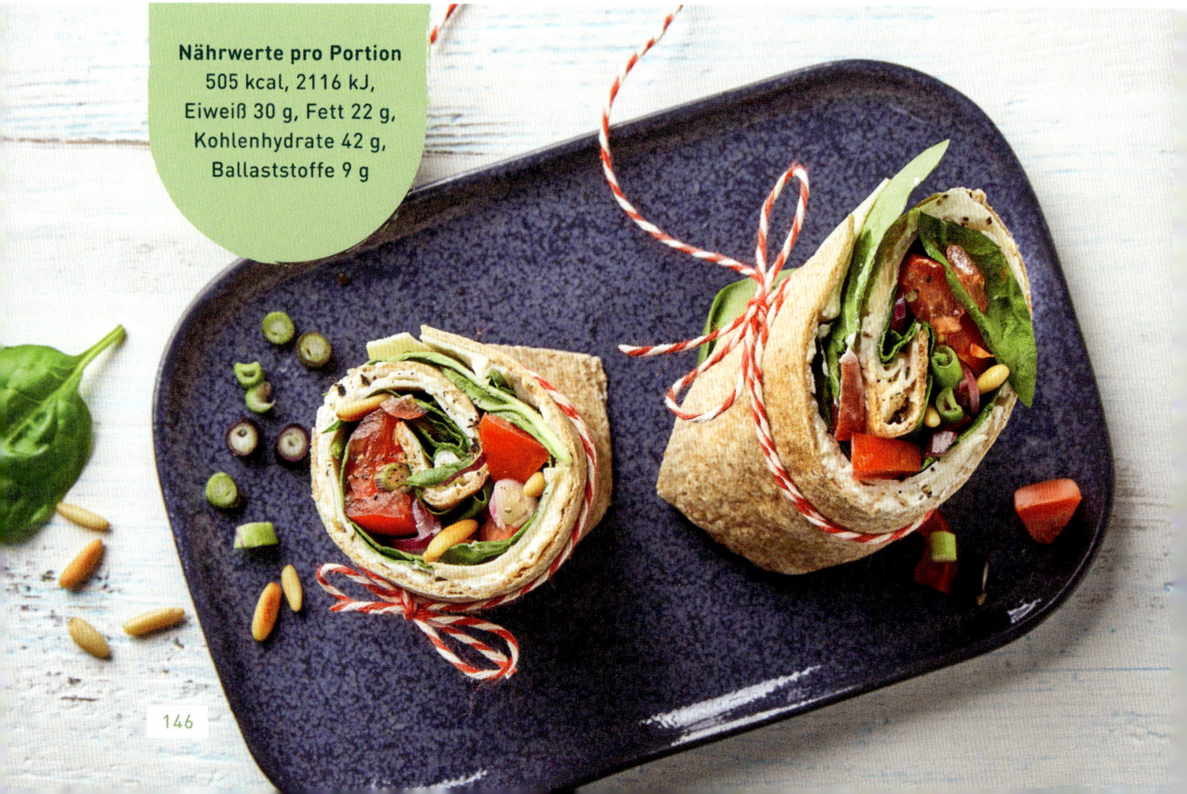

Ballaststoffreich

Vegetarisch

Gute-Laune-Müsli

Zubereitungszeit: 10 Minuten

Für 2 Portionen

- 2 Orangen
- 2 Kiwis
- 200 g Skyr natur
- 200 ml Kefir
- 2 TL Algenöl
- 40 g Cashewbruch
- 2 EL Haferflocken
- 2 EL geschälte Hanfsamen
- 2 EL Weizenkeime
- 2 EL Crunch-Müsli (max. 20 g Zucker/100 g)

Zubereitung

- Orangen und Kiwis schälen und das Fruchtfleisch in mundgerechte Stücke schneiden.
- Skyr und Kefir verrühren und mit den Obststücken mischen. Algenöl unterrühren.
- Die restlichen Zutaten auf die Obstmischung geben und unterheben.

Info: Cashews enthalten Tryptophan – ein Stoff, aus dem in unserem Gehirn Serotonin (= der Glücksbotenstoff) gebildet wird.

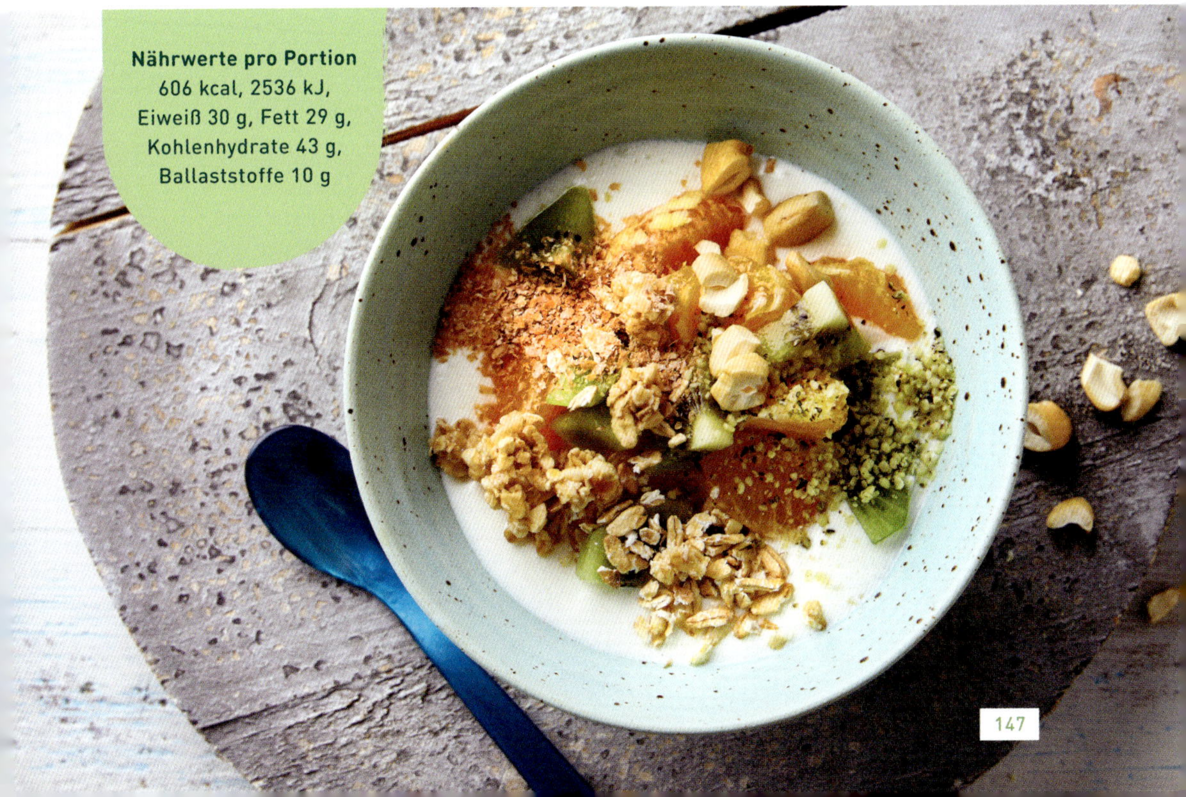

Nährwerte pro Portion
606 kcal, 2536 kJ,
Eiweiß 30 g, Fett 29 g,
Kohlenhydrate 43 g,
Ballaststoffe 10 g

Hollywood-Fitness-Salat

Vegetarisch

To Go

Zubereitungszeit: 40 Minuten + 1 Stunde zum Ziehen

Für 4 Portionen

- 220 g Kichererbsen (Dose/Glas)
- 100 g Quinoa
- 250 ml Gemüsebrühe
- 100 g geröstete Pistazien ohne Salz
- 1 Salatgurke
- 1 rote Zwiebel
- ½ Bund Minze
- ½ Bund glatte Petersilie
- 100 g Feta
- schwarzer Pfeffer, frisch gemahlen
- 3 EL Olivenöl
- 1 TL Aceto balsamico
- 1 TL mittelscharfer Senf
- ½ TL Kräutersalz
- ¼ TL flüssiger Honig

Zubereitung

- Kichererbsen in ein Sieb geben und gut waschen.
- Quinoa ebenfalls in ein Sieb geben und waschen, anschließend in 250 ml Gemüsebrühe aufkochen. Hitze auf kleine Stufe reduzieren, Topf mit einem Deckel verschließen und Quinoa 10 Minuten köcheln lassen. Herdplatte ausschalten und Quinoa auf der ausgeschalteten Herdplatte weitere 10 Minuten ausquellen lassen.
- Pistazien grob hacken. Gurke waschen, längs halbieren, die Kerne mit einem Teelöffel herauskratzen und das Fruchtfleisch würfeln. Zwiebel längs halbieren, Wurzelenden abschneiden, abziehen und würfeln. Kräuter waschen, trocken schütteln und grob hacken.
- Quinoa, Pistazien, Gemüse und Kräuter in einer Schüssel mischen. Feta darüber bröseln. Mit Pfeffer würzen.
- Für das Dressing Öl, Essig, Senf, Kräutersalz, Honig sowie 2 EL Wasser in einem Schüttelbecher oder einem Schraubglas zu einem sämigen Dressing schütteln.
- Salat mit dem Dressing mischen und eine Stunde im Kühlschrank ziehen lassen.

Tipp: Diesen Salat können Sie problemlos bereits am Vortag zubereiten. Er eignet sich auch gut zum Mitnehmen ins Büro oder fürs Picknick. Etwas gebratenes Huhn dazu erhöht den Eiweißgehalt.

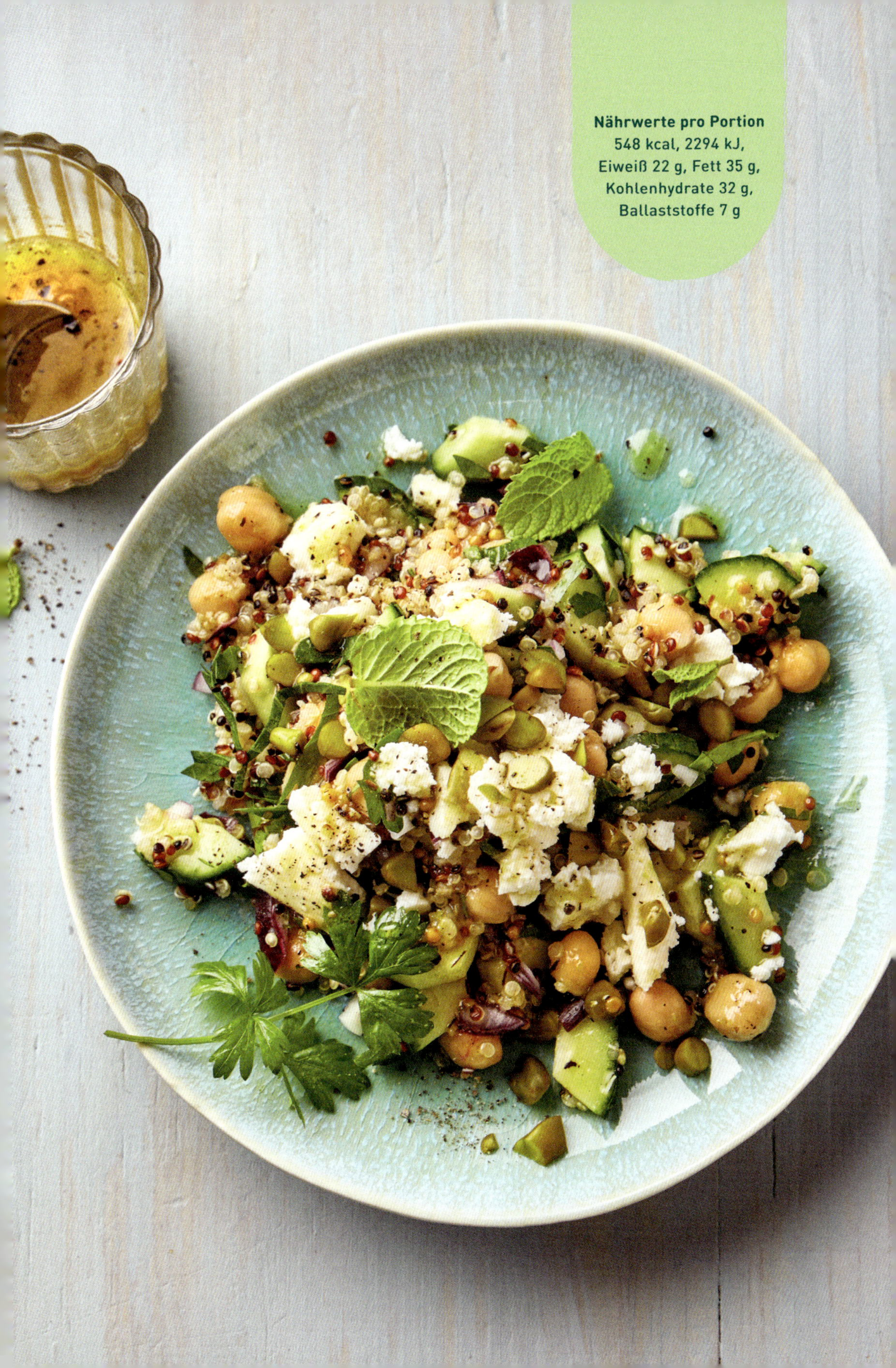

Nährwerte pro Portion
548 kcal, 2294 kJ,
Eiweiß 22 g, Fett 35 g,
Kohlenhydrate 32 g,
Ballaststoffe 7 g

Rote-Linsen-Eintopf mit Minzcreme und Haselnüssen

Ballaststoffreich

Vegetarisch

Zubereitungszeit: 50 Minuten

Für 8 Portionen

- 1 dicke Stange Lauch
- 2 Zwiebeln
- 4 mittelgroße Möhren
- 100 g Knollensellerie
- 1 daumengroßes Stück Ingwer
- ½ Blumenkohl
- 2 EL Olivenöl
- 2 EL Tomatenmark
- 1 Flasche Tomaten-Passata (680 g)
- 400 g rote Linsen
- ½ Bund Minze
- 300 g Skyr natur
- 1 EL Leinöl
- Mineralwasser mit Kohlensäure
- Kräutersalz
- 60 g Haselnüsse
- 1 Bund glatte Petersilie
- 1–2 EL gekörnte Gemüsebrühe
- ½ TL Curry
- ½ TL Ras el-Hanout
- 1 Messerspitze Kreuzkümmel

Zubereitung

- Lauch putzen, längs halbieren, innen und außen waschen und quer in Streifen schneiden. Zwiebeln abziehen, halbieren und würfeln. Möhren schälen und würfeln. Sellerie schälen und fein würfen. Ingwer schälen und fein reiben.

- Blumenkohl waschen und in kleine Röschen teilen.

- Olivenöl in einem großen Topf erhitzen. Lauch, Zwiebeln, Möhren, Sellerie und Ingwer in den Topf geben, Hitze etwas reduzieren und das Gemüse drei Minuten andünsten.

- Tomatenmark unterrühren und erhitzen. Anschließend mit 1 Liter Wasser ablöschen und aufkochen.

- Tomaten-Passata, Blumenkohl und Linsen zugeben. Topf mit Deckel verschließen und 7 Minuten bei mittlerer Hitze leise köcheln lassen. Noch nicht würzen!

- Währenddessen Minze waschen, trocken schütteln und hacken. Skyr mit Leinöl und 2 bis 3 EL Mineralwasser glattrühren, Minze unterheben und mit Kräutersalz würzen.

- Nach Ende der 7 Minuten den geschlossenen Topf vom Herd ziehen und die Linsen weitere 5 Minuten ausquellen lassen.

- Währenddessen Haselnüsse grob hacken und in einer beschichteten Pfanne ohne Fettzugabe anrösten. Petersilie waschen, trocken schütteln und hacken.

- Den Eintopf mit Gemüsebrühe, Gewürzen und Kräutersalz abschmecken. Petersilie unterheben. Auf Teller verteilen, mit einem Klecks Minz-Skyr garnieren und mit gerösteten Haselnüssen bestreuen.

Tipp: Das Rezept ist bewusst für 8 Portionen gerechnet, denn der Eintopf lässt sich gut auf Vorrat kochen. Für 4 Portionen einfach die Zutaten halbieren.

Nährwerte pro Portion
379 kcal, 1591 kJ,
Eiweiß 23 g, Fett 10 g,
Kohlenhydrate 42 g,
Ballaststoffe 11 g

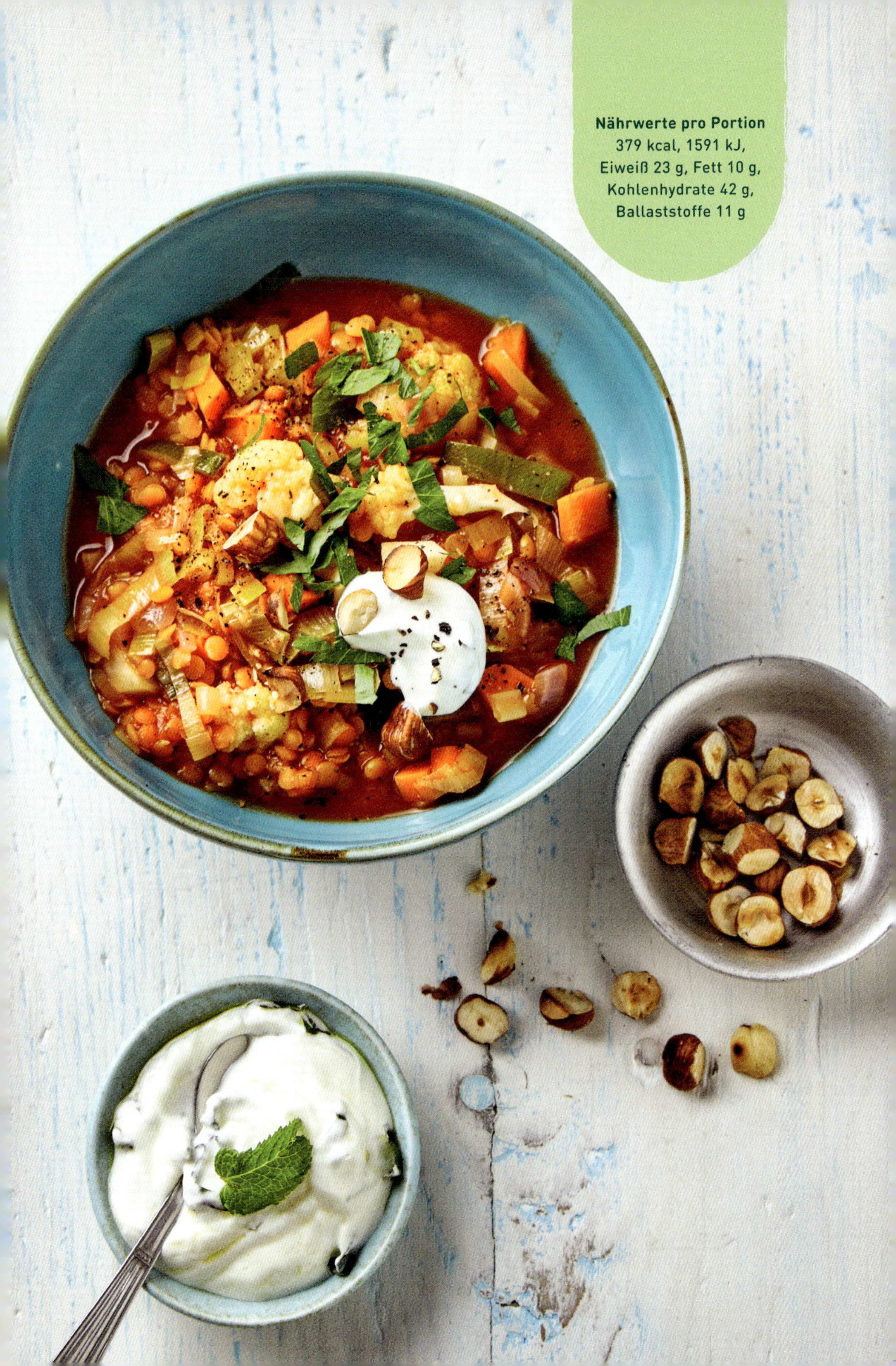

Zoodles & Moodles mit Pasta und gebratenen Garnelen

Zubereitungszeit: 45 Minuten

Für 4 Portionen

- 2 dicke Möhren
- 2 Zucchini
- 200 g Zuckerschoten
- 200 g Spaghetti oder Linguine
- Salz
- 4 EL Olivenöl
- 200 ml Soja cuisine (Sojasahne)
- 1 EL gekörnte Gemüsebrühe
- 1 TL Ras el-Hanout
- 300 g aufgetaute Garnelenschwänze
- Paprikapulver
- ½ Bund frische Petersilie
- abgeriebene Schale von ½ Bio-Zitrone
- schwarzer Pfeffer, frisch gemahlen

Zubereitung

- Möhren und Zucchini waschen, nach Bedarf schälen und mit dem Spiralschneider in lange Streifen zu Zoodles (Zucchininudeln) und Moodles (Möhrennudeln) schneiden.
- Zuckerschoten waschen, Enden entfernen und jeweils dritteln.
- Nudeln nach Packungsanweisung in Salzwasser kochen, abgießen und kalt abschrecken. Zuckerschoten in wenig Salzwasser 4 Minuten dünsten.
- Zucchini- und Möhrennudeln im Wok oder einer großen Pfanne in 2 EL Olivenöl anbraten. Nach 3 bis 4 Minuten die Pasta hinzugeben, mit 300 ml Wasser und der Sojasahne aufgießen. Zuckerschoten, Gemüsebrühe und Ras el-Hanout unterrühren und auf kleiner Flamme warm halten.
- Garnelen mit Paprika und Salz würzen und separat im restlichen Olivenöl anbraten.
- Petersilie waschen, trocken schütteln und fein hacken.
- Nudelmischung in tiefe Teller geben, mit den Garnelen toppen, mit Petersilie und Zitronenschale bestreuen und mit wenig frisch gemahlenem Pfeffer würzen.

Tipp: Wenn Sie keinen Spiralschneider besitzen, können Sie das Gemüse auch mit einem Sparschäler in dünne Streifen schneiden.

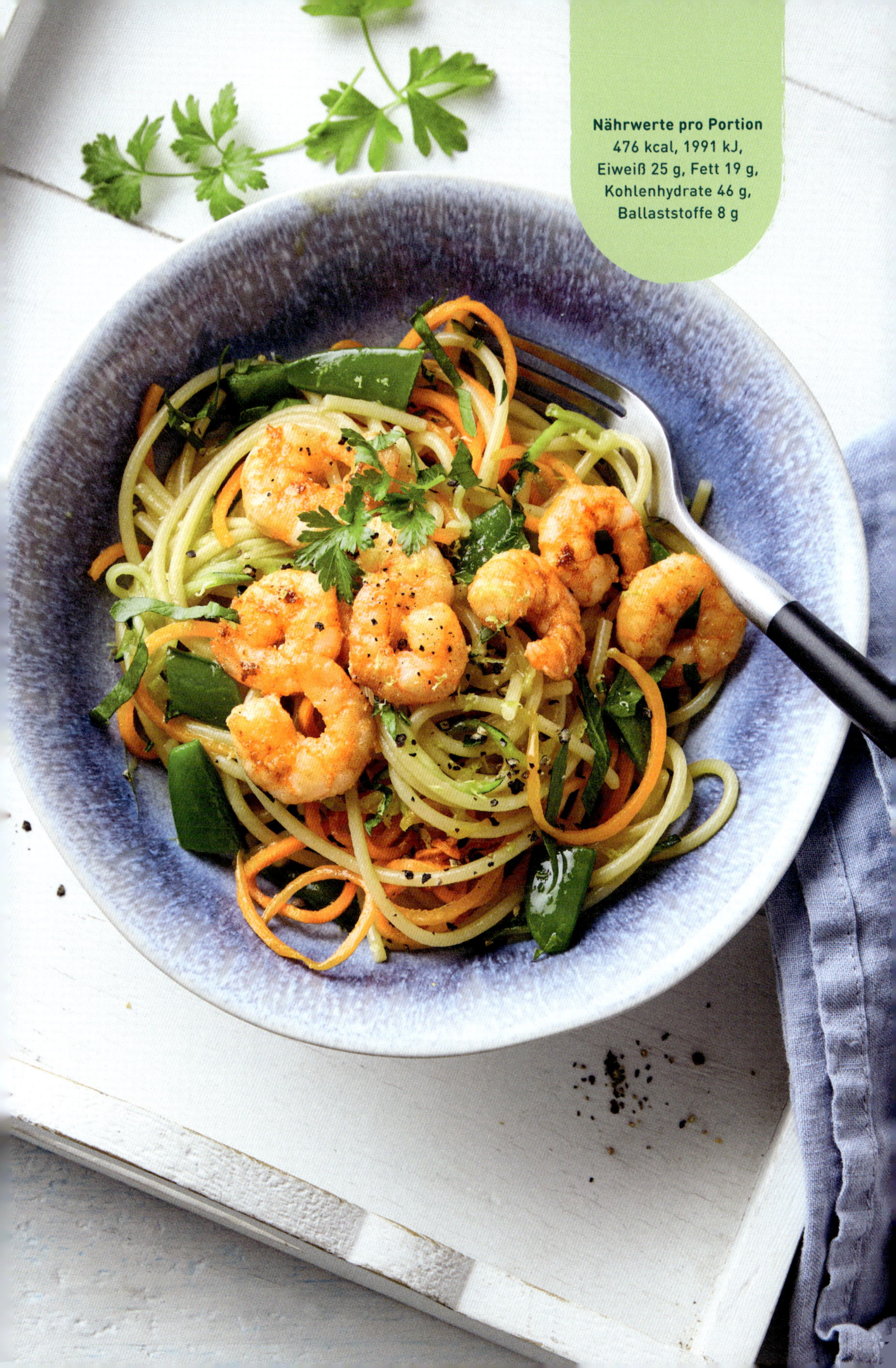

Nährwerte pro Portion
476 kcal, 1991 kJ,
Eiweiß 25 g, Fett 19 g,
Kohlenhydrate 46 g,
Ballaststoffe 8 g

Tex-Mex-Topf mit Lupinenschrot und Avocado

Ballast-stoffreich

Vegan

Zubereitungszeit: 45 Minuten

Für 4 Portionen

- 1 rote Zwiebel
- 1 Knoblauchzehe
- 50 g getrocknete Tomaten (ohne Öl)
- 220 g braune Linsen (Dose/Glas)
- 240 g schwarze Bohnen (Dose/Glas)
- 1 reife Avocado
- ½ Zitrone
- ½ Bund glatte Petersilie
- 180 g Basmatireis
- Salz
- 2 EL Olivenöl
- 1 TL Kreuzkümmel gemahlen
- 200 ml Gemüsebrühe
- 1 Dose stückige Tomaten (400 g)
- 100 g Lupinenschrot
- schwarzer Pfeffer, frisch gemahlen

Zubereitung

- Zwiebel und Knoblauch abziehen und fein hacken. Getrocknete Tomaten klein schneiden. Linsen und Bohnen in ein Sieb geben, abspülen und abtropfen lassen. Avocado halbieren, Kern und Schale entfernen, das Fruchtfleisch in Scheiben schneiden und mit Zitronensaft beträufeln. Petersilie waschen, trocken schütteln und hacken.
- Reis waschen und in 360 ml kochendes Salzwasser geben. 10 Minuten bei mittlerer Hitze abgedeckt köcheln lassen. Dann den Topf vom Herd ziehen und den Reis abgedeckt ausquellen lassen.
- Währenddessen Öl in einem Topf erhitzen und die Zwiebel- und Knoblauchstücke darin andünsten. Getrocknete Tomaten und 1 TL Kreuzkümmel zugeben und mitgaren, bis es duftet. Mit Brühe ablöschen und die Dosentomaten zugeben. Lupinenschrot einstreuen und 10 Minuten bei mittlerer Hitze mitkochen.
- Linsen und Bohnen zugeben, einmal aufkochen und bei kleiner Hitze im geschlossenen Topf 10 Minuten ziehen lassen. Mit Salz und Pfeffer (wer es scharf mag, nimmt Cayennepfeffer) abschmecken.
- Reis in tiefe Teller füllen, Tex-Mex-Gemüse obenauf geben und mit Avocado und Petersilie toppen.

Tipp: Wenn Sie Naturreis verwenden, wird dieses Gericht noch nährstoffreicher. Beachten Sie jedoch die längere Garzeit von Naturreis.

Nährwerte pro Portion
504 kcal, 2107 kJ,
Eiweiß 25 g, Fett 14 g,
Kohlenhydrate 60 g,
Ballaststoffe 17 g

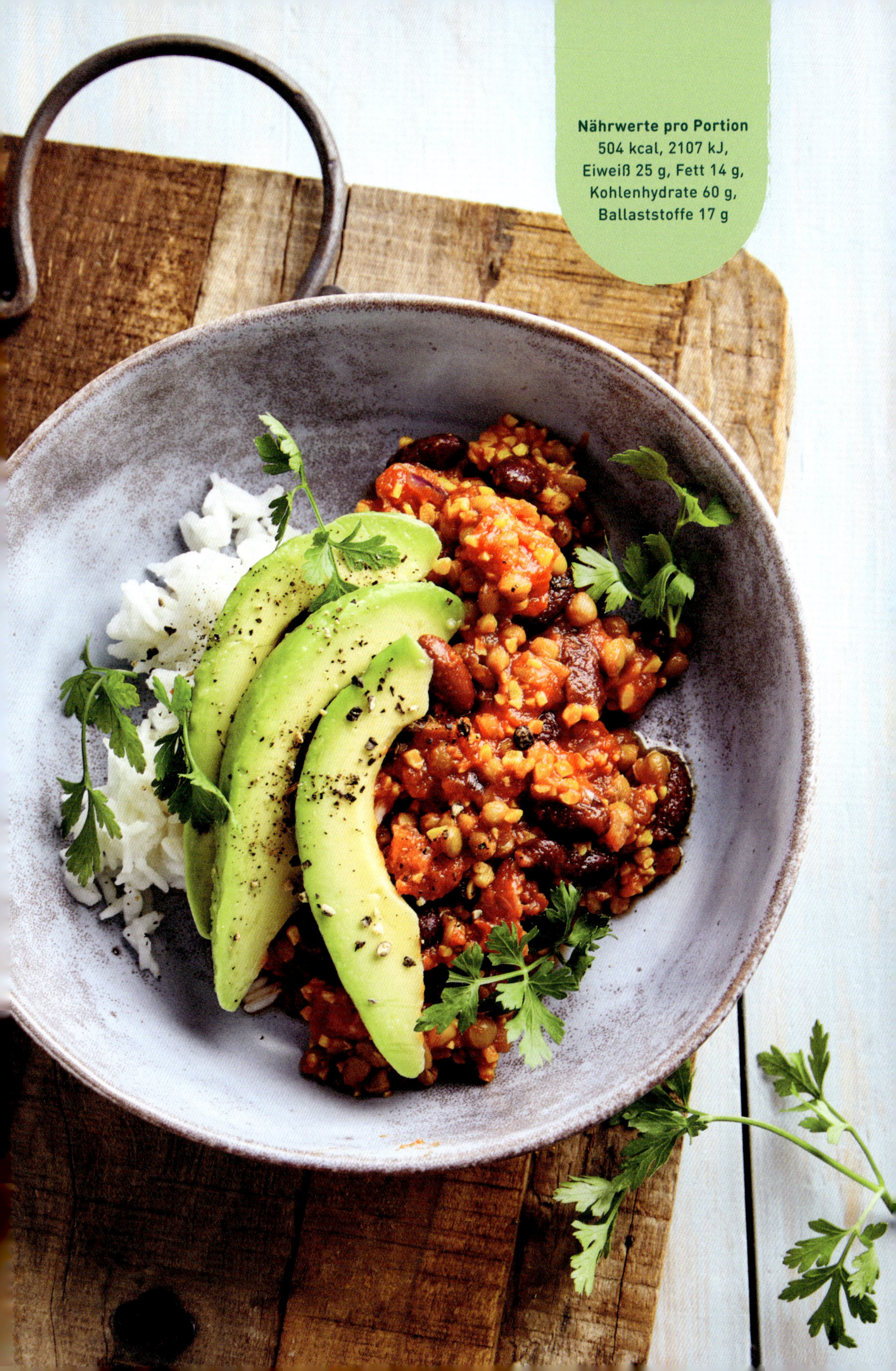

Ballaststoffreich

Vegan

Frühkartoffel-Curry mit Hülsenfrüchten und Cashews

Zubereitungszeit: 50 Minuten

Für 4 Portionen

- 800 g Frühkartoffeln
- 1 Knoblauchzehe
- 1 kleines Stück Ingwer
- 220 g Kichererbsen (Dose/Glas)
- 200 g Zuckerschoten
- 1 rote Paprikaschote
- 1 rote Chilischote
- 2 Limetten
- ½ Bund frischer Koriander oder Petersilie
- 1 Dose Kokosmilch (400 ml)
- 1 EL gelbe Currypaste
- 350 ml Gemüsebrühe
- 150 g Edamame (Sojabohnen) ohne Schale, TK
- 1 EL Mehl
- 60 g Cashewbruch

Zubereitung

- Kartoffeln gründlich waschen und in mundgerechte Stücke schneiden. Knoblauch abziehen, Ingwer schälen und beides fein hacken. Kichererbsen abtropfen lassen und abspülen. Zuckerschoten waschen, die Enden abschneiden und in Stücke schneiden. Paprika waschen, entkernen und das Fruchtfleisch in Streifen schneiden. Chilischote waschen, längs halbieren, Kerne entfernen und das Fruchtfleisch quer in feine Streifen schneiden. Limetten vierteln. Koriander oder Petersilie waschen, trocken schütteln und grob hacken.
- Die Kartoffelstücke in einen Topf mit wenig gesalzenem Wasser geben und 20 bis 30 Minuten (je nach Größe der Stücke) dünsten.
- Währenddessen die Dose Kokosmilch öffnen, mit einem Löffel die oben sitzende Cremeschicht abheben und in eine kleine Schüssel geben. Mit der Currypaste verrühren.
- Einen Wok oder eine große Pfanne erhitzen. Curry-Kokos-Mischung darin erwärmen, Knoblauch und Ingwer zugeben und anbraten, bis sich kleine ölige Bläschen bilden. Mit Gemüsebrühe ablöschen. Kichererbsen, Edamame, Zuckerschoten, Paprika und Chili zugeben und das Gemüse knapp 10 Minuten bei mittlerer Hitze und abgedeckter Pfanne garen.
- Das Mehl mit dem restlichen (kalten!) Kokoswasser verrühren und unter das Gemüse mischen. Eine Minute köcheln lassen, bis die Sauce bindet. Kartoffeln abgießen und zum Gemüse geben.
- Curry in tiefe Teller geben, mit Cashews und Koriander oder Petersilie bestreuen und mit den Limettenvierteln servieren.

Tipp: Wer es richtig scharf mag, kann auch rote Currypaste verwenden.

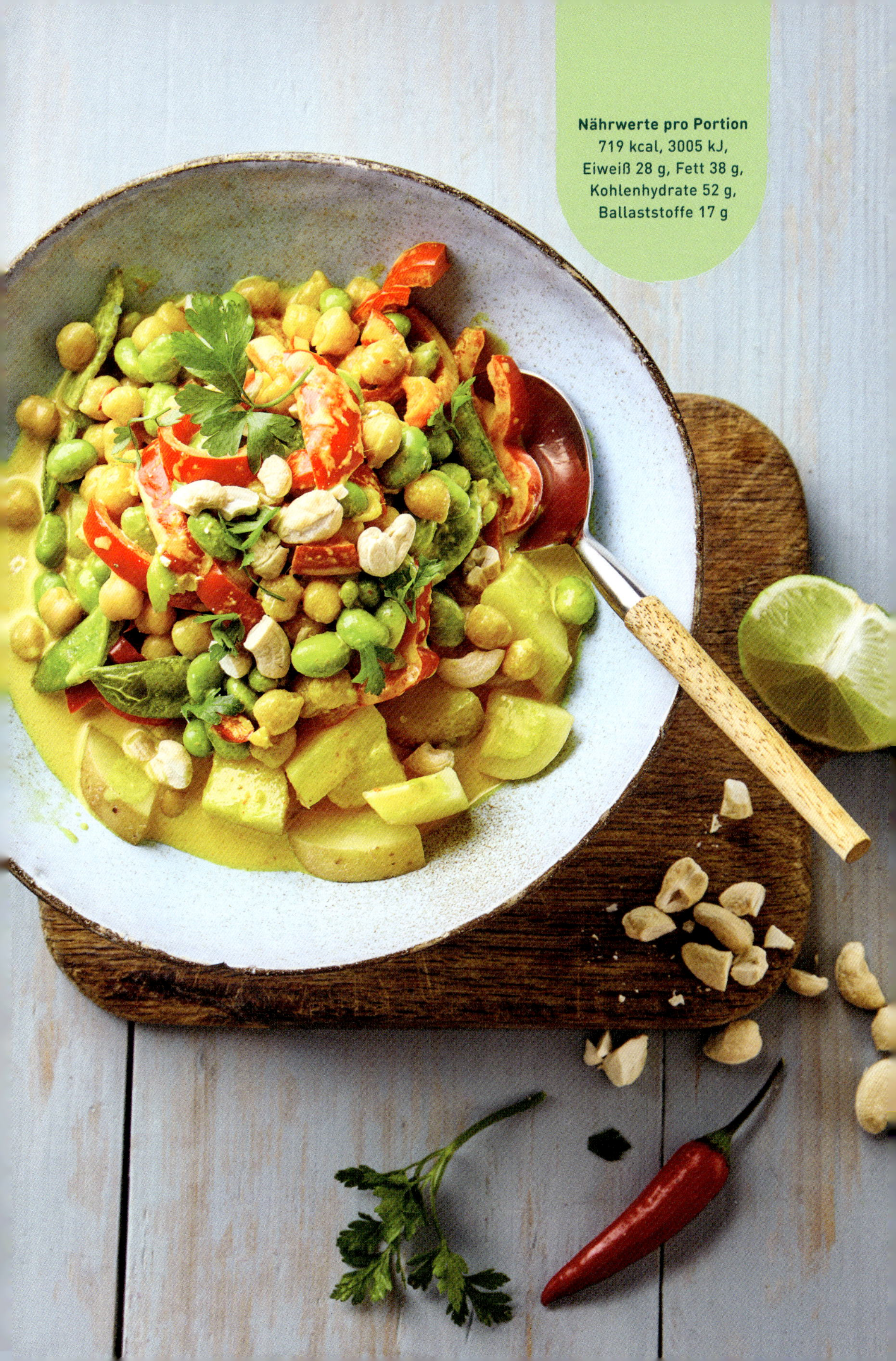

Nährwerte pro Portion
719 kcal, 3005 kJ,
Eiweiß 28 g, Fett 38 g,
Kohlenhydrate 52 g,
Ballaststoffe 17 g

Ballaststoffreich

Vegetarisch

Brokkoli-Quiche mit Erbsenpüree

Zubereitungszeit: 30 Minuten + Ruhe- und Backzeit

Für 1 Quiche

- 200 g Dinkelmehl Type 1050
- 100 g kalte Butter in Stücken
- ½ TL Salz
- 1 Eigelb
- 2 Köpfe Brokkoli (je etwa 350 g)
- 200 g Erbsen, TK
- 3 Eier
- 200 g fettarmer Frischkäse
- schwarzer Pfeffer, frisch gemahlen
- 50 g Manchego
- 50 g Kürbiskerne (alternativ: 60 g Schinkenwürfel, dann nicht mehr vegetarisch)

Zubereitung

- Mehl, Butter und Salz in eine Schüssel geben. Mit den Knethaken des Handrührgerätes zu einer krümeligen Masse verkneten. Eigelb und bei Bedarf 2 EL eiskaltes Wasser zugeben und mit den Händen nur noch ganz kurz zu einem glatten Teig verkneten. Teig zu einer Kugel formen, in Folie wickeln und etwa eine Stunde im Kühlschrank ruhen lassen.
- Backofen auf 200 Grad Umluft vorheizen.
- Brokkoli waschen, in Röschen teilen und in wenig Wasser vier Minuten dünsten. In einem Sieb abkühlen lassen. Erbsen in wenig Salzwasser ebenfalls 4 Minuten dünsten und leicht abkühlen lassen.
- Eine runde Quicheform (Durchmesser 28 bis 30 cm) mit Backpapier auslegen. Den Teig auf einer bemehlten Arbeitsfläche oder zwischen Frischhaltefolie ca. 0,5 Zentimeter dick ausrollen. Die Backform mit dem Teig auskleiden und überstehende Ränder abschneiden. Teig mit einer Gabel rundherum einstechen.
- Eier mit Frischkäse verquirlen. Erbsen dazugeben und mit der Eiermasse pürieren. Mit Pfeffer würzen. Den Manchego fein reiben und unter die Erbsenmasse heben.
- Die Hälfte der Erbsen-Eiermasse auf den Teig geben und gleichmäßig mit Brokkoli-Röschen belegen. Restliche Eiermasse obenauf geben und mit Kürbiskernen oder Schinkenwürfeln bestreuen. Die Quiche 25 bis 30 Minuten backen.

Tipp: Die Quiche können Sie klassisch in vier Stücke teilen. Für den kleinen Hunger können Sie jedoch auch sechs Stücke daraus machen. Aus diesem Grund finden Sie rechts zwei unterschiedliche Nährwertangaben.
Die Quiche funktioniert auch mit Blumenkohl oder Romanesco.

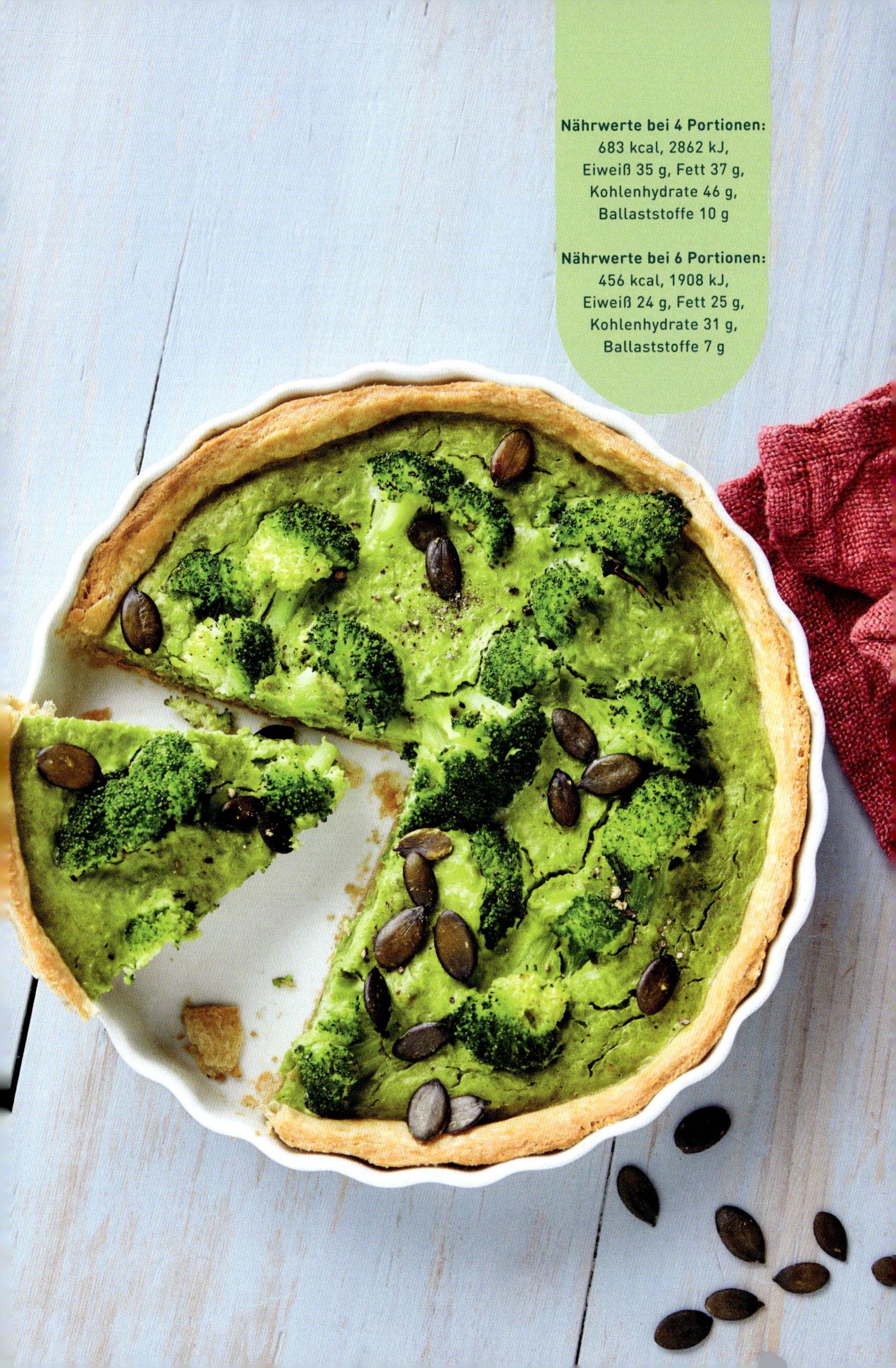

Nährwerte bei 4 Portionen:
683 kcal, 2862 kJ,
Eiweiß 35 g, Fett 37 g,
Kohlenhydrate 46 g,
Ballaststoffe 10 g

Nährwerte bei 6 Portionen:
456 kcal, 1908 kJ,
Eiweiß 24 g, Fett 25 g,
Kohlenhydrate 31 g,
Ballaststoffe 7 g

Ballaststoffreich

Proteinpizza mit Blumenkohlteig

Zubereitungszeit: 55 Minuten inkl. Backzeit

Für 4 Portionen (1 Backblech)

- 1 Knoblauchzehe
- 500 g Blumenkohlröschen
- 50 g gemahlene Mandeln
- 50 g Kichererbsenmehl
- 2 Eier
- 150 g Ziegenfrischkäse
- ½ TL Salz
- 2 TL italienische Kräuter, getrocknet
- 1 dicke Zucchini
- 1 rote Paprikaschote
- 80 g schwarze Oliven in Scheiben
- 250 g Mozzarella (Abtropfgewicht)
- 300 ml Tomatensauce (Glas)
- einige Blätter frisches Basilikum
- 120 g luftgetrockneter Rohschinken

Zubereitung

- Knoblauchzehe abziehen. Blumenkohlröschen waschen und gut abtrocknen. Mit dem Knoblauch in einen Mixer geben und zu Grieß zerkleinern.
- Eine große beschichtete Pfanne erhitzen und die Blumenkohlmischung darin bei mittlerer Hitze 7 bis 8 Minuten garen bzw. trocknen. Etwas abkühlen lassen.
- Backofen auf 180 Grad Umluft vorheizen.
- Mandeln, Kichererbsenmehl, Eier, Ziegenkäse, Salz und Kräuter in eine Schüssel geben und mit einem Rührgerät verrühren. Blumenkohlmasse unterheben.
- Ein Backblech mit Backpapier auslegen, den Teig darauf glatt streichen. 25 bis 30 Minuten backen.
- Währenddessen Zucchini waschen und in Scheiben schneiden. Paprika waschen, entkernen und in Streifen schneiden. Oliven abtropfen lassen. Mozzarella abtropfen lassen und in Scheiben schneiden.
- Tomatensauce auf dem vorgebackenen Blumenkohlteig verteilen. Mit Zucchini, Paprika, Oliven und Mozzarella belegen. Weitere 10 bis 15 Minuten backen, bis der Käse geschmolzen ist.
- Basilikumblätter waschen und trocken schütteln. Schinken und Basilikum auf der Pizza verteilen und servieren.

Info: Der Blumenkohlteig ist zunächst feucht wie ein Kuchenteig, lässt sich also nicht ausrollen. Am besten verstreichen Sie ihn mit einem Teigschaber auf dem Blech.

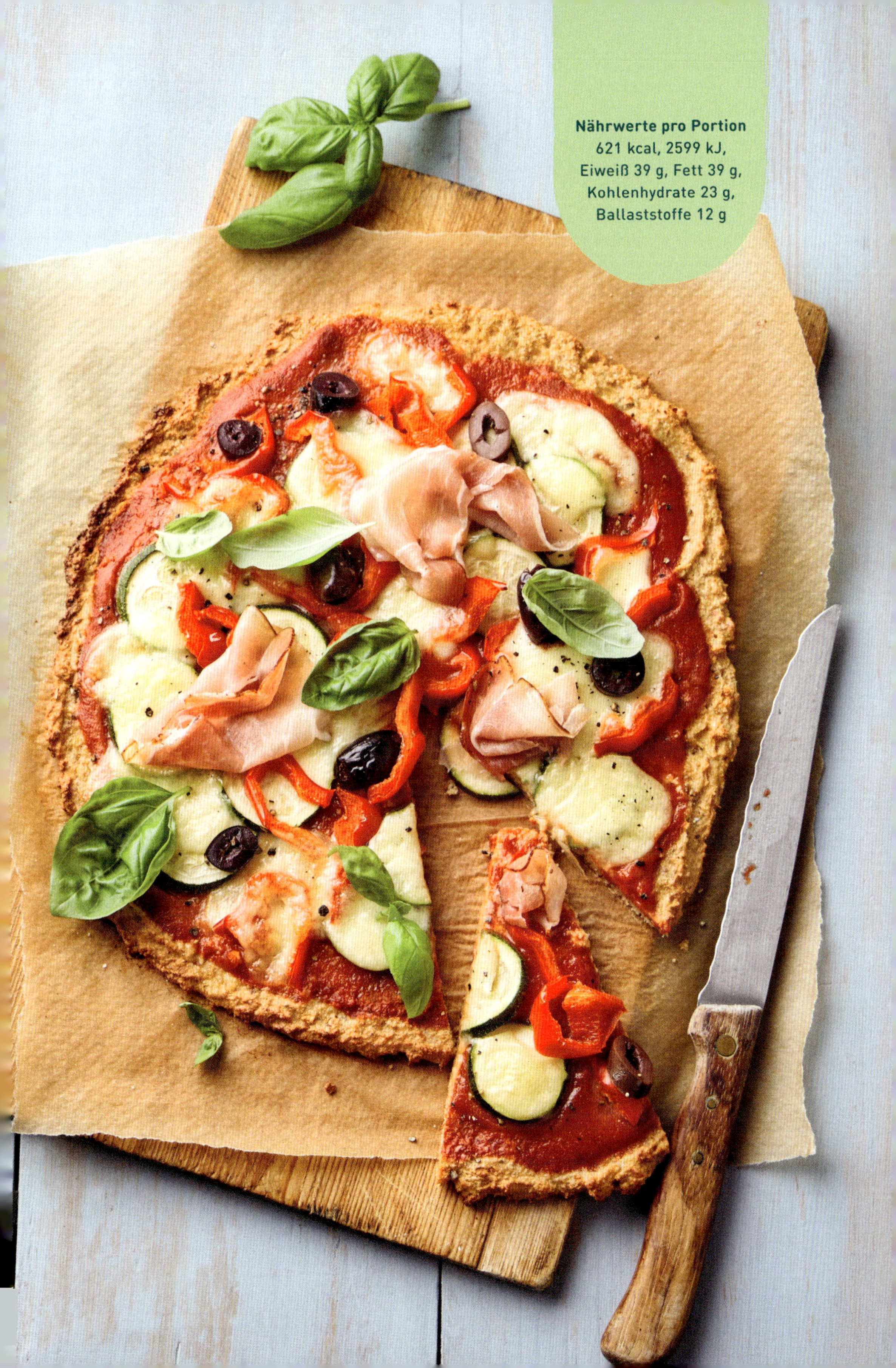

Nährwerte pro Portion
621 kcal, 2599 kJ,
Eiweiß 39 g, Fett 39 g,
Kohlenhydrate 23 g,
Ballaststoffe 12 g

Burrata mit Kürbiskernpesto

Vegetarisch

To Go

Zubereitungszeit: 30 Minuten

Für 4 Portionen (Pesto für 8 Portionen, auf Vorrat)

- 100 g Kürbiskerne
- 1 Bund Basilikum
- 1 Bund glatte Petersilie
- 50 g Parmesan
- 1 Zitrone
- 50 ml Olivenöl
- 50 ml Kürbiskernöl
- 50 ml Gemüsebrühe
- Salz
- schwarzer Pfeffer, frisch gemahlen
- 4 Kugeln Burrata (à 100 g)
- 1 große Schalotte
- 500 g bunte Kirschtomaten
- 1 Salatgurke
- 4 Scheiben Eiweißbrot (Fertigprodukt)

Zubereitung

- Kürbiskerne in eine beschichtete Pfanne geben und ohne Fett rösten, bis sie knacken. Abkühlen lassen.
- Basilikum und Petersilie waschen, trocken schütteln und die Blätter von den Stielen zupfen. Einige Blätter zum Garnieren beiseitelegen. Parmesan in Stücke schneiden. Zitrone auspressen.
- Kürbiskerne, Basilikum, Petersilie, Parmesanstücke, Olivenöl, Kürbiskernöl, Zitronensaft und Gemüsebrühe in einen Mixer geben und pürieren. Mit Salz und Pfeffer abschmecken.
- Burrata abtropfen lassen. Schalotte abziehen, halbieren und in feine Streifen schneiden. Kirschtomaten waschen und halbieren. Gurke schälen und in kleine Stücke schneiden.
- Kirschtomatenhälften, Gurkenstücke und Schalotten auf vier flachen Tellern verteilen und je eine Burratakugel in die Mitte setzen. Mit Pesto benetzen und mit den restlichen Basilikumblättchen garnieren. Dazu das Eiweißbrot servieren.

Info: Burrata ist eine besondere Mozzarellakugel, die innen einen sahnig-weichen Kern hat. Der Käse wird mit Lake in Bechern verkauft.

Tipp: Das Pesto ist für 8 Portionen berechnet. Füllen Sie die Hälfte in ein Marmeladenglas und bedecken Sie die Oberfläche mit Öl, dann hält es sich im Kühlschrank 2 Wochen.

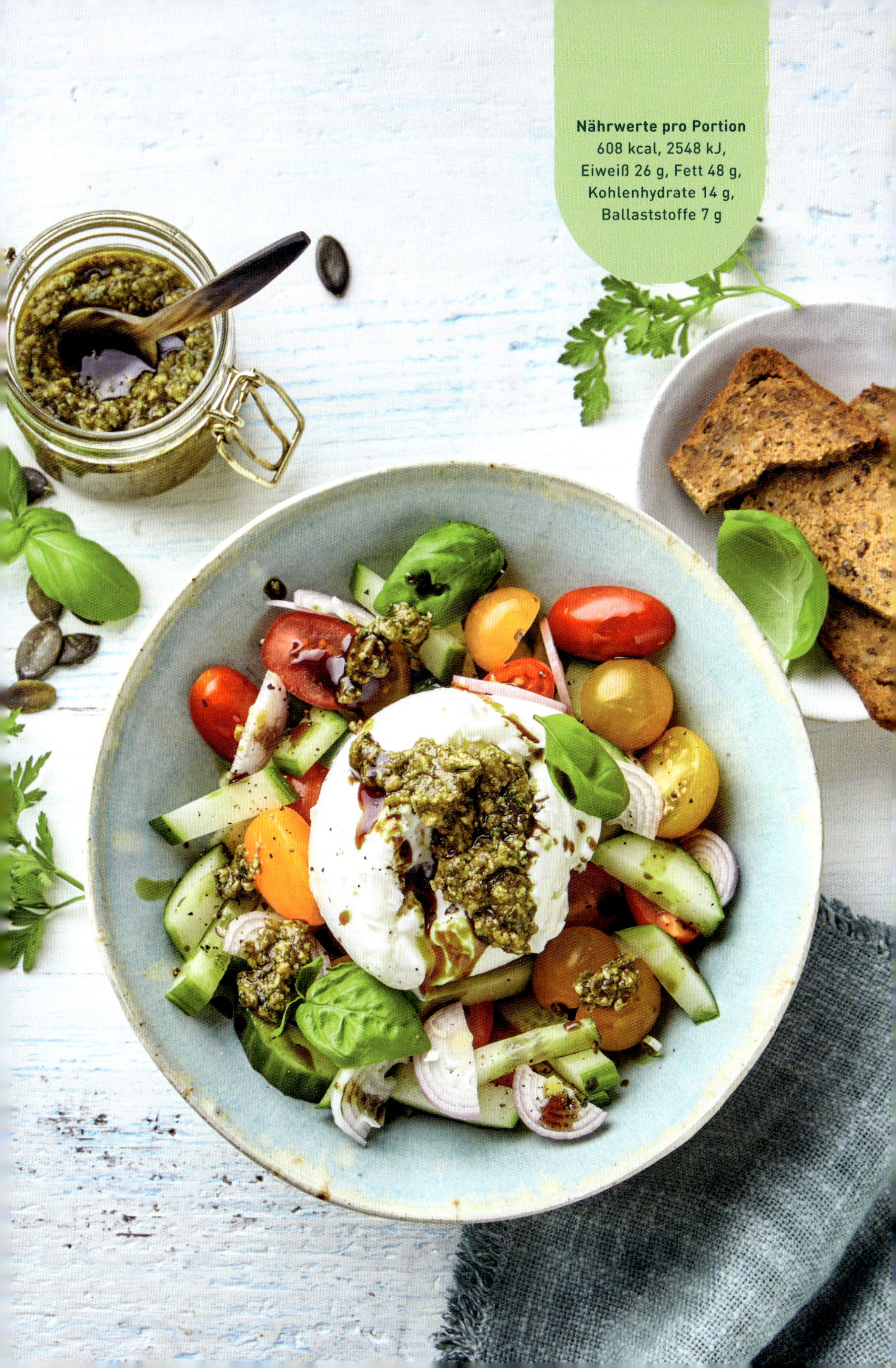

Nährwerte pro Portion
608 kcal, 2548 kJ,
Eiweiß 26 g, Fett 48 g,
Kohlenhydrate 14 g,
Ballaststoffe 7 g

Gebackener Feta auf Linsengemüse

Ballaststoffreich

Vegetarisch

Zubereitungszeit: 20 Minuten + 25 Minuten Backzeit

Für 4 Portionen

- 160 g rote Linsen
- 600 g Kirschtomaten
- 2 Zucchini
- 160 g schwarze Kalamata-Oliven ohne Stein
- 4 EL Chimichurri-Gewürzmischung (alternativ: Kräuter der Provence)
- 4 EL Olivenöl
- 1 Zitrone
- 400 g Fetakäse
- 40 g Pinienkerne
- schwarzer Pfeffer, frisch gemahlen

Zubereitung

- Backofen auf 200 Grad Umluft vorheizen.
- Die Linsen in ein Sieb geben und mit kaltem Wasser gründlich abspülen.
- 240 ml Wasser in einen Topf füllen und die Linsen dazugeben. Einmal kurz aufkochen, dann die Hitze sofort reduzieren und die Linsen bei geschlossenem Topfdeckel und kleiner Hitze 5 Minuten leise köcheln lassen. Anschließend den Topf vom Herd ziehen und die Linsen 2 bis 3 Minuten ausquellen lassen. In das Sieb abgießen.
- Tomaten waschen und halbieren. Zucchini waschen, Enden abschneiden und das Gemüse längs halbieren. Die Kerne mit einem Teelöffel herauskratzen und das Fruchtfleisch würfeln. Oliven halbieren.
- In einer Schüssel die Linsen, Tomaten, Zucchiniwürfel und Oliven mit der Gewürzmischung und dem Olivenöl vermischen. Zitrone auspressen und den Saft unter das Gemüse mischen.
- Die Gemüsemischung in eine Auflaufform geben. Fetakäse in vier gleich große Stücke teilen, auf das Gemüse legen und etwas hineindrücken. Mit Pinienkernen und Pfeffer bestreuen und 25 Minuten im Ofen backen.

Tipp: Anstelle der Pinienkerne können Sie auch jede andere Sorte Kerne oder gehackte Nüsse verwenden.

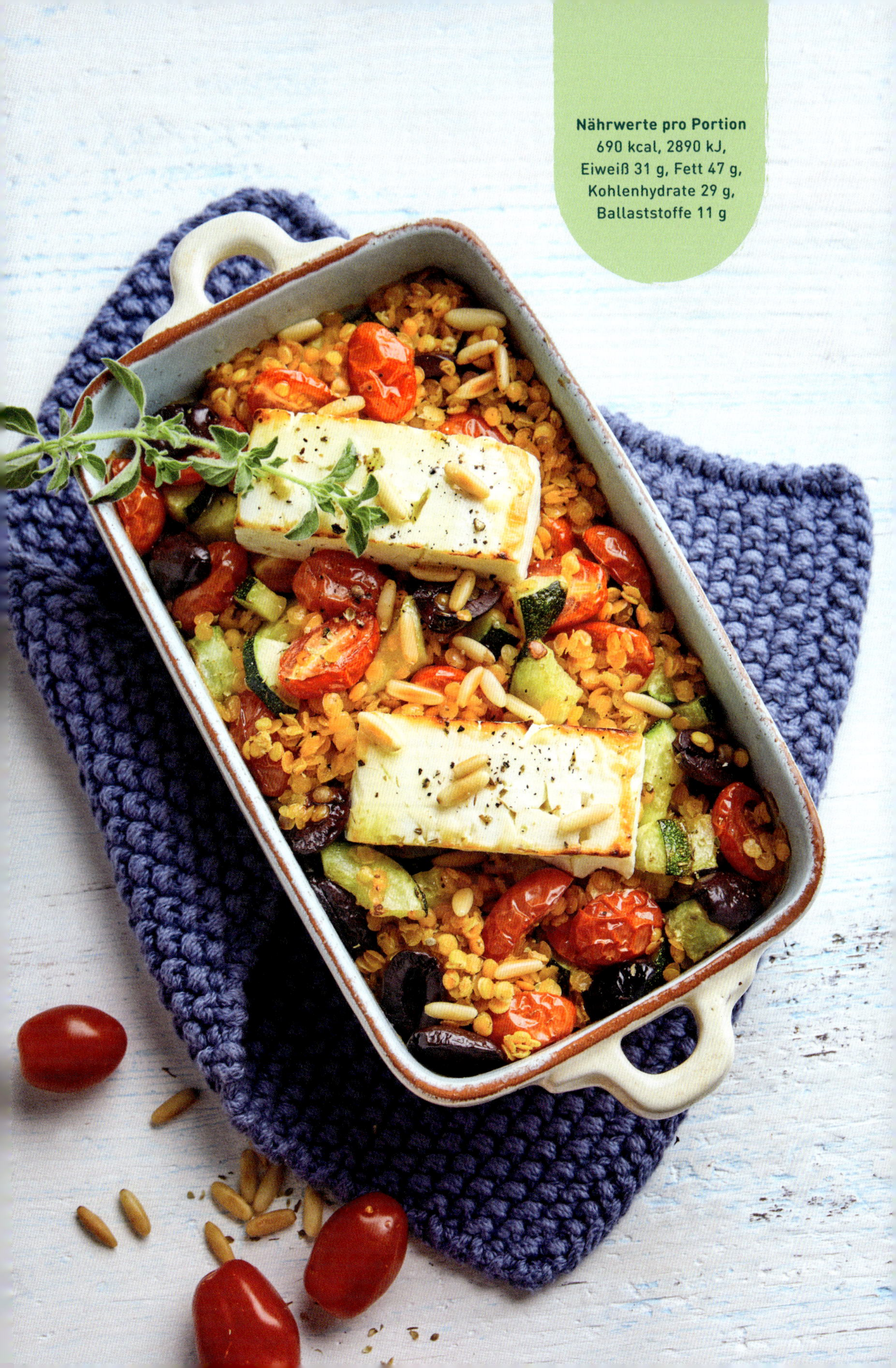

Nährwerte pro Portion
690 kcal, 2890 kJ,
Eiweiß 31 g, Fett 47 g,
Kohlenhydrate 29 g,
Ballaststoffe 11 g

Edamame-Lauch-Süppchen mit Räucherlachs

Ballaststoffreich

Zubereitungszeit: 30 Minuten

Für 4 Portionen

- 1 Stange Lauch
- 60 g Knollensellerie (ohne Schale gewogen)
- 500 ml Gemüsebrühe
- 500 g Edamame (Sojabohnen) ohne Schale, TK
- 500 ml Haferdrink
- 1–2 TL Sahnemeerrettich
- 250 g Räucherlachs
- 4 Dinkel-Vollkornbrötchen

Zubereitung

- Lauch putzen, der Länge nach halbieren, von innen und außen waschen und in Halbmonde schneiden. Sellerie in kleine Stücke schneiden.
- Gemüsebrühe in einen Topf geben und aufkochen. Edamame, Lauch und Sellerie zugeben, 10 Minuten bei geschlossenem Topf köcheln lassen.
- Den Haferdrink zugeben, erwärmen und die Suppe mit einem Pürierstab pürieren.
- Meerrettich unterrühren.
- Räucherlachs in Streifen schneiden. Suppe auf Teller verteilen und mit Lachsstreifen toppen. Dinkelbrötchen dazu reichen.

Tipp: Anstelle von Sojabohnen können Sie auch grüne Erbsen verwenden. Das senkt den Eiweißgehalt auf 30 g pro Portion.

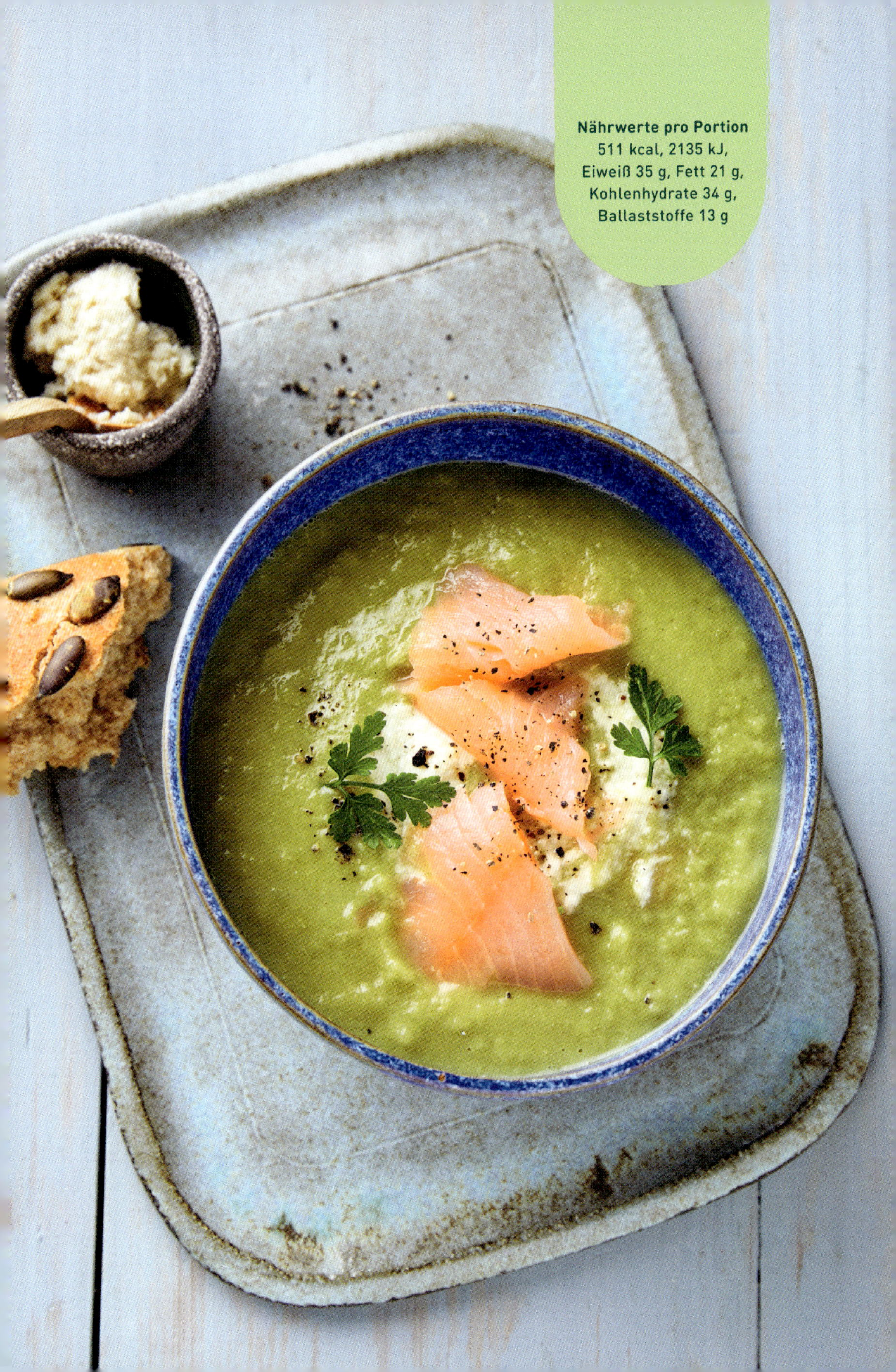

Nährwerte pro Portion
511 kcal, 2135 kJ,
Eiweiß 35 g, Fett 21 g,
Kohlenhydrate 34 g,
Ballaststoffe 13 g

Taboulé mit Kokoshuhn

To Go

Zubereitungszeit: 50 Minuten

Für 4 Portionen

- Salz
- 180 g Bulgur
- 200 g Cocktailtomaten
- 1 Salatgurke
- 1 Bund Radieschen
- 4 Stangen Frühlingszwiebeln
- 100 g frische Granatapfelkerne
- 3 EL Kürbiskerne
- ½ Bund Minze
- 2 Bund glatte Petersilie
- 1 Zitrone
- 2 EL Sesamöl
- 2 EL Olivenöl
- Kräutersalz
- 500 g Hähnchenbrustfilet
- Salz
- ½ TL Harissa-Gewürz
- 1 EL flüssiges Kokosöl
- 3–4 EL Kokosflocken

Zubereitung

- 400 ml gesalzenes Wasser zum Kochen bringen, Bulgur hineingeben und einmal kurz aufkochen. Topf mit Deckel verschließen, Herd ausschalten und den Bulgur 20 Minuten ausquellen lassen.
- Tomaten waschen und vierteln. Gurke längs halbieren, die Kerne herauskratzen und das Fruchtfleisch fein würfeln. Radieschen waschen, putzen und würfeln. Frühlingszwiebeln waschen, putzen und in feine Ringe schneiden. Granatapfelkerne abspülen. Kürbiskerne grob hacken. Minze und Petersilie waschen, trocken schütteln, Blätter abzupfen und diese hacken.
- Alle bisherigen Zutaten in einer großen Schüssel mischen. Zitrone auspressen und mit Sesam- und Olivenöl vermischen. Dressing über den Salat geben und mit Kräutersalz abschmecken.
- Backofen auf 180 Grad Umluft vorheizen. Ein Backblech in den Ofen schieben und miterhitzen.
- Hähnchenbrustfilets waschen, trocken tupfen und in etwa fingerdicke Streifen schneiden. Hähnchenstreifen in eine Schüssel geben und mit Salz und Harissa-Gewürz würzen. Kokosöl und Kokosflocken dazugeben und alles gut vermengen. Die Kokos-Hähnchenstreifen auf das heiße Backblech legen und im Ofen etwa 20 bis 25 Minuten garen.
- Taboulé auf Teller verteilen und die Hähnchenstreifen obenauf legen.

Tipp: Das Gericht lässt sich prima vorbereiten und in einer Dose beispielsweise mit ins Büro nehmen.

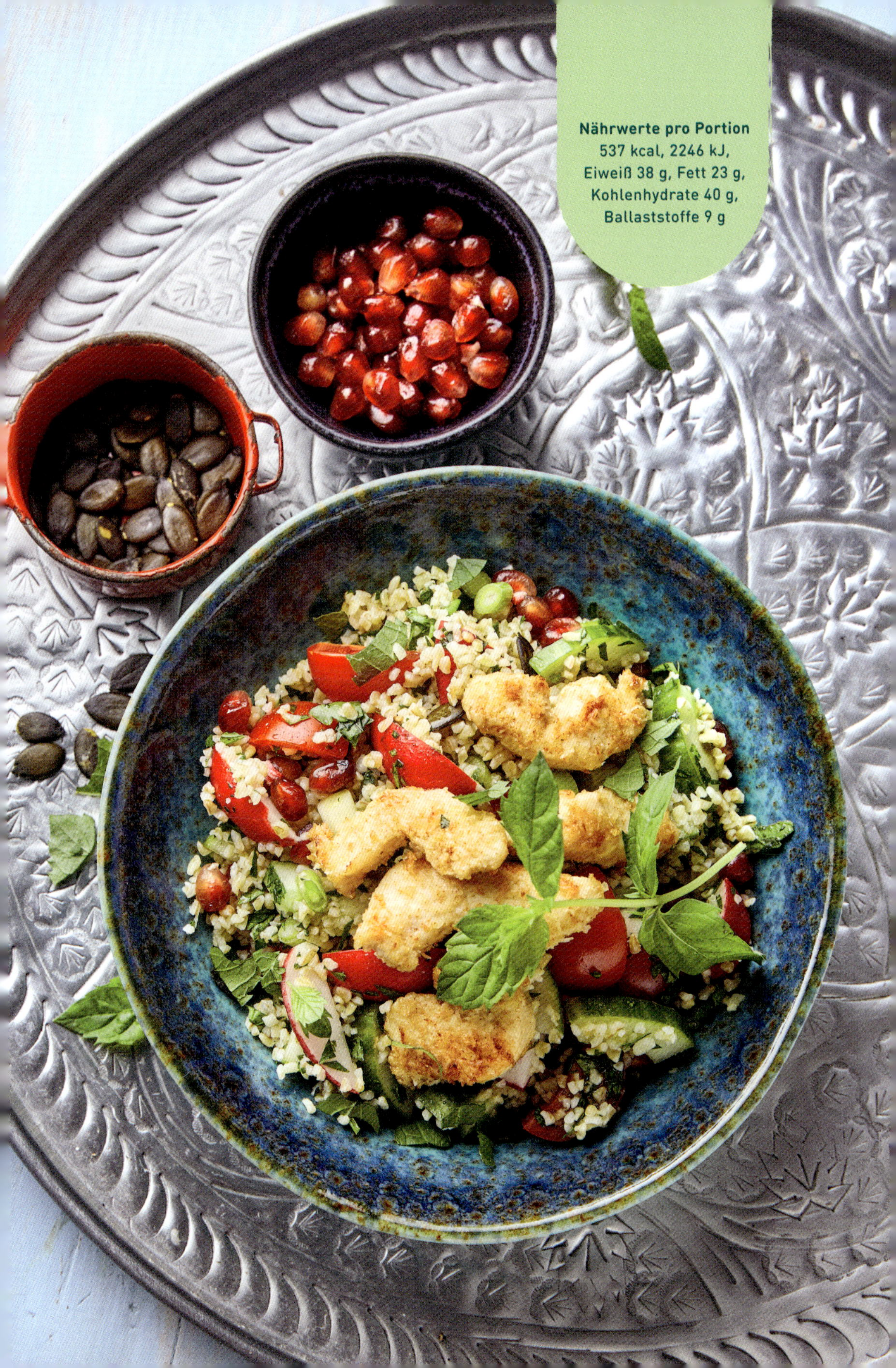

Nährwerte pro Portion
537 kcal, 2246 kJ,
Eiweiß 38 g, Fett 23 g,
Kohlenhydrate 40 g,
Ballaststoffe 9 g

Brokkoli-Bratlinge mit Kräuterquark

Vegetarisch
To Go

Zubereitungszeit: 40 Minuten

Für 4 Portionen

- 500 g Brokkoli
- Salz
- 60 g Haselnüsse
- 120 g Bergkäse
- 60 g Haferflocken
- 50 g Dinkel-Vollkorngrieß
- 2 Eier
- 500 g Magerquark
- schwarzer Pfeffer, frisch gemahlen
- Paprikapulver
- Olivenöl zum Braten
- Mineralwasser mit Kohlensäure
- ½ Packung 6-Kräuter-Mischung, TK
- Kräutersalz

Zubereitung

- Brokkoli waschen und in Röschen zerteilen, den Strunk dünn schälen und in Scheiben schneiden. Alle Teile in wenig gesalzenem Wasser bissfest garen. Abkühlen lassen. Anschließend nicht zu klein hacken. Haselnüsse in kleine Stücke hacken (ggf. Mixer nutzen). Käse auf einer Küchenreibe reiben.
- Brokkoli, Haselnüsse, Käse, Haferflocken, Grieß, Eier und 100 g Quark in eine Schüssel geben. Mit den Händen zu einem Bratlingteig verkneten. Mit Salz, Pfeffer und Paprikapulver würzen. Aus der Masse 16 Bratlinge formen. Olivenöl in einer beschichteten Pfanne erhitzen und die Bratlinge bei mittlerer Hitze von beiden Seiten kross braten.
- Währenddessen den restlichen Quark mit 5 bis 6 EL Mineralwasser glattrühren. Kräuter untermischen und mit Kräutersalz abschmecken.
- Fertige Bratlinge auf ein Küchenpapier legen, um überschüssiges Fett aufzufangen.
- Brokkoli-Bratlinge mit Kräuterquark servieren.

Tipp: Um Bratlinge zu braten, brauchen Sie ausreichend Öl in der Pfanne, ansonsten werden die Bratlinge nicht kross. Wenig Öl führt dazu, dass die Bratlinge keine Kruste bilden und dadurch nur noch mehr Fett saugen. Zu den Bratlingen passt ein grüner Salat nach Saison und Geschmack (Dressingrezept auf Seite 183).

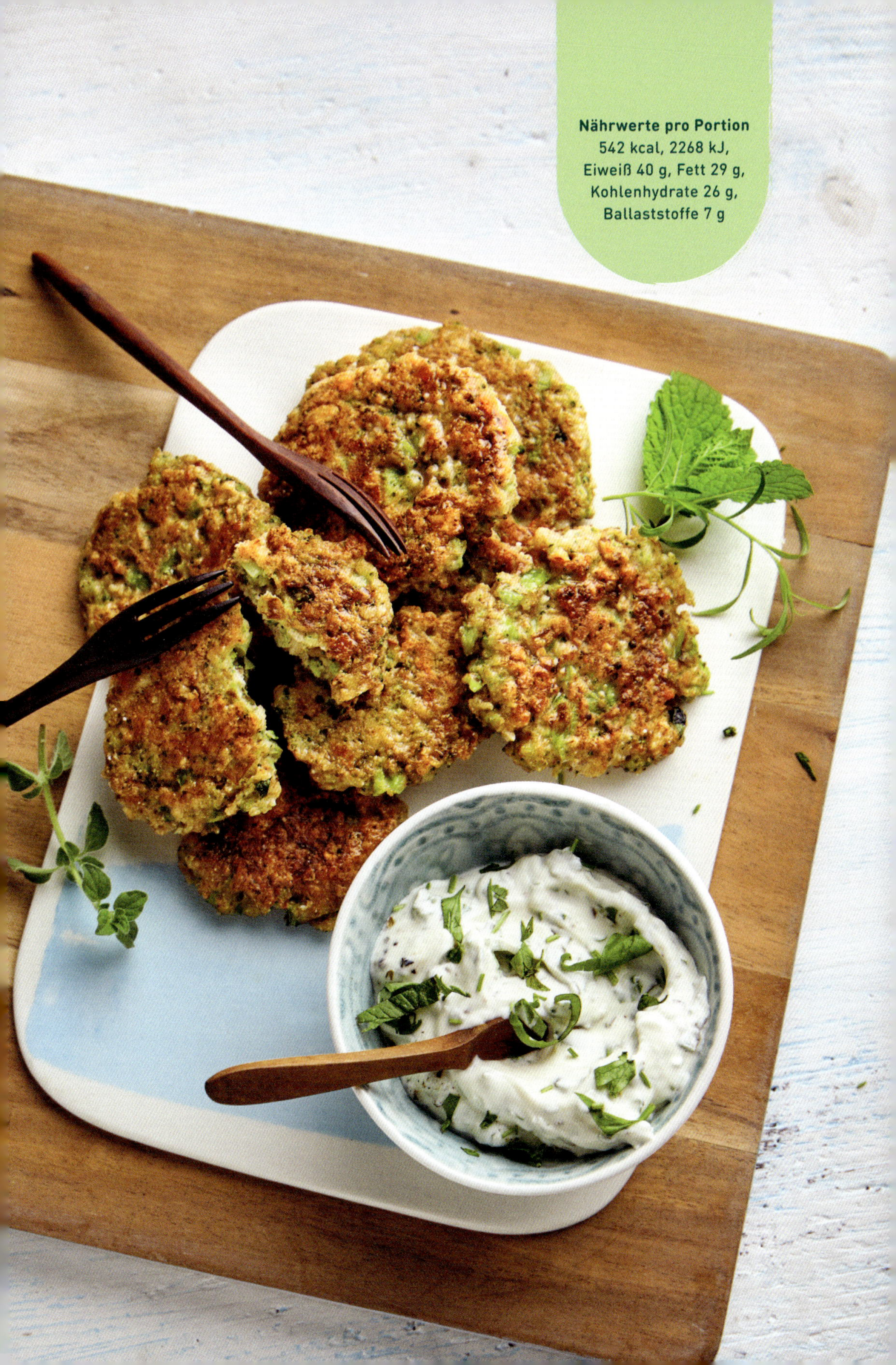

Nährwerte pro Portion
542 kcal, 2268 kJ,
Eiweiß 40 g, Fett 29 g,
Kohlenhydrate 26 g,
Ballaststoffe 7 g

Rosenkohl-Pilz-Pfanne mit Rinderstreifen

Zubereitungszeit: 40 Minuten

Für 4 Portionen

- ½ Bund glatte Petersilie
- 200 g saure Sahne
- Kräutersalz
- 600 g Rindfleisch (Hüfte, Steak, Filet)
- 1 Zwiebel
- 1 Knoblauchzehe
- 1 daumengroßes Stück Ingwer
- 800 g Rosenkohl
- Salz
- 500 g Champignons
- 3 EL Olivenöl
- ½ TL Chiliflocken
- 1 gestr. TL getrockneter Thymian
- Muskatnuss

Zubereitung

- Petersilie waschen, trocken schütteln und fein hacken. Mit saurer Sahne vermischen und mit Kräutersalz zu einem Dip abschmecken.
- Rindfleisch in dünne Streifen schneiden. Zwiebel und Knoblauch abziehen, Ingwer schälen und alles fein würfeln. Rosenkohl waschen, putzen und die Röschen halbieren.
- Wasser in einen Topf füllen, sodass der Topfboden etwa 1 cm hoch bedeckt ist. Salzen und den Rosenkohl darin bei geschlossenem Topfdeckel 7 Minuten dünsten, anschließend durch ein Sieb abgießen. Währenddessen Champignons putzen und vierteln.
- Olivenöl in einer beschichteten Pfanne erhitzen und die Fleischstücke darin scharf anbraten, bis sie gebräunt sind. Fleisch aus der Pfanne nehmen. Die Pilze in die heiße Pfanne geben und 3 Minuten braten. Die Hitze etwas reduzieren und Zwiebeln, Knoblauch und Ingwer zugeben und braten, bis sie glasig sind. Rosenkohl und Fleisch zugeben. Mit Chili, Thymian, Muskatnuss und Salz würzen und weitergaren, bis alle Zutaten gleichmäßig erhitzt sind.
- Pilzpfanne auf vier Teller verteilen und den Saure-Sahne-Dip dazu servieren.

Tipp: Anstelle von Rosenkohl schmecken auch Blumenkohl oder Romanesco.

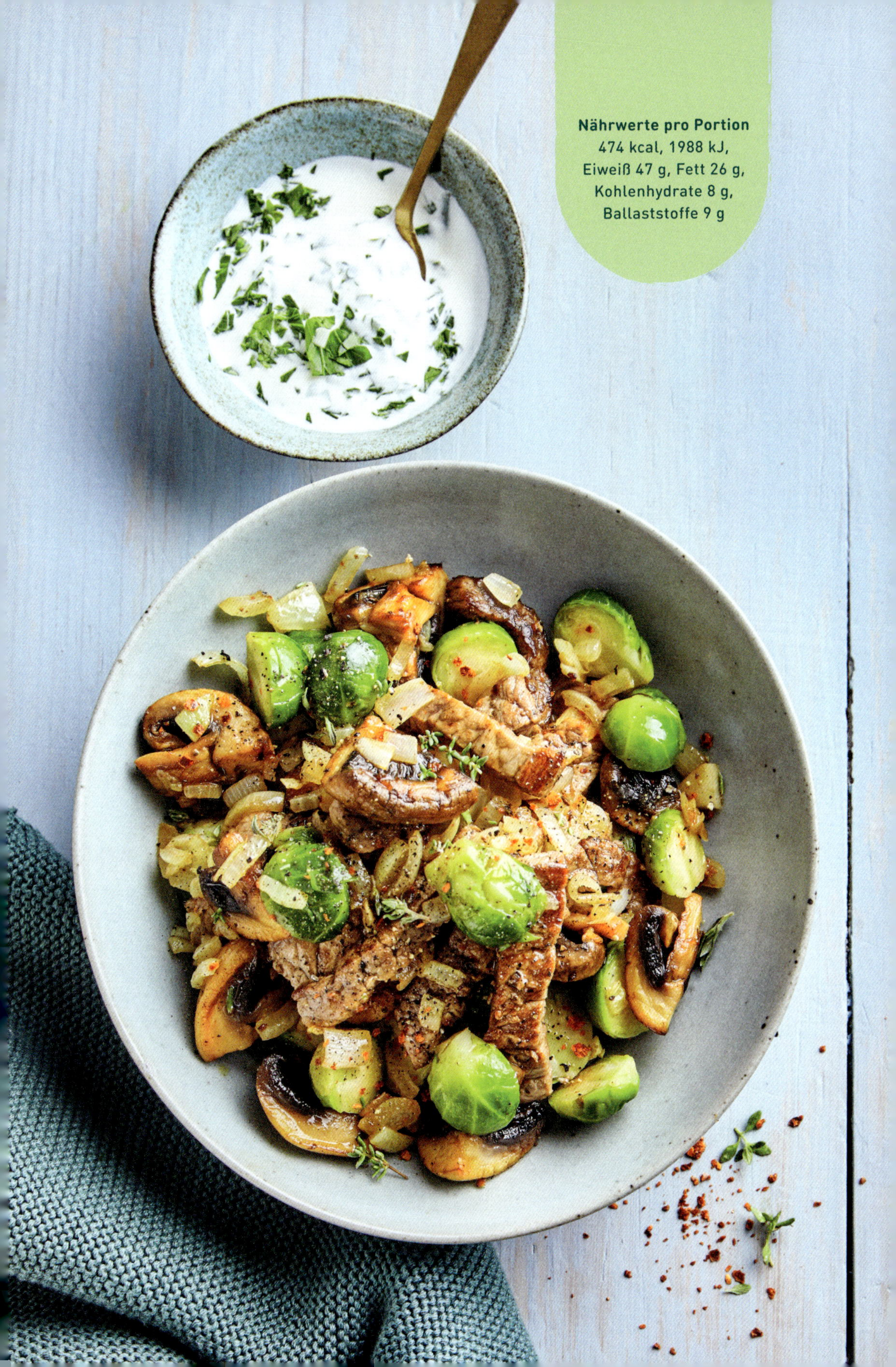

Nährwerte pro Portion
474 kcal, 1988 kJ,
Eiweiß 47 g, Fett 26 g,
Kohlenhydrate 8 g,
Ballaststoffe 9 g

Poké Bowl mit Sojanudeln

Ballaststoffreich

Zubereitungszeit: 45 Minuten

Für 4 Portionen

- 400 g Lachsfilet in Sushi-Qualität
- 2 Limetten
- 1 EL Sojasauce
- 1 EL Fischsauce
- 1 EL Sesamöl
- 1 EL gerösteter Sesam
- 1 Messerspitze Sambal Oelek
- Erdnusssauce (Rezept siehe Seite 182)
- 1 Kopf Brokkoli
- 200 g Edamame (Sojabohnen) ohne Schale, TK
- Salz
- 1 Papaya
- 1 Avocado
- 1 Bund Radieschen
- 200 g Sojanudeln
- 1 Töpfchen Sakura-Kresse (= rote Kresse)

Zubereitung

- Lachsfilet in kleine Würfel schneiden.
- Eine Limette auspressen. Die zweite Limette vierteln. Limettensaft, Sojasauce, Fischsauce, Sesamöl, Sesam und Sambal Oelek zu einer Marinade verrühren. Lachswürfel darin einlegen und ziehen lassen.
- Erdnusssauce nach dem Rezept auf Seite 182 zubereiten.
- Brokkoli waschen, putzen und in kleine Röschen teilen. Brokkoliröschen und Edamame in wenig Salzwasser 5 Minuten dünsten. Danach kalt abschrecken, um den Garvorgang zu stoppen.
- Papaya schälen, halbieren, Kerne mit einem Löffel entfernen und das Fruchtfleisch in Scheiben schneiden. Avocado halbieren, Kern entfernen, schälen und in Scheiben schneiden. Radieschen waschen, putzen und in Scheiben schneiden.
- Sojanudeln nach Packungsanweisung kochen, in ein Sieb abgießen und auf vier Schüsseln oder tiefe Teller verteilen. Brokkoliröschen, Edamame, Papaya- und Avocadoscheiben sowie Radieschen darüber geben.
- Lachs aus der Marinade nehmen und mittig auf das Gemüse setzen, die Bowls mit Kresse toppen. Erdnusssauce und Limettenviertel zu den Bowls reichen.

Info: Poké sind kalt-warme Fischsalate, die daraus hergestellten Bowls ein Kultgericht auf Hawaii. Inspiriert von der japanischen Küche sind diese bunten Schüsseln ein sehr interessanter Geschmacksmix aus salzigen, scharfen und süßen Zutaten.

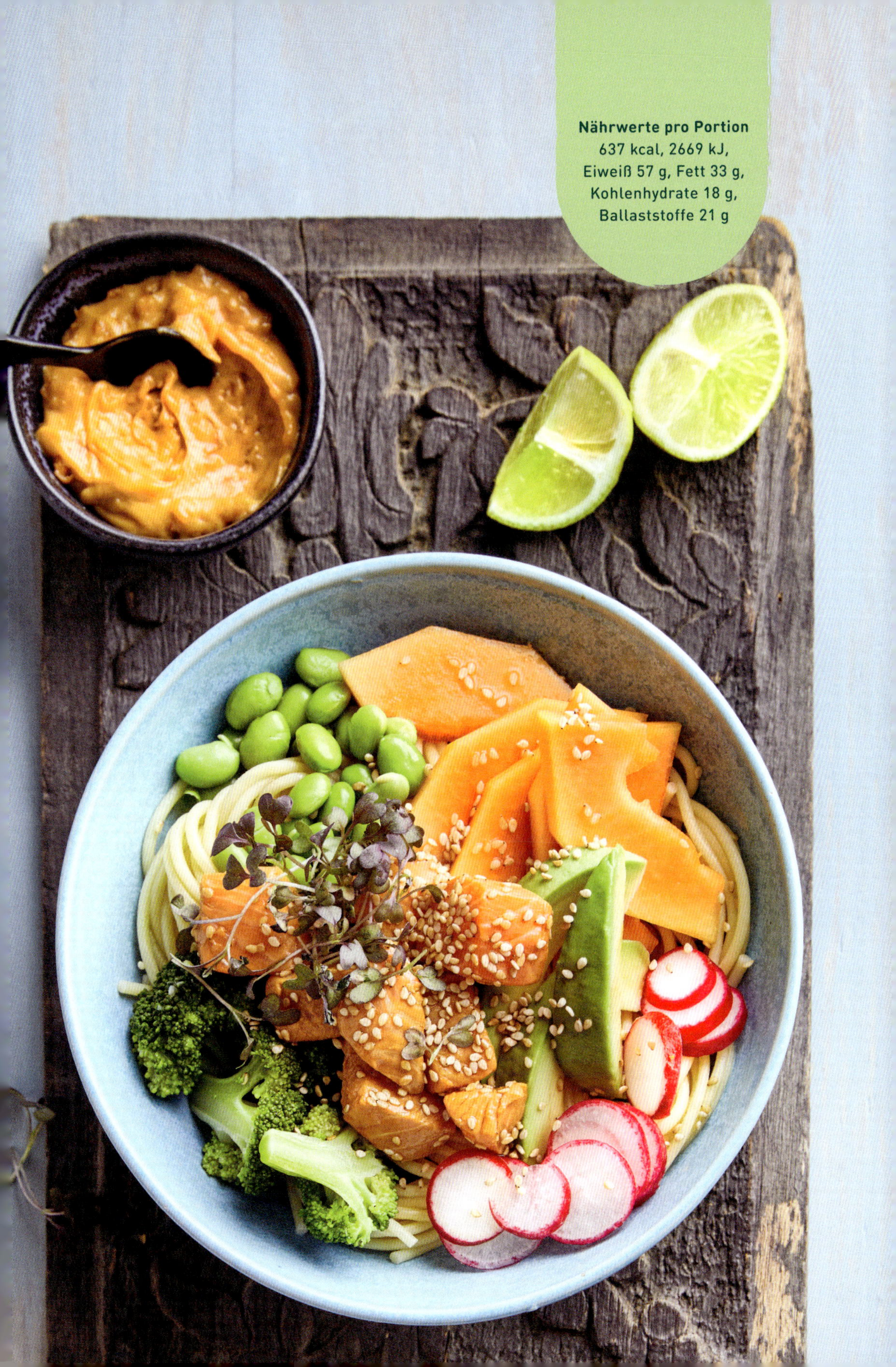

Nährwerte pro Portion
637 kcal, 2669 kJ,
Eiweiß 57 g, Fett 33 g,
Kohlenhydrate 18 g,
Ballaststoffe 21 g

Rüblikuchen-Proteinbällchen

Vegan
To Go

Zubereitungszeit: 30 Minuten + Kühlzeit

Für etwa 25 Bällchen

- 1 mittelgroße Möhre
- 50 g getrocknete Aprikosen
- 100 g Quinoaflocken
- 60 g geschälte Hanfsamen
- 50 g pflanzliches Proteinpulver
- abgeriebene Schale von ½ Bio-Orange
- eine kleine Prise Salz
- 50 g weißes Mandelmus
- 2 EL Kokosöl

Zubereitung

- Möhre schälen und sehr fein raspeln. Aprikosen fein hacken.
- Möhrenraspel, Aprikosenstücke, Quinoaflocken, Hanfsamen, Proteinpulver, Orangenschale und Salz in einer Schüssel gut miteinander vermischen. Mandelmus und Kokosöl zugeben. Alles mit den Händen zu einer gleichmäßigen Masse verkneten, dabei ggf. 1 bis 2 EL Wasser zugeben.
- Mit einem Teelöffel 25 Portionen abstechen und diese mit feuchten Händen zu kleinen Bällchen formen. Bällchen im Kühlschrank fest werden lassen.

Tipp: Quinoaflocken bekommen Sie im Bio-Supermarkt. Die Bällchen halten sich im Kühlschrank bis zu zwei Wochen.

Nährwerte pro Stück
61 kcal, 256 kJ,
Eiweiß 3,5 g, Fett 3,5 g,
Kohlenhydrate 3,5 g,
Ballaststoffe 1 g

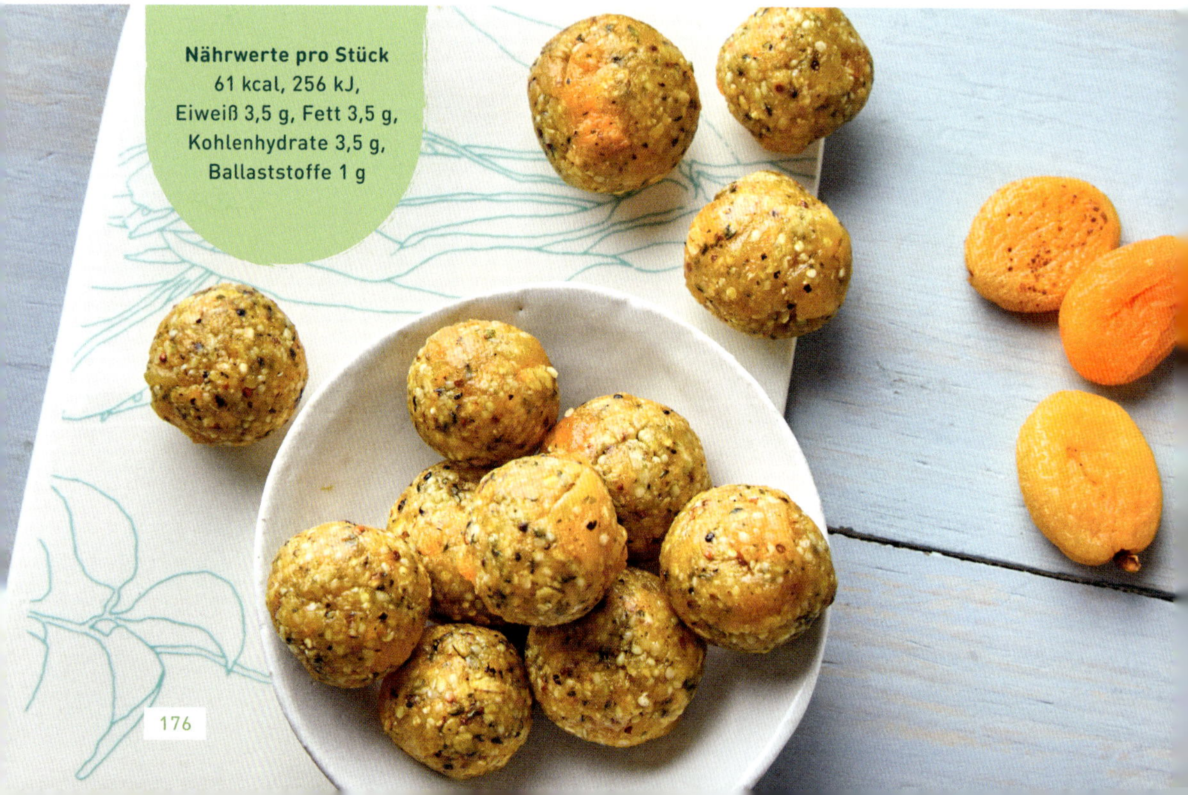

Selbst gemachte Nuss-Schnitten

Vegetarisch

To Go

Zubereitungszeit: 20 Minuten + 25 Minuten Backzeit

Für 20 Schnitten

- 100 g gesalzene Erdnüsse
- 100 g Mandeln
- 100 g Cashews
- 100 g Kürbiskerne
- 60 g Pistazien
- 50 g Amarant (oder Quinoa), gepufft
- 2 EL Flohsamenschalen
- 1 mürber Apfel (etwa 200 g)
- 1 Vanilleschote
- 100 g getrocknete Pflaumen, soft
- 1 EL warmes Kokosöl
- 2–3 Eiweiß (je nach Größe der Eier)

Zubereitung

- Backofen auf 175 Grad Umluft vorheizen. Erdnüsse, Mandeln, Cashews, Kürbiskerne, Pistazien, Amarant und Flohsamenschalen in einer Schüssel mischen.
- Apfel schälen, vierteln und das Kerngehäuse entfernen. Vanilleschote längs halbieren und das Mark mit einem Messerrücken herauskratzen. Apfelstücke, Vanillemark, Pflaumen und Kokosöl in ein hohes Gefäß geben, 2 EL Wasser zugeben und mit einem Stabmixer pürieren.
- Die Eiweiße steif schlagen. Die Pflaumencreme vorsichtig mit dem Eischnee mischen und unter die Nüsse heben.
- Ein Backblech mit Backpapier auslegen und die zähe Masse rund 1 cm dick gleichmäßig auf das Blech streichen, sodass etwa zwei Drittel des Blechs bedeckt sind. 25 Minuten backen.
- Abkühlen lassen und danach mit einem scharfen Brotmesser in 20 Stücke schneiden.

Nährwerte pro Stück
173 kcal, 725 kJ, Eiweiß 7 g, Fett 12 g, Kohlenhydrate 7 g, Ballaststoffe 3 g

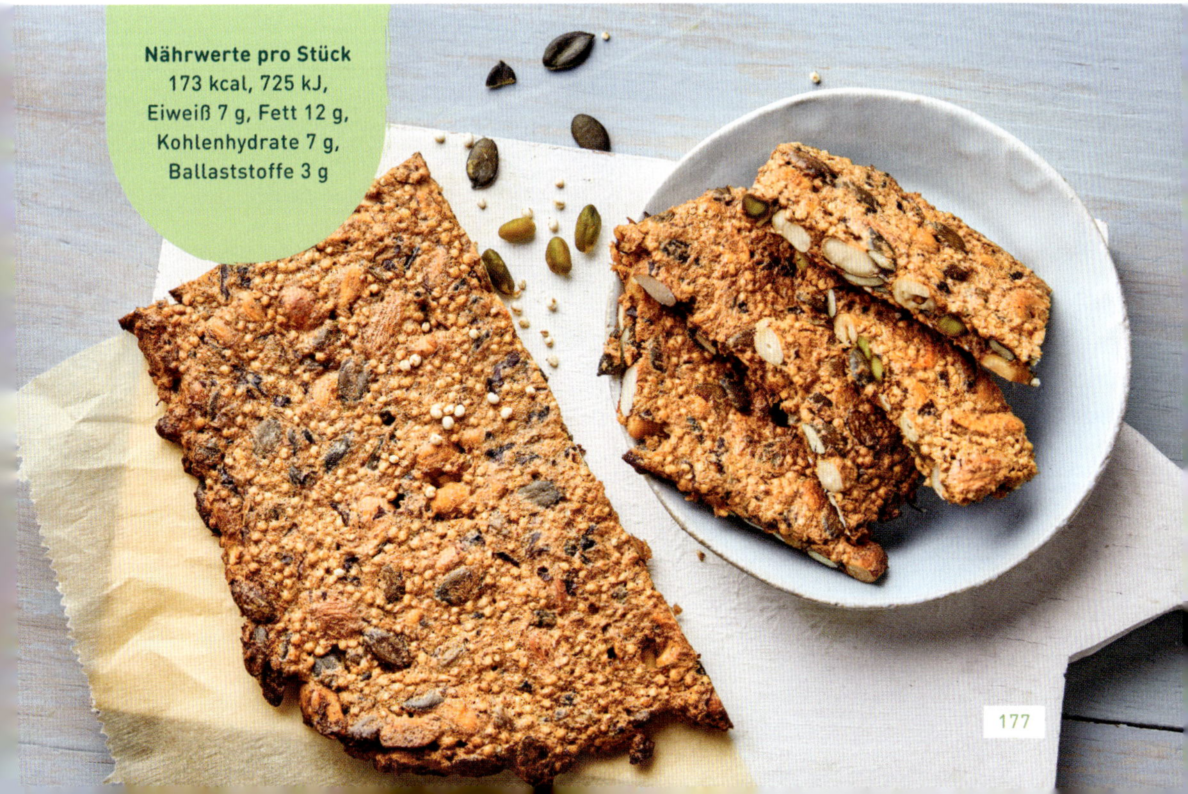

Frozen Skyr Bites

Vegetarisch

Zubereitungszeit: 15 Minuten + 1 bis 2 Stunden Kühlzeit

Für 8 Portionen

- 500 g Skyr natur
- 1 EL flüssiger Honig
- 30 g Proteinmüsli
- 1 EL Kürbiskerne
- 125 g frische Himbeeren
- 35 g Zartbitterschokolade

Zubereitung

- Einen großen flachen Teller mit Backpapier auslegen.
- Skyr mit Honig mischen und knapp einen Zentimeter dick auf dem Teller verteilen (wie bei einem Tortenboden). Gleichmäßig mit Müsli, Kürbiskernen und Himbeeren bestreuen. Bitterschokolade in kleine Stückchen brechen und ebenfalls darüber streuen. Teller in den Tiefkühler stellen und 1 bis 2 Stunden gefrieren lassen.
- Vor dem Servieren 15 Minuten antauen lassen. Dann in Stücke schneiden oder brechen und genießen.

Tipp: Lagern Sie restliche Skyr Bites in einem Gefriergefäß im Tiefkühler.

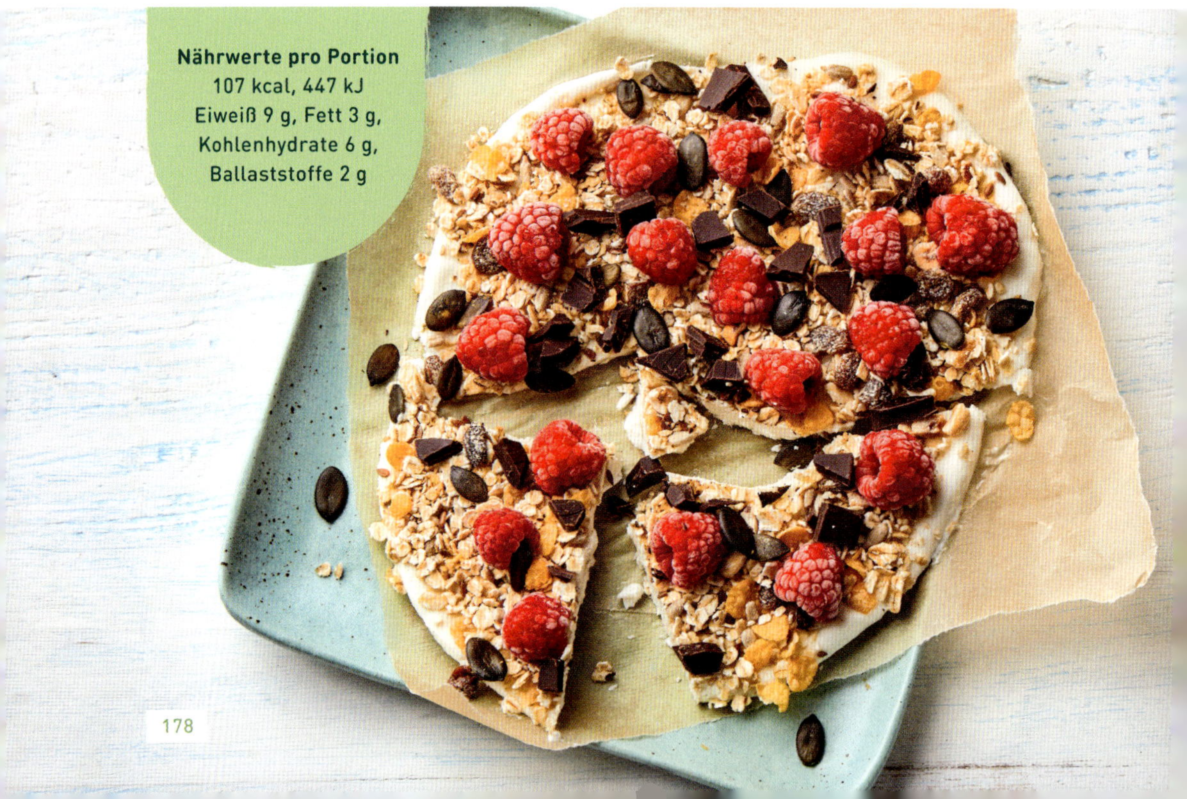

Nährwerte pro Portion
107 kcal, 447 kJ
Eiweiß 9 g, Fett 3 g,
Kohlenhydrate 6 g,
Ballaststoffe 2 g

Vegetarisch

Käsewürfel mit Oliven und Tomaten

Zubereitungszeit: 5 Minuten

Für 2 Portionen

- 60 g Kirschtomaten
- 4 Gewürzgurken
- 60 g Hartkäse in Würfeln (Emmentaler, Bergkäse, Gouda o. Ä.)
- 60 g grüne Oliven

Zubereitung

- Tomaten waschen und halbieren. Gurken in Scheiben schneiden.
- Alle Zutaten auf einem Brettchen anrichten und genießen.

Tipp: Wenn Sie ein paar Nüsse zugeben, hat dieser Snack noch mehr Eiweiß, aber auch mehr Kalorien.

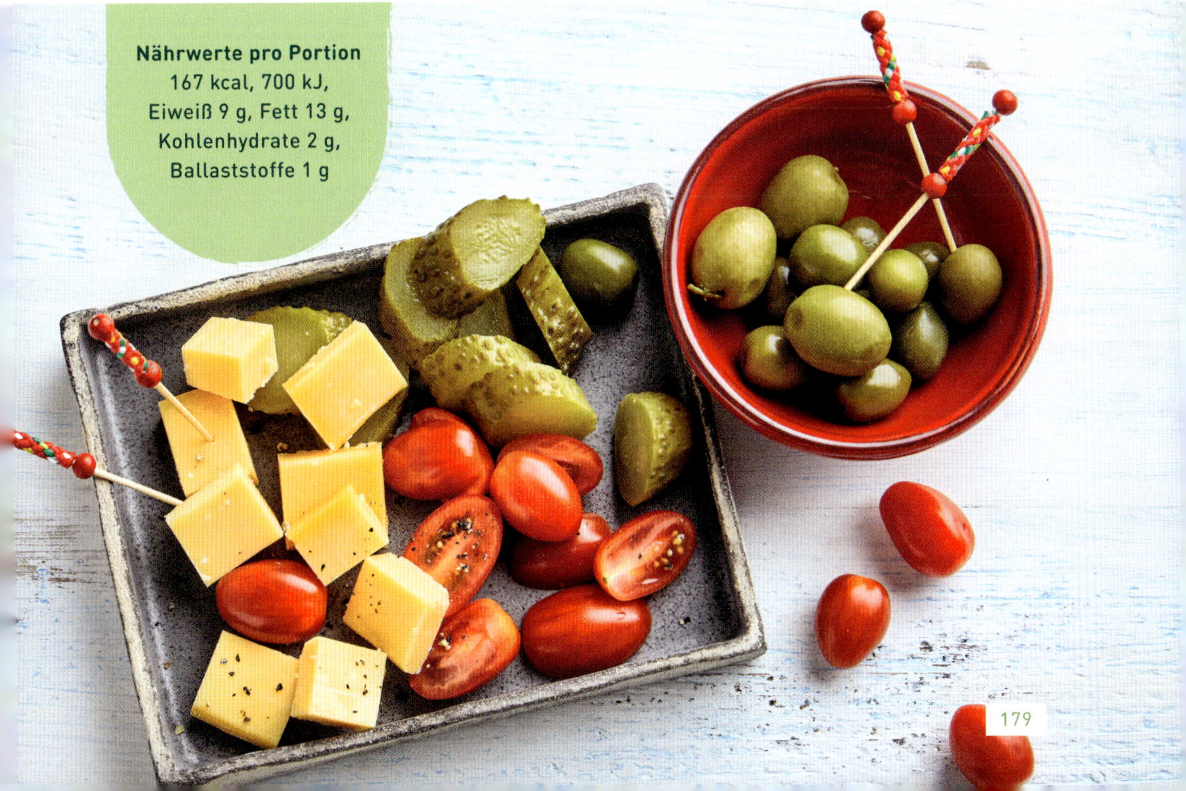

Nährwerte pro Portion
167 kcal, 700 kJ,
Eiweiß 9 g, Fett 13 g,
Kohlenhydrate 2 g,
Ballaststoffe 1 g

Thunfisch-Häppchen

Zubereitungszeit: 10 Minuten

Für 4 Portionen

- 1 Zucchini (etwa 200 g)
- 140 g Thunfisch in eigenem Saft
- 100 g Frischkäse mit Kräutern
- 1 EL Tahin (Sesampaste)
- Salz
- schwarzer Pfeffer, frisch gemahlen
- 1 EL schwarzer Sesam

Zubereitung

- Zucchini waschen und in 16 Scheiben schneiden. Thunfisch in ein Sieb geben, abtropfen lassen, in eine Schüssel geben, mit einer Gabel zerdrücken und mit dem Frischkäse und der Sesampaste vermischen. Mit Salz und Pfeffer würzen.
- Je einen TL Thunfischcreme auf jede Zucchinischeibe geben und mit Sesam bestreuen.

Tipp: Schwarzer Sesam ergibt farblich einen hübschen Kontrast, aber Sie können natürlich auch hellen Sesam verwenden.

Nährwerte pro Portion (= 4 Stück)
100 kcal, 420 kJ, Eiweiß 10 g, Fett 5 g, Kohlenhydrate 3 g, Ballaststoffe 1 g

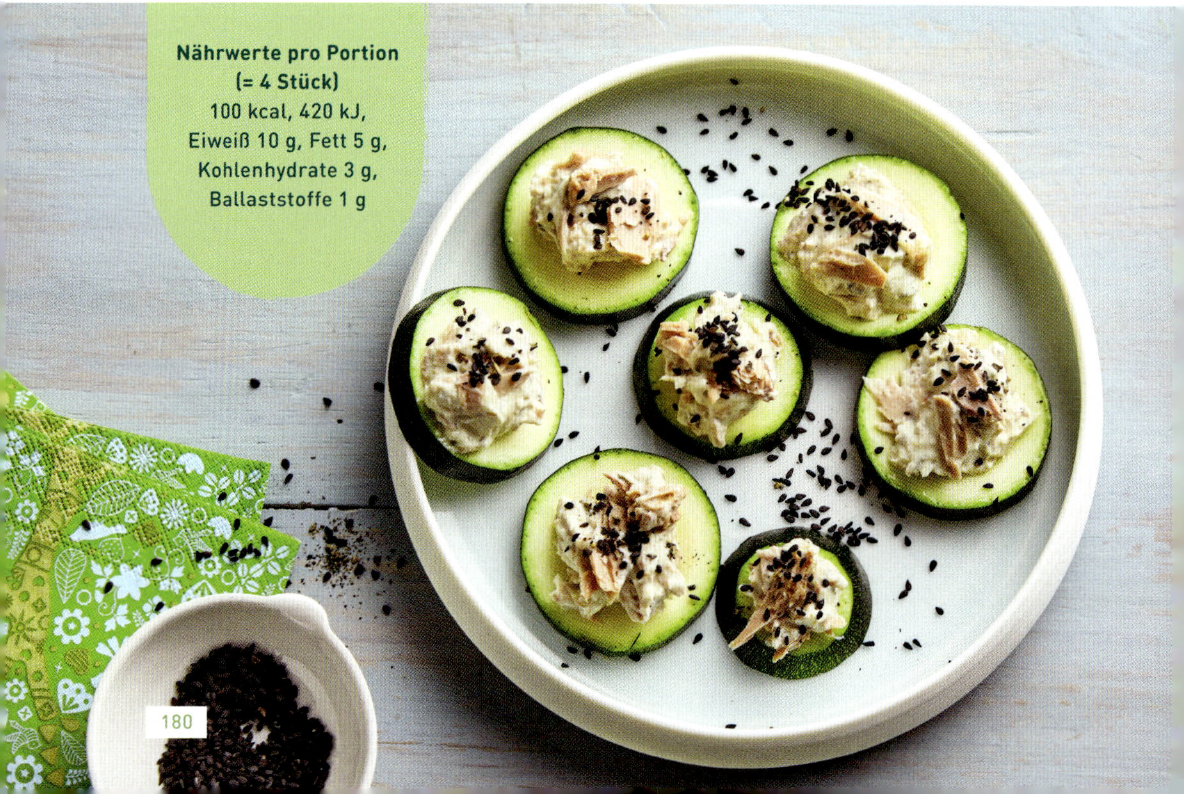

Beerenpotpourri auf Hüttenkäse

Vegetarisch

Zubereitungszeit: 20 Minuten

Für 4 Portionen

- 250 g Erdbeeren
- 125 g Heidelbeeren
- 125 g Himbeeren
- 1 EL Rohrohrzucker
- 300 g körniger Frischkäse (Hüttenkäse)
- 100 g Vanillejoghurt
- 2 EL gehackte Pekannüsse

Zubereitung

- Beeren waschen, abtropfen lassen. Erdbeeren entstielen und halbieren. Alle Beeren in einer Schüssel mit dem Zucker mischen und etwas ziehen lassen.
- Frischkäse und Vanillejoghurt gut vermischen, in vier Portionsschälchen verteilen und die Beerenmischung darüber geben. Mit Nüssen bestreuen.

Tipp: Schmeckt besonders gut, wenn Sie die Beerenmischung vor dem Servieren leicht erwärmen.

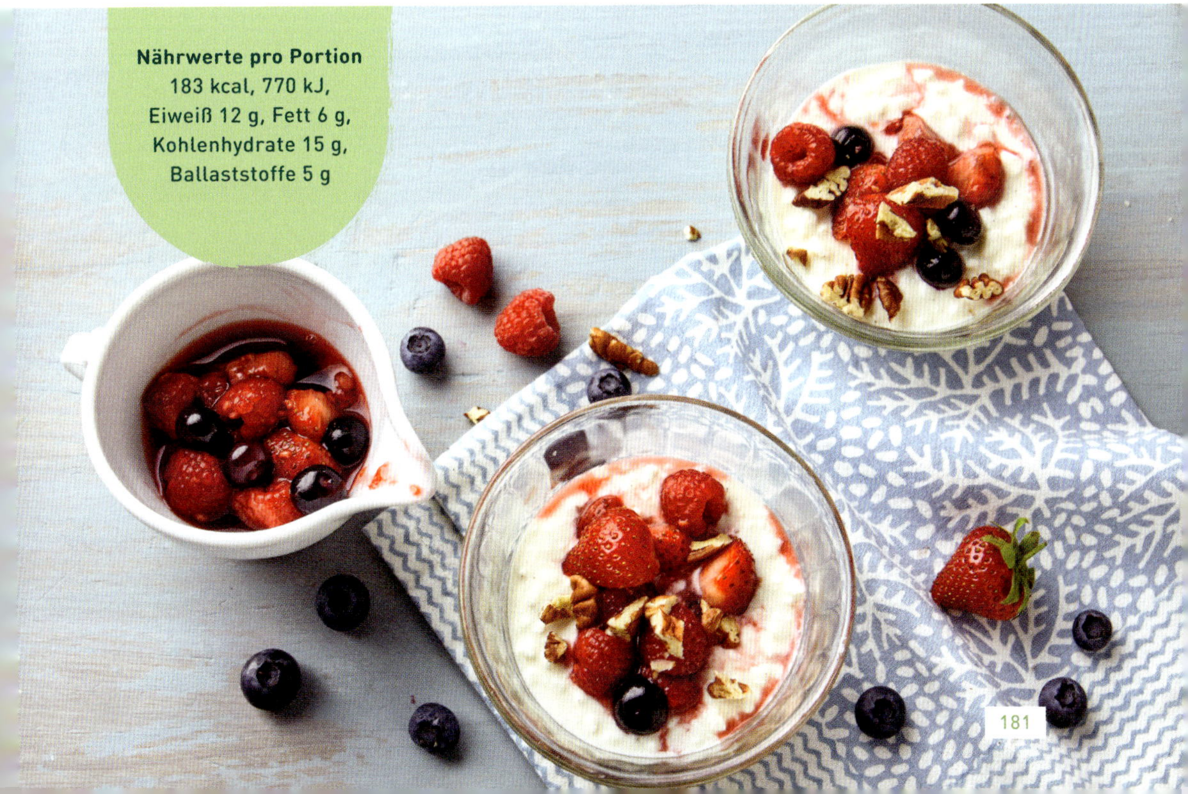

Nährwerte pro Portion
183 kcal, 770 kJ,
Eiweiß 12 g, Fett 6 g,
Kohlenhydrate 15 g,
Ballaststoffe 5 g

Schnelle Erdnusssauce

Ballaststoffreich
Vegan

Zubereitungszeit: 10 Minuten

Für 6 Portionen

- 1 Limette
- 1 Knoblauchzehe
- 1 kleines Stück Ingwer
- 125 g gesalzene Erdnüsse
- 2 EL Sojasauce
- 1 TL Reissirup (oder Honig)
- 1 TL Reisessig
- 1 Messerspitze Sambal Oelek

Zubereitung

- Die Limette auspressen. Knoblauch abziehen und Ingwer schälen. Alle Zutaten in einen Mixer geben, mit 200 bis 250 ml Wasser aufgießen und so lange mixen, bis keine Erdnussstücke mehr zu sehen sind und die Sauce andickt.

Tipp: Diese Erdnusssauce können Sie gut eine Woche im Kühlschrank auf Vorrat halten. Sie passt zu Bowls, Salaten, Fleisch und vielem mehr.

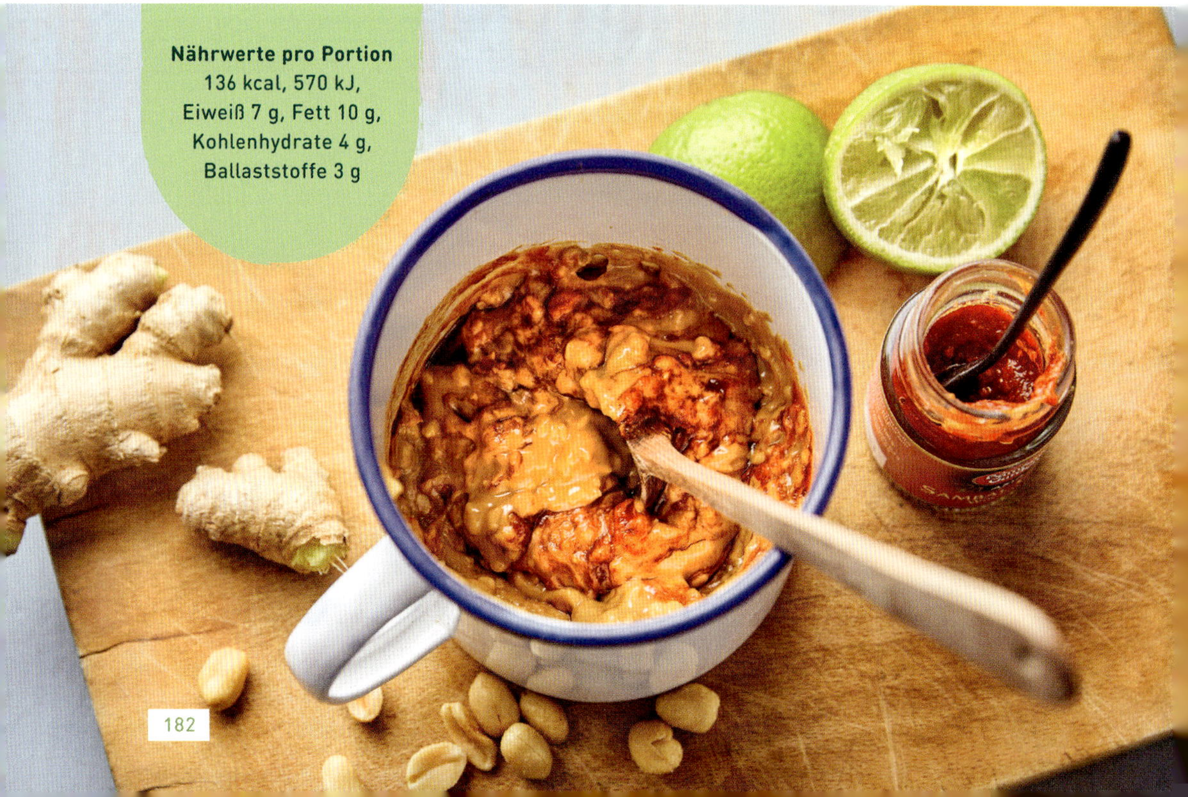

Nährwerte pro Portion
136 kcal, 570 kJ,
Eiweiß 7 g, Fett 10 g,
Kohlenhydrate 4 g,
Ballaststoffe 3 g

Grundrezept Salatdressing

Vegetarisch

Zubereitungszeit: 5 Minuten

Für eine Schüssel Salat

- 3 EL Oliven-, Raps- oder Walnussöl
- 1 EL weißer oder dunkler Balsamicoessig
- 1 TL mittelscharfer Senf
- ½ TL flüssiger Honig
- 2 EL Wasser
- Salz
- schwarzer Pfeffer, frisch gemahlen

Zubereitung

- Alle Zutaten in eine Schüssel oder einen Dressing-Shaker geben und gut verquirlen oder verschütteln.

Info: Senf fungiert in einer Vinaigrette als Emulgator. Durch ihn verbinden sich Öl und wässrige Zutaten, sodass das Dressing sämig wird.

Nährwerte pro Portion
281 kcal, 1176 kJ
Eiweiß 0 g, Fett 30 g,
Kohlenhydrate 3 g,
Ballaststoffe 0 g

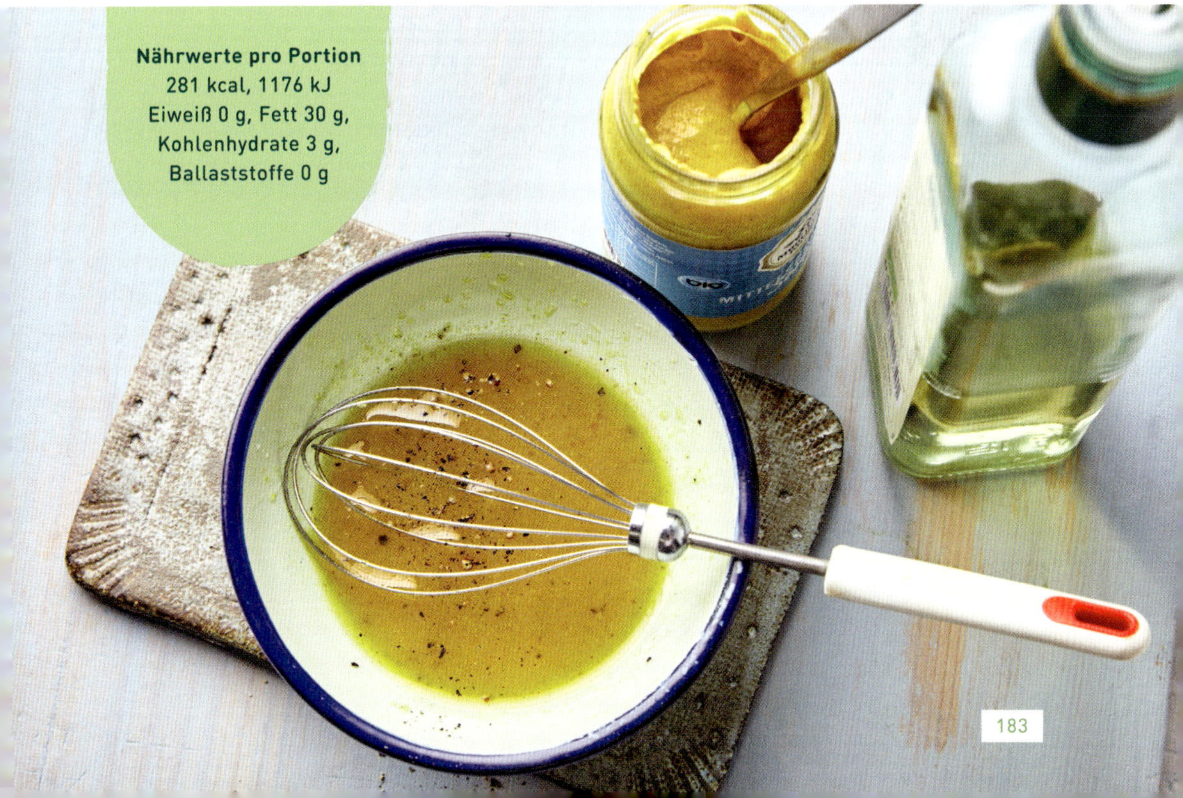

Wasserkefir

Vegan

Zubereitungszeit: 10 Minuten plus Gärzeit

Für 1 Liter

- 50 g Vollrohrzucker oder Rohrohrzucker
- 3 EL Wasserkefir-Kristalle
- 2 EL ungeschwefelte Trockenfrüchte
- ½ Bio-Zitrone

Zubereitung

- Den Zucker in ein großes Schraubglas geben und mit 1 Liter zimmerwarmem Leitungswasser übergießen. Mit einem Plastiklöffel rühren, bis der Zucker sich aufgelöst hat. Gewaschene und abgetropfte Kefirkristalle zugeben. Trockenfrüchte und Zitrone waschen und in die Flüssigkeit geben.
- Das Glas locker verschließen, sodass Gase entweichen können, und bei Zimmertemperatur 48 Stunden stehen lassen. Nach 2 Tagen den Wasserkefir durch ein Plastik- oder Nylonsieb abseihen. (Kein Metall verwenden!) Die Zitrone in die Kefir-Flüssigkeit auspressen und den fertigen Wasserkefir durch einen Trichter in eine Flasche füllen. Im Kühlschrank lagern.
- Die Trockenfrüchte aus dem Sieb entfernen und die Kefirkristalle mit Wasser abspülen. Mit der Hälfte der Kristalle einen neuen Wasserkefir ansetzen. Die andere Hälfte in ein Marmeladenglas füllen, mit Wasser bedecken und verschenken.

Info: Wasserkefir ist eine prickelnde, natürliche und darmgesunde Alternative zu Softdrinks. Er schmeckt leicht säuerlich, denn die Wasserkefir-Kristalle verstoffwechseln einen Großteil des Zuckers während der Gärzeit zu Milchsäure. Dabei wachsen und vermehren sich die Kristalle. Trinken Sie Wasserkefir pur oder mit Mineralwasser verdünnt. Die Kristalle für den ersten Ansatz bekommen Sie im Internet.

Tipp: Die Trockenfrüchte dienen den Kefirkristallen als Stickstoffquelle. Durch die Auswahl (Rosinen, Feigen, Aprikosen o. Ä.) können Sie den Wasserkefir im Geschmack variieren.

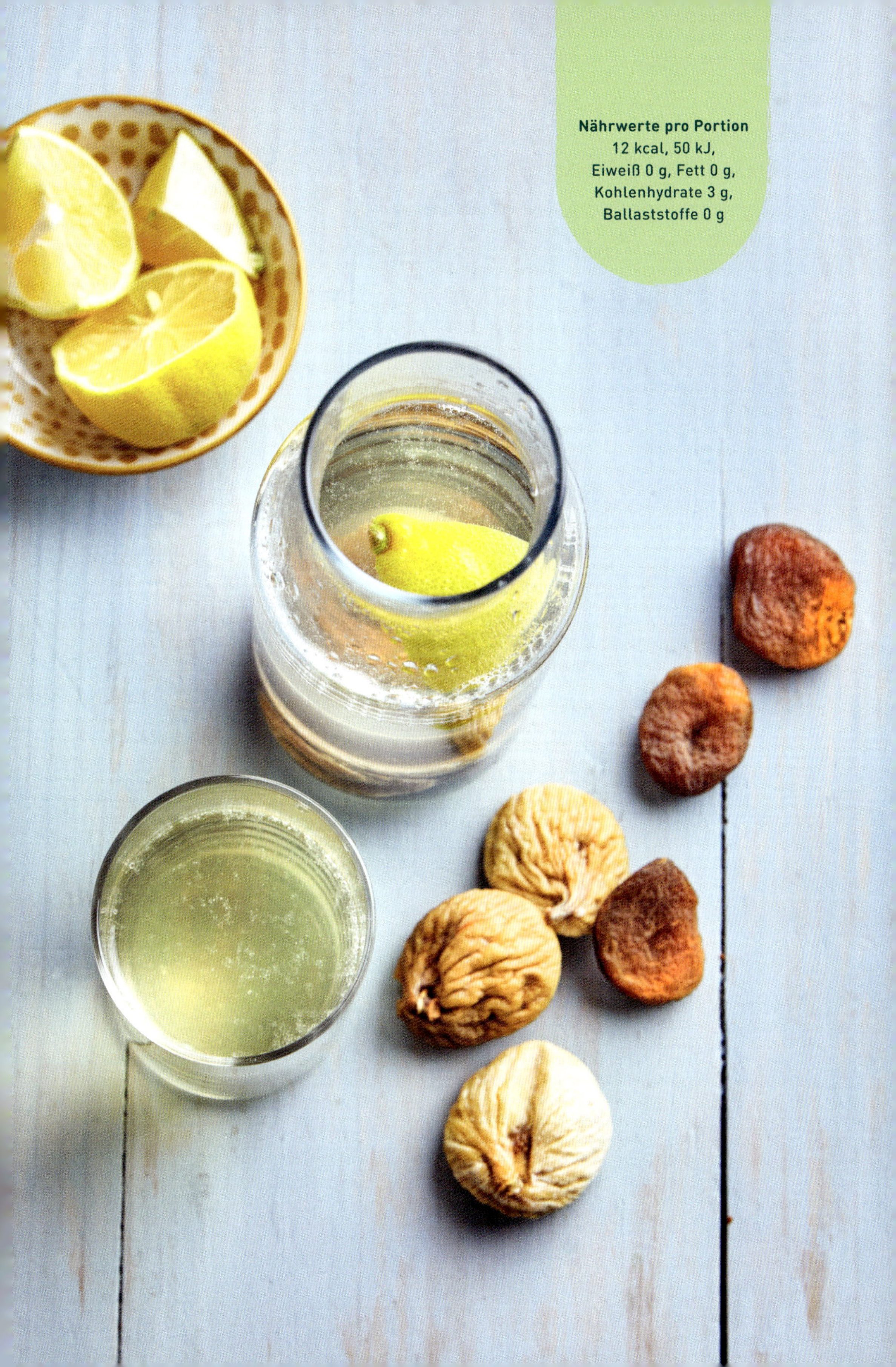

Nährwerte pro Portion
12 kcal, 50 kJ,
Eiweiß 0 g, Fett 0 g,
Kohlenhydrate 3 g,
Ballaststoffe 0 g

Ballaststoffreich

Fermentiertes Rotkraut mit Apfel und Möhre

Zubereitungszeit: 40 Minuten plus Fermentationszeit

Für 10 Portionen

- 1 Rotkohl
- 1 Apfel
- 4 Möhren
- 1 EL Wacholderbeeren
- 1 TL Koriandersamen
- 3 EL Salz

Zubereitung

- Den Kohl waschen, vierteln, Strunk entfernen und mit der Brotschneidemaschine oder einem scharfen Messer in feine Streifen schneiden. Apfel waschen, entkernen und das Fruchtfleisch würfeln. Möhren schälen und grob raspeln. Das Gemüse und die Apfelstücke in eine große Schüssel geben.

- Wacholderbeeren und Koriander mörsern. Die Gewürze und das Salz auf das Gemüse geben, mit den Händen vermischen und 10 Minuten lang kneten, bis das Gemüse reichlich Wasser zieht. (Falls Sie eine Küchenmaschine besitzen, können Sie diese zum Kneten verwenden.)

- Das weiche Gemüse in ein sauberes, großes Schraub-, Bügel- oder Fermentationsglas geben und mit der entstandenen Salzlake bedecken. Wichtig: Das Gemüse muss vollständig von der Salzlake bedeckt sein. Falls das nicht der Fall ist: 1 EL Salz in ½ Liter Wasser auflösen und bis 1 cm über dem Gemüse angießen.

- Gemüse mit Keramiksteinen bedecken, sodass es unter Wasser gehalten wird. Glasränder mit Küchenpapier säubern. Glas locker verschließen, sodass Gase entweichen können. Bei einem Fermentationsglas die Luftschleuse aufsetzen.

- Das Gemüse bei Raumtemperatur (18 bis 24 Grad) eine Woche gären lassen. Falls sich Schaum bildet, diesen mit einem Schaumlöffel abschöpfen. Nach einer Woche können Sie den Rotkohl probieren: Wenn Sie mit dem Geschmack zufrieden sind, füllen Sie das Gemüse in kleine Schraubgläser um und lagern Sie diese im Kühlschrank. Wenn Ihnen der Kohl noch zu knackig ist, lassen Sie ihn bis zu insgesamt vier Wochen weiter fermentieren.

Tipp: Zum Fermentieren eignen sich viele Gemüsesorten, wie Weißkohl, Chinakohl, Wirsing, Paprika, Zucchini, Zwiebeln, Rote Bete, Kürbis. Fermentationsgläser und Keramiksteine gibt es als Set zu kaufen.

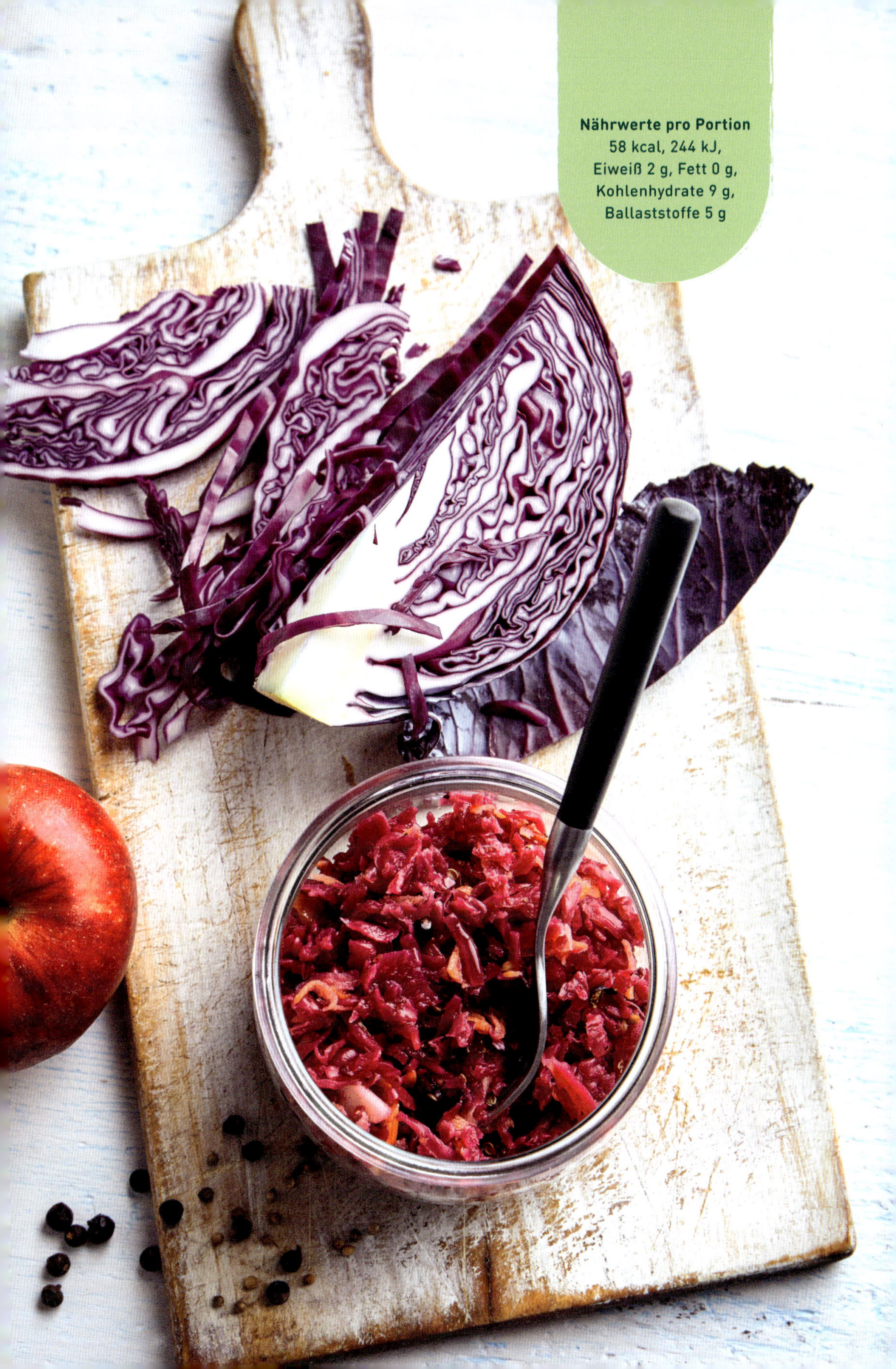

Nährwerte pro Portion
58 kcal, 244 kJ,
Eiweiß 2 g, Fett 0 g,
Kohlenhydrate 9 g,
Ballaststoffe 5 g

SCHRITT FÜR SCHRITT

ZU EINEM NEUEN LEBENSSTIL

Sie wissen nun, zu welchem Stoffwechseltyp Sie gehören. Theoretisch ist Ihnen auch klar, an welchen Schrauben Sie drehen müssen, um Ihren Lebensstil auf gesund umzustellen und dadurch erfolgreich abzunehmen. Jetzt geht es an die Umsetzung. Unsere praktischen Tipps, ein konkreter Plan und Ihr eigenes Tempo sind dabei die Erfolgsfaktoren.

Mit dem 4-Stufen-Plan in Ihrem Tempo zum Erfolg

Wir sind uns darüber im Klaren, dass wir eine ganze Menge an Veränderung für Ihr Leben vorschlagen und dass das gesamte Programm nicht nebenbei auf die Schnelle umzusetzen ist. Das sollen Sie auch gar nicht! Jeder Weg beginnt mit einem ersten Schritt, und wenn Sie erfolgreich sein wollen, dann dürfen – ja sollten! – Sie sich Zeit lassen. Verhaltensänderungen sind extrem schwierig für uns Menschen. Es ist viel leichter, etwas von Grund auf neu zu lernen, als eine jahrelange Gewohnheit zu ändern.

So treffen wir pro Tag etwa 200 Ess-Entscheidungen – die meisten davon völlig unbewusst. Wenn Sie diese Ess-Routinen durchbrechen möchten, müssen Sie sie aktiv ins Bewusstsein holen:

- Was mache ich hier eigentlich?
- Will ich das wirklich?
- Gäbe es eine gesündere Alternative?

Solche Überlegungen kosten Zeit, Nerven und Geduld. Sie müssen die Veränderungen wirklich wollen, aber Sie sollten während des Prozesses auch gnädig mit sich selbst sein. Denn natürlich wird es Rückschläge geben und Tage, an denen nichts so läuft, wie man es sich eigentlich vorgestellt hatte.

Beim Sport ist es ähnlich. Wenn Ihr Alltag bereits gut durchgetaktet ist, wird es Ihnen vermutlich nicht ganz leichtfallen, eine tägliche Lücke für unsere beschriebenen Übungen zu finden. Abgesehen davon, dass Sie das Vorhaben vermutlich an manchen Tagen auch schlicht vergessen und erst abends im Bett „Ach, Mist …" denken werden. Aber so sind wir Menschen nun einmal und das sollten Sie einkalkulieren.

Die zwei Faktoren, die Sie auf der Erfolgsstraße halten, sind Ihr Mindset und die Zeit, die Sie sich geben. Eine Routine ist erst dann eine Routine, wenn Sie nicht mehr jedes Mal aktiv darüber nachdenken müssen, was Sie da gerade tun und ob Sie es wirklich tun möchten. Bis ein neues, tägliches Tun zu einer festen Routine geworden ist, kann es bis zu sechs Wochen dauern. Das Mindset während dieser Zeit ist Ihre innere Haltung, Ihre Einstellung zu der ganzen Sache.

Ein positives Mindset fällt umso leichter, je gelassener wir innerlich sind. „Gelassen" ist bekanntlich das Gegenteil von „gestresst". Gestressten Menschen fällt Abnehmen sehr schwer, weil ihr Körper von morgens bis abends mit

Seien Sie sich selbst eine liebevolle Freundin

Viele Frauen sind sehr gut darin, mit sich selbst hart ins Gericht zu gehen. Sie sind oft selbst ihre strengsten Kritikerinnen. Bringt das etwas? Nein. Also lassen Sie es und versuchen Sie stattdessen, auf sich selbst zu schauen wie auf Ihre beste Freundin, also mit einem liebevollen Blick. Wenn Ihre Freundin scheitert oder einen schlechten Tag hat, dann sagen Sie sicher nicht zu ihr: „Wie kann man nur so blöd sein?" Sie wissen, dass die Freundin jetzt Trost und Zuwendung braucht, und Sie werden positive, motivierende Worte finden à la: „Kein Problem, morgen ist ein neuer Tag, du schaffst das, ich glaube an dich!" Genauso dürfen Sie auch mit sich selbst umgehen. Machen Sie sich nicht ständig klein, sondern glauben Sie an sich selbst, auch wenn die Dinge nicht immer auf Anhieb klappen. So, wie auch Ihre beste Freundin an Sie glauben würde.

Stresshormonen geflutet ist – und die fördern die Fettspeicherung. Eines dieser Hormone heißt Cortisol und ist ein sehr mächtiges Hormon. Wenn Cortisol Ihren Alltag bestimmt, kämpfen Sie beim Abnehmen gegen Windmühlen. Abnehmwillige tun deshalb gut daran, Techniken der „aktiven Entspannung" zu nutzen, um den Cortisolspiegel im Blut zu reduzieren. Die einfachste Form der aktiven Entspannung ist die sogenannte Zwerchfellatmung (siehe Seite 195). Auch Meditation, Yoga, Progressive Muskelentspannung und Achtsamkeitsbasierte Stressreduktion (MBSR von „Mindfulness-Based Stress Reduction") gehören dazu. Probieren Sie dies unbedingt aus!

Überprüfen Sie Ihr Mindset

Manchmal können wir Umstände nicht ändern. Was wir aber immer ändern und woran wir immer arbeiten können, ist das eigene Mindset. So können wir uns beispielsweise selbst darauf trainieren, nicht ständig „Ich muss" zu denken, sondern bei wichtigen Vorhaben die Formulierung „Ich möchte" im Kopf zu haben. Das hört sich im ersten Moment banal an, ändert mit der Zeit in Ihrem Unterbewusstsein aber ganz viel. Sie müssen kein eiweißreiches Frühstück zu sich nehmen, sondern Sie möchten es. Sie müssen auch nicht den Fersengang oder den Seitstütz üben, Sie möchten es. Auch könnten Sie die Haltung vertreten, dass es Sie total stresst, wenn Sie sich zusätzlich zu allen anderen täglichen Aufgaben jetzt auch noch jeden Tag überlegen sollen, wie Sie ausreichend Eiweiß in Ihr Essen bekommen. Zielführender wäre es allerdings, wenn Sie die Einstellung annähmen, dass es dabei um Sie geht, dass Sie sich besser ernähren möchten und dass Sie sich dafür die Zeit nehmen, die Sie brauchen. Diese Einstellung fliegt einem nicht zu. Aber man kann sie üben.

Lieber langsam und nachhaltig

Damit Sie die neuen Verhaltensweisen in den Bereichen Bewegung, Ernährung und Entspannung/Mindset Schritt für Schritt in Ihren Alltag integrieren können, haben wir für Sie einen Plan erstellt, der Ihnen als Beispiel und Anregung dienen soll. Er ist in vier aufeinanderfolgende Stufen aufgeteilt. In jeder Stufe fügen wir eine weitere Veränderung in Ihrem Speiseplan, Ihrem Trainingsplan und Ihrer Entspannungszeit hinzu. Sie können nun selbst entscheiden, ob Sie nach einer, zwei oder vielleicht auch erst nach drei Wochen von der ersten zur zweiten Stufe wechseln. Auf jeden Fall sollten Sie immer erst dann den nächsten Schritt machen, wenn Ihnen die Veränderungen der vorangegangenen Stufe im Alltag keine Probleme mehr bereiten – wenn Sie sich also wirklich an die tägliche Bewegungseinheit und Ihr neues Frühstück gewöhnt haben und damit ohne großes Nachdenken zurechtkommen.

Nutzen Sie das Wochenende vor Beginn der Umstellung zur Vorbereitung. Suchen Sie sich passende Rezepte raus. Kaufen Sie die entsprechenden Lebensmittel ein. Verschenken Sie Ihre Süßigkeitenvorräte. Räumen Sie eine Ecke im Wohn- oder Schlafzimmer für die Übungen frei. Tragen Sie sich die Trainings- und Entspannungszeiten fest in den Kalender ein. Und dann geht´s los! (Den 4-Stufen-Plan finden Sie ab Seite 194.)

Was dürfen Sie erwarten?

Mit Erwartungen ist es immer so eine Sache: Manchmal geschehen die Dinge tatsächlich so, wie man sie erwartet hat. Manchmal aber auch nicht, denn Erwartungen können auch zu hoch sein und dann ist die Enttäuschung programmiert. Davor möchten wir Sie gern bewahren und Ihnen deshalb einen realistischen Ausblick geben. Möglicherweise haben Sie dieses Buch angefangen zu lesen, weil Sie „einfach nur" ein bisschen abnehmen wollten. Ihr Ziel ist natürlich auch unser Ziel. Aber Sie werden im Laufe der Lektüre sicher gemerkt haben, dass wir Ihre Gesundheit vor eine etwaige Idealfigur stellen.

Die Veränderungen, die Sie mit unserem Programm erreichen können, passieren nicht nur äußerlich. Ganz viel passiert in Ihrem Inneren und das können Sie – leider – auf den ersten Blick nicht sehen. Vielleicht werden Sie es spüren, weil Sie sich nach einiger Zeit energievoller und leistungsfähiger fühlen, weil Sie besser schlafen und weniger Heißhunger verspüren. Aber es kann eben sein, dass sich im ersten Monat auf der Waage gar nichts tut. Das heißt aber nicht, dass sich insgesamt nichts tut! Im günstigsten Fall bauen Sie Muskulatur auf und Fett ab. Muskeln sind jedoch etwas schwerer als Fett. Wenn Sie also ein Kilo Fett abbauen und ein knappes Kilo Muskeln aufbauen, dann zeigt Ihre Badezimmerwaage keinen Unterschied an. Ihrer Gesundheit haben Sie dennoch enorm geholfen. Diese Veränderung der Körperzusammensetzung kann man mit einer BIA-Messung (bioelektrische Impedanzanalyse) sichtbar machen.

Wenn Sie also Ihre Gesundheitserfolge auf Papier dokumentiert haben möchten, um zu sehen, wie sich Ihre Körperzusammensetzung verändert, dann lassen Sie vor Beginn der Ernährungsumstellung eine BIA-Messung machen und wiederholen Sie diese etwa alle sechs Wochen. BIA-Messungen sind nicht teuer und werden von Ärzten, zertifizierten Ernährungsfachkräften oder auch in Fitnessstudios angeboten. Nach unserer Erfahrung sind die Ausdrucke sehr starke Motivationshilfen, weil Sie wirklich sehen können, wie Sie innerlich gesunden und immer fitter werden.

Als Frau des Stoffwechseltyps 2 werden Sie sicher rasch die ersten Erfolge auf der Seite des Fettabbaus verzeichnen. Aber verrennen Sie sich bitte nicht in den sinkenden Gewichtszahlen. Ihr Körper bleibt nur fit und gesund, wenn Sie gleichzeitig Ihre Muskelmasse erhalten. Vielleicht hilft Ihnen folgender Gedanke: Was Sie gerade tun, ist kein reiner Abbau, sondern in Teilen ein Umbau. Sie schlagen alten Putz (Fett) von der Wand, aber es muss eben auch wieder neuer Putz (Muskeln) drauf. Das braucht seine Zeit. Und: Es braucht eine vorausschauende und geduldige Projektleiterin – nämlich Sie!

Frauen des Stoffwechseltyps 1 brauchen unter Umständen noch etwas mehr Geduld. Denn bei ihnen passieren die äußerlich sichtbaren Dinge erst in zweiter Linie. In erster Linie wird ganz viel innerlich passieren. Eine gute Motivationshilfe kann es sein, jede Woche an derselben Stelle ein Ganzkörperfoto in enganliegender Sportkleidung zu machen. So haben Sie eine Vergleichsmöglichkeit: Werden die Oberarme straffer? Die Körperformen definierter? Ist der Bauch nicht mehr ganz so gewölbt? Dadurch sehen Sie auch kleine Veränderungen, die Ihnen ansonsten vielleicht gar nicht auffallen würden.

Was wir Ihnen am Ende noch ans Herz legen möchten, ist die Spalte „Gemütslage“ in unserem 4-Stufen-Plan. Nehmen Sie sich ein kleines Notizbuch und notieren Sie täglich in Form eines Smileys, wie Sie sich an diesem Tag gefühlt haben (☺ oder 😐 oder ☹). Abschließend schreiben Sie ein bis drei Dinge auf, die sich nach Ihrem Gefühl zum Positiven verändert haben. Hier einige Beispiele:

- Was hat auf Anhieb gut geklappt?
- Welches neue Lebensmittel hat Sie positiv überrascht?
- Schlafen Sie besser?
- Ist der Süßhunger weniger geworden?
- Haben Sie bessere Laune?
- Sind Sie vielleicht nicht mehr ganz so schnell genervt?
- Ist die Haut besser?
- Fühlen Sie sich wacher, können sich besser konzentrieren?
- Sind Sie fitter?
- Sind Sie abends nicht mehr so völlig erschlagen?
- Haben Sie ein Kompliment bekommen?
- Haben Sie abgenommen?

Was immer es ist, das sich für Sie plötzlich besser oder gut anfühlt: Schreiben Sie es auf! Wir sind manchmal so sehr in unserem Alltagskarussell gefangen, dass solche Dinge zwar zwischendurch kurz in unserem Bewusstsein aufploppen, aber auch ganz schnell wieder vergessen sind. Leider prägt sich unser Gehirn negative Erfahrungen stärker ein. Die positiven Veränderungen festzuhalten, ist deshalb ein ganz wichtiges Tool: Wenn es Ihnen einmal nicht so gut geht und Sie vielleicht mit sich selbst, Ihrer Lebenseinstellung und der Welt hadern, dann haben Sie mit diesen Aufzeichnungen den schriftlichen Beleg, warum es sich lohnt, dranzubleiben und weiterzumachen.

Wir hoffen sehr, dass Sie an dieser Stelle des Buches das Gefühl haben, dass Sie „es schaffen können“. Denn das können Sie! Aber bitte starten Sie den Weg nicht, um irgendjemandem etwas zu beweisen oder einem Schönheitsideal zu entsprechen. Tun Sie es für sich! Für Ihre Gesundheit, für Ihr Wohlbefinden! Wir wünschen Ihnen alles Gute auf diesem spannenden Weg.

Unsere drei ultimativen Erfolgsformeln für Frauen in den Wechseljahren

1. Training: Muskelkraft – use it or lose it
2. Ernährung: Proteine, Probiotika, Ballaststoffe
3. Mindset: Aktive Entspannung & Selbstfürsorge

Wochenplan Stufe 1

Tag	Training
Montag	Muskeltraining: 15–20 Minuten Übungen ab Seite 34 entsprechend Ihrer Leistungsfähigkeit Umfang: 8–12 Wiederholungen, von jeder Übung 1 Serie Pausen: 60 Sekunden zwischen den Übungen In der ersten Woche geht es darum, die Bewegungen zu lernen. Lernen Sie zunächst die Übungen korrekt auszuführen. Beobachten Sie sich dabei vielleicht im Spiegel. Achten Sie bitte bei jeder Übung darauf, dass Sie diese langsam und kontrolliert ausführen.
Dienstag	Ausdauertraining (für 2–4 Wochen): 2 x 5 Minuten Walken, mittleres Tempo 2 x 10 Minuten Joggen, lockeres Tempo Abschluss: 5 Minuten Gehen, 5 Minuten Dehnen
Mittwoch	Starkes Übergewicht: Ruhepause Leichtes Übergewicht: Muskeltraining: 15–20 Minuten wie Montag
Donnerstag	Ausdauertraining (für 2–4 Wochen): 2 x 5 Minuten Walken, mittleres Tempo 2 x 10 Minuten Joggen, lockeres Tempo Abschluss: 5 Minuten Gehen, 5 Minuten Dehnen
Freitag	Starkes Übergewicht: Ruhepause Leichtes Übergewicht: Muskeltraining: 15–20 Minuten
Samstag	Ruhetag
Sonntag	Ausdauertraining (für 2–4 Wochen): 2 x 5 Minuten Walken, mittleres Tempo 2 x 10 Minuten Joggen, lockeres Tempo Abschluss: 5 Minuten Gehen, 5 Minuten Dehnen

Wochenplan Stufe 1

<table>
<tr><th>Ernährung</th><th>Entspannung & Mindset</th><th>Gemütslage</th></tr>
<tr><td rowspan="7">Kümmern Sie sich zunächst ausschließlich um Ihr Frühstück. Alle anderen Mahlzeiten bleiben unverändert, sprich: Mittags und abends essen Sie weiter wie gewohnt.

Stellen Sie Ihr Frühstück so um, dass es mindestens 20 g Eiweiß enthält. Dazu ausreichend Ballaststoffe (Vollgetreide) sowie Obst oder Gemüse. Nutzen Sie gern die Rezepte ab Seite 142 oder kreieren Sie eigene.

Frühstücken Sie zwischen 8 und 9 Uhr (je nach Aufstehzeit) und halten Sie danach eine Essenspause bis zum Mittagessen zwischen 13 und 14 Uhr ein. Falls das nicht gelingt, essen Sie einige Nüsse zwischendurch.

Lassen Sie sich bitte nicht von den für Sie unter Umständen ungewohnt hohen Kalorienzahlen unserer Frühstücksrezepte verunsichern. In Verbindung mit dem Training brauchen Sie diese Energie und die damit verbundenen Nährstoffe!

Und vergessen Sie das Trinken nicht! Stellen Sie deshalb stets eine Flasche Wasser oder eine Thermoskanne ungesüßten Tee (vormittags zum Beispiel grünen Tee mit frischem Ingwer) griffbereit in Ihr Blickfeld.</td><td rowspan="7">Starten Sie in Stufe 1 mit drei bis fünf Minuten Zwerchfellatmung täglich. Sie können dafür auf Ihrem Stuhl sitzen bleiben.

Setzen Sie sich aufrecht hin. Schließen Sie die Augen, legen Sie die Hände locker in den Schoß. Atmen Sie durch die Nase so tief ein, dass sich erst Ihr Bauch und dann der Brustkorb wölben. Halten Sie die Luft kurz an und atmen Sie anschließend durch den Mund langsam (!) und vollständig aus. Versuchen Sie, länger auszuatmen, als Sie eingeatmet haben. Ziehen Sie dabei die Bauchdecke nach innen/oben, bis keine Luft mehr in Ihren Lungen ist. Jetzt entspannt sich Ihr Zwerchfell. Anschließend atmen Sie durch die Nase erneut ein.

Diese Form des Atmens beruhigt Ihr Nervenkostüm in kürzester Zeit.</td><td>☺ 😐 ☹</td></tr>
<tr><td>☺ 😐 ☹</td></tr>
<tr><td>☺ 😐 ☹</td></tr>
<tr><td>☺ 😐 ☹</td></tr>
<tr><td>☺ 😐 ☹</td></tr>
<tr><td>☺ 😐 ☹</td></tr>
<tr><td>☺ 😐 ☹</td></tr>
</table>

Wochenplan Stufe 2

Tag	Training
Montag	Muskeltraining: 15–30 Minuten Starkes Übergewicht: wie Stufe 1 Nun wissen Sie, wie die Übungen ausgeführt werden. Jetzt geht es an den Aufbau der Muskeln und dazu sollten Sie bei jeder Übung immer so viele Wiederholungen machen, dass Ihre Muskeln „brennen", also müde werden. Trauen Sie sich das und Sie werden sehen, dass dies Ihren Muskeln schnell zu besserer Leistung verhilft. Leichtes Übergewicht: von jeder Übung 2 Serien, jede Übung also zweimal mit je 10 bis 15 Wiederholungen mit einer kleinen Pause ausführen Pausen zwischen den Übungen: 50 bis 60 Sekunden
Dienstag	Ausdauertraining (für 2–4 Wochen): 2 x 5 Minuten Walken, mittleres Tempo 1 x 20 Minuten Joggen, lockeres Tempo Abschluss: 5 Minuten Dehnen
Mittwoch	Starkes Übergewicht: Ruhetag oder 45 Minuten strammer Spaziergang – sollten Sie sich allerdings schon „stark" genug fühlen, dann wiederholen Sie das leichtere Programm aus der ersten Woche Leichtes Übergewicht: Muskeltraining wie Montag
Donnerstag	Ausdauertraining (für 2–4 Wochen): 2 x 5 Minuten Walken, mittleres Tempo 1 x 20 Minuten Joggen, lockeres Tempo Abschluss: 5 Minuten Dehnen
Freitag	Muskeltraining: wie Montag
Samstag	Ruhetag
Sonntag	Ausdauertraining (für 2–4 Wochen): 2 x 5 Minuten Walken, mittleres Tempo 1 x 20 Minuten Joggen, lockeres Tempo Abschluss: 5 Minuten Dehnen

Wochenplan Stufe 2

<table>
<tr><th>Ernährung</th><th>Entspannung & Mindset</th><th>Gemütslage</th></tr>
<tr><td rowspan="7">In Stufe 2 widmen Sie sich dem Mittagessen. Das Abendessen bleibt weiterhin wie gewohnt.

Gehen Sie am Sonntag die kommende Woche durch und überlegen Sie, wann Sie wo zum Mittagessen sein werden und welche Möglichkeiten Sie dort haben.

Können Sie selbst kochen? Dann kaufen Sie vorausschauend ein.

Essen Sie außer Haus? Scannen Sie das Angebot.

Kantine? Finger weg von Currywurst & Co.

Unterwegs? Mealprep! Bereiten Sie sich also etwas Passendes vor.

Vermeiden Sie Ausreden und übernehmen Sie die Verantwortung für eine ausgewogene Mittagsmahlzeit – egal, wo Sie sind.</td><td rowspan="7">Machen Sie weiter mit der Zwerchfellatmung wie in Stufe 1.

Versuchen Sie jedoch, zusätzlich während des Atmens Ihre Gedanken aktiv zu lenken, indem Sie im Kopf kurze, motivierende Sätze wiederholen. Zum Beispiel: Ich bin gut so, wie ich bin. Ich bin auf einem guten Weg. Ich glaube an mich. Ich schaffe diese Umstellung. Ich bin dankbar für diese Chance. Oder Sie nehmen einen ganz eigenen Satz. Denken Sie Ihren Satz im Rhythmus Ihres Atmens: Auf das Wort „Ich" atmen Sie ein und auf den restlichen Teil des Satzes jeweils aus.

Was im ersten Moment sehr naiv wirkt, hat einen Einfluss auf Ihr Unterbewusstsein. Denn viel zu oft konzentrieren wir uns nur auf die negativen Dinge und geben dem Positiven viel weniger Raum. Das ändern Sie hiermit.</td><td>☺ 😐 ☹</td></tr>
<tr><td>☺ 😐 ☹</td></tr>
<tr><td>☺ 😐 ☹</td></tr>
<tr><td>☺ 😐 ☹</td></tr>
<tr><td>☺ 😐 ☹</td></tr>
<tr><td>☺ 😐 ☹</td></tr>
<tr><td>☺ 😐 ☹</td></tr>
</table>

Wochenplan Stufe 3

Tag	Training
Montag	Muskeltraining: 30–40 Minuten Starkes Übergewicht: 10–15 Wiederholungen, 2 Serien Leichtes Übergewicht: 10–12 Wiederholungen, 3 Serien Pausen zwischen den Übungen/Serien: 45–50 Sekunden
Dienstag	Ausdauertraining (für 3 Wochen): 2 x 20 Minuten Joggen, lockeres Tempo 1 x 5 Minuten Walken, mittleres Tempo Abschluss: 5 Minuten Gehen, 5 Minuten Dehnen
Mittwoch	Muskeltraining: wie Montag
Donnerstag	Ausdauertraining (für 3 Wochen): 2 x 20 Minuten Joggen, lockeres Tempo 1 x 5 Minuten Walken, mittleres Tempo Abschluss: 5 Minuten Gehen, 5 Minuten Dehnen
Freitag	Muskeltraining: 30–40 Minuten Starkes Übergewicht: 12–15 Wiederholungen, 2 Serien Leichtes Übergewicht 10 –15 Wiederholungen, 3 Serien
Samstag	Samstag: Ruhetag oder „strammer" Spaziergang (90–120 Minuten)
Sonntag	Ausdauertraining (für 3 Wochen): 2 x 20 Minuten Joggen, lockeres Tempo 1 x 5 Minuten Walken, mittleres Tempo Abschluss: 5 Minuten Gehen, 5 Minuten Dehnen

Wochenplan Stufe 3

Ernährung	Entspannung & Mindset	Gemütslage
Jetzt tasten Sie sich langsam an ein proteinreiches Abendessen heran. Überdenken Sie Ihr „Abendbrot" und ergänzen Sie es mit proteinreichen Beilagen. Variieren Sie die Brotsorten, die bei Ihnen auf den Tisch kommen: weg von Grau- und Mischbrot und hin zu mehr Vollkorn- und Saatenbrot. Gehen Sie auch hier Schritt für Schritt vor, indem Sie anfangs vielleicht nur an zwei Abenden frisch kochen. Starten Sie mit einfachen Rezepten. Und machen Sie nicht alles selbst, sondern verteilen Sie Einkaufs-, Vorbereitungs- (Gemüse putzen) und Kochjobs unter Ihren Familienmitgliedern. Die frischen Mahlzeiten kommen schließlich allen zugute.	Wenn Ihnen die beruhigende Wirkung der Zwerchfellatmung inzwischen vertraut ist, versuchen Sie, sie in stressigen Alltagssituationen ad hoc einzusetzen. Jemand provoziert Sie? Atmen Sie zweimal tief und bewusst ein und aus, bevor Sie reagieren. Eine Aufgabe stresst und überfordert Sie? Nehmen Sie sich kurz selbst aus dem Spiel und atmen Sie ein paar Momente (funktioniert auch im Stehen). Sie sind wütend, genervt und schlecht gelaunt? Atmen Sie und reden Sie im Geiste positiv mit sich selbst. Das alles klappt wahrscheinlich nicht sofort beim ersten Mal, doch es ist eine bewährte Strategie, die Ihnen auf Dauer mehr Gelassenheit und Selbstvertrauen schenken kann.	☺ 😐 ☹ ☺ 😐 ☹ ☺ 😐 ☹ ☺ 😐 ☹ ☺ 😐 ☹ ☺ 😐 ☹ ☺ 😐 ☹

Wochenplan Stufe 4

Tag	Training
Montag	Muskeltraining: 30–45 Minuten Starkes Übergewicht: 10–15 Wiederholungen, 3 Serien Pausen zwischen den Übungen/Serien: 45 Sekunden Leichtes Übergewicht: 12–15 Wiederholungen, 3 Serien Pausen zwischen den Übungen/Serien: 30–40 Sekunden
Dienstag	Ausdauertraining (für immer oder Sie steigern sich, wenn Sie möchten): 45 Minuten Joggen, lockeres Tempo Abschluss: 5 Minuten Gehen, 5 Minuten Dehnen
Mittwoch	Muskeltraining: wie Montag
Donnerstag	Ausdauertraining (für immer oder Sie steigern sich, wenn Sie möchten): 45 Minuten Joggen, lockeres Tempo Abschluss: 5 Minuten Gehen, 5 Minuten Dehnen
Freitag	Muskeltraining: wie Montag
Samstag	Ruhetag oder längere Wanderung im hügeligen Gelände (mind. 120 Minuten)
Sonntag	Ausdauertraining (für immer oder Sie steigern sich, wenn Sie möchten): 45 Minuten Joggen, lockeres Tempo Abschluss: 5 Minuten Gehen, 5 Minuten Dehnen

Wochenplan Stufe 4

<table>
<tr><th>Ernährung</th><th>Entspannung & Mindset</th><th>Gemütslage</th></tr>
<tr><td rowspan="7">Zum Schluss überprüfen Sie Ihre Snacks, Zwischenmahlzeiten und Naschereien.

Wenn Ihnen Süßes unverzichtbar erscheint: Planen Sie zwei „Schummeltage" pro Woche, an denen Naschen ins Programm gehört. Rechnen Sie damit, dass die Umstellung auf eiweißreiche Snacks nicht ganz leicht sein wird, weil fast alle klassischen Snackereien sehr kohlenhydratlastig sind. Achten Sie deshalb darauf, stets eine Tüte Nüsse im Haus zu haben!

Zur Erinnerung: Es geht nicht darum, sämtliche Kohlenhydrate oder allen Zucker zu verbannen, denn das macht auf Dauer unzufrieden und auch nicht satt. Trainieren Sie einen bewussten Umgang mit Snacks.</td><td rowspan="7">Führen Sie die Zwerchfellatmung nun in eine aktive Form der Meditation über. Im Internet, auf YouTube und in diversen Apps oder Podcasts finden Sie geführte Mediationen. Sie müssen sich nur hinsetzen, atmen und zuhören.

Meditationen helfen, Gedankenspiralen zu durchbrechen, Abstand zu gewinnen und innerlich gelassener zu werden.

Diese Zeit, in der Sie ganz bei sich sind, wird Ihnen helfen, im Alltag achtsamer mit sich selbst, anderen Menschen und möglicherweise auch Ihrem Essen umzugehen.

Planen Sie 10 Minuten täglich zum Meditieren ein – ob morgens, mittags oder abends ist ganz egal.</td><td>☺ 😐 ☹</td></tr>
<tr><td>☺ 😐 ☹</td></tr>
<tr><td>☺ 😐 ☹</td></tr>
<tr><td>☺ 😐 ☹</td></tr>
<tr><td>☺ 😐 ☹</td></tr>
<tr><td>☺ 😐 ☹</td></tr>
<tr><td>☺ 😐 ☹</td></tr>
</table>

Sachregister

Übungen

Rezepte

Literatur

Biesalski, Hans Konrad; Grimm, Peter; Nowitzki-Grimm, Susanne: Taschenatlas Ernährung, Thieme 2020

Elmadfa, Ibrahim; Muskat, Erich; Fritzsche, Doris; Meyer, Alexa Leonie: Die große GU Nährwert-Kalorien-Tabelle, komplett überarbeitete Neuausgabe 2022/23, Gräfe und Unzer 2021

Froböse, Ingo: Muskeln – die Gesundmacher. So bleiben wir fit, schlank und mental in Balance, Ullstein 2023

Froböse, Ingo: 9 Regeln für einen optimalen Stoffwechsel. Fit, schlank und gesund in wenigen Schritten, Ullstein 2023

Froböse, Ingo: Der Stoffwechsel-Kompass. Was uns in der zweiten Lebenshälfte fit, schlank und wach hält, Ullstein 2022

Froböse, Ingo: Die Formel Froböse. Der Wegweiser für ein vitales und gesundes Leben, Südwest 2020

Froböse, Ingo: Das Turbo-Stoffwechsel-Prinzip. So stellen Sie den Körper dauerhaft auf „schlank“ um, Gräfe und Unzer 2014

Froböse, Ingo: Das Muskel-Workout. Über 100 hocheffiziente Übungen ohne Geräte, Gräfe und Unzer 2014

Gonder, Ulrike; Worm, Nicolai: Mehr Fett! Warum wir mehr Fett brauchen, um gesund und schlank zu sein. Liebeserklärung an einen zu Unrecht verteufelten Nährstoff, Riva systemed 2010

Gröber, Uwe; Kisters, Klaus: Aminosäuren in Prävention und Therapie. Eine Auswahl für die klinische Praxis, Wissenschaftliche Verlagsgesellschaft 2020

Hasler, Georg: Die Darm-Hirn-Connection. Revolutionäres Wissen für unsere psychische und körperliche Gesundheit, Schattauer 2019

Iwan, Alexa: Jede Frau kann schlanker werden. Das Anti-Diät-Buch, Bassermann 2024

Lemberger, Heike; Mangiameli, Franca; Worm, Nicolai: Eiweiß-Guide. Tabellen mit über 500 Lebensmitteln bewertet nach ihrem Eiweißgehalt und ausgewählten Aminosäuren, Riva 2016

Mangiameli, Franca; Worm, Nicolai: Außen schlank – innen fett. Warum verstecktes Bauchfett auch für schlanke Menschen gefährlich ist, Trias 2021

Perrine, Stephen; Skolnik, Heidi: The Whole Body Reset: Your Weight-Loss Plan for a Flat Belly, Optimum Health & a Body You'll Love at Midlife and Beyond, Simon & Schuster 2021

Shanahan, Catherine: Zellnahrung. Warum unsere Gene natürliche Lebensmittel brauchen, Riva 2018

Strunz, Ulrich: Die Amino-Revolution, forever young mit Eiweiß, dem Grundstoff des Lebens, Heyne 2021

Impressum

3. Auflage 2026
© 2023 by Südwest Verlag, einem Unternehmen der Penguin Random House Verlagsgruppe GmbH, Neumarkter Straße 28, 81673 München
produktsicherheit@penguinrandomhouse.de
(Vorstehende Angaben sind zugleich Pflichtinformationen nach GPSR.)

Die Verwertung der Texte und Bilder, auch auszugsweise, ist ohne Zustimmung des Verlags urheberrechtswidrig und strafbar. Dies gilt auch für Vervielfältigungen, Übersetzungen, Mikroverfilmung und für die Verarbeitung mit elektronischen Systemen.
Der Verlag behält sich die Verwertung der urheberrechtlich geschützten Inhalte dieses Werkes für Zwecke des Text- und Data-Minings nach § 44b UrhG ausdrücklich vor. Jegliche unbefugte Nutzung ist hiermit ausgeschlossen.

Hinweis
Die Ratschläge/Informationen in diesem Buch sind von Autoren und Verlag sorgfältig erwogen und geprüft, dennoch kann eine Garantie nicht übernommen werden. Eine Haftung der Autoren bzw. des Verlags und seiner Beauftragten für Personen-, Sach- und Vermögensschäden ist ausgeschlossen.

Projektleitung: Sarah Gast
Bildredaktion und Leitung der Fotoproduktion: Sabine Kestler
Rezeptfotografie, Foodstyling und Styling:
Fotos mit Geschmack/Sabine Mader & Ulrike Schmid
Peoplefotografie: Stephanie Wolff Photography, Köln
Haare/Make-up: Chantal Seibring
Model: Bettina Clemens
Wir danken für die freundliche Unterstützung der Peoplefotoproduktion:
Kamah Yoga, kamahyoga.com

Lektorat: Ulrike Schöber, Dortmund
Korrektorat: Barbara Kohl, Fürth
Umschlaggestaltung, Innenlayout, Satz und Grafiken: OH, JA! (www.oh-ja.com)
Herstellung: Timo Wenda
Reproduktion: Mohn Media Mohndruck GmbH, Gütersloh
Druck und Bindung: Pixartprinting, Lavis

Printed in Italy

FSC www.fsc.org MIX Papier | Fördert gute Waldnutzung FSC® C147178

Penguin Random House Verlagsgruppe FSC® N001967
ISBN 978-3-517-10217-7
www.suedwest-verlag.de